Reconstructive Facial Plastic Surgery
A Problem-Solving Manual

2nd Revised and Expanded Edition

面部重建
手术图解

主编·Hilko Weerda [德]
主译·李圣利　程　飚
主审·李青峰

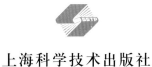

上海科学技术出版社

图书在版编目（CIP）数据

面部重建手术图解 /（德）希科·威尔达
(Hilko Weerda) 主编；李圣利，程飚主译 .—上海：
上海科学技术出版社，2019.9
　　ISBN 978-7-5478-4323-9

　　Ⅰ.①面… Ⅱ.①希… ②李… ③程… Ⅲ.①面－整
形外科手术－图解 Ⅳ.① R622-64

　　中国版本图书馆 CIP 数据核字（2019）第 155547 号

Copyright © of the original English edition 2015 by Georg
Thieme Verlag KG, Stuttgart, Germany.
Original title: Reconstructive Facial Plastic Surgery, 2/e by Hilko
Weerda
Illustrator: Original illustrations by Katharina Schumacher, Munich
Fig. 5.54:Illustration by Joachim Quetz, MD, originally
published in Facial Plastic Surgery 2014; 30: 300–305
Additional illustrations by Thomson, India

上海市版权局著作权合同登记号 图字：09-2016-570 号

面部重建手术图解
主编　Hilko Weerda [德]
主译　李圣利　程　飚
主审　李青峰

上海世纪出版（集团）有限公司
上海科学技术出版社　　出版、发行
（上海钦州南路 71 号　邮政编码 200235　www.sstp.cn）
浙江新华印刷技术有限公司印刷
开本 889×1194　1/16　印张 15
字数：400 千字
2019 年 9 月第 1 版　2019 年 9 月第 1 次印刷
ISBN 978-7-5478-4323-9/R·1777
定价：198.00 元

本书如有缺页、错装或坏损等严重质量问题，
请向承印厂联系调换

内容提要

    本书是关于面部整形与重建的经典教科书，主编 Hilko Weerda 教授是国际知名面部整形与修复专家，在学术界享有很高的声誉。本书英文版第一版出版后广受学术界欢迎，曾获得英国皇家医学会耳科学分会、伦敦大学授予的 George Davey Howells 纪念奖。本书汇集了 Hilko Weerda 及其团队几十年的手术及教学经验，提供了一个完整的面部与头颈部整形修复方案，对各类患者的术前方案进行了系统评估，分步（step by step）展示各种皮瓣的切取与修复技术（插图 1 390 幅），并强调其中的重要步骤，从而使患者获得最佳的手术重建效果。本书适合整形外科、修复重建外科、头颈外科与口腔颌面外科等医师阅读与参考。

译者名单

主　　译　李圣利　程　飚

主　　审　李青峰

参译人员　李圣利　上海交通大学医学院附属第九人民医院

程　飚　中国人民解放军南部战区总医院

曹卫刚　上海交通大学医学院附属第九人民医院

蒋朝华　上海交通大学医学院附属第九人民医院

戴婷婷　上海交通大学医学院附属第九人民医院

盛玲玲　上海交通大学医学院附属第九人民医院

郑志芳　中国人民解放军南部战区总医院

宣　敏　中国人民解放军南部战区总医院

杨　域　中国人民解放军南部战区总医院

李海博　中南大学湘雅医学院

程柳行行　中国人民解放军南部战区总医院

编者名单

主编

Hilko Weerda, MD, DMD
Professor Emeritus
Department of Otorhinolaryngology-Head, Neck, and
    Plastic Surgery,
University Hospital Schleswig-Holstein, Campus Lübeck
Lübeck, Germany

参编人员

Joachim Quetz, MD
Supervising Physician
Department of Otorhinolaryngology, Head and Neck
Surgery
University Clinic Schleswig-Holstein, Campus
Kiel, Germany

Stephan Remmert, MD
Professor
ENT Clinic
Department of
Otorhinolaryngology-Head and Neck Surgery
Malteser Hospital St. Anne
Duisburg, Germany

Ralf Siegert, MD, DMD
Professor
Head of ENT Clinic, Plastic Surgery
Prosper Hospital
Recklinghausen, Germany

Konrad Sommer, MD
Professor
Head of the ENT Clinic
Marien Hospital
Osnabrück, Germany

中文版前言

面部修复重建是整形外科的重点也是难点之一。有关修复重建的书籍汗牛充栋，但专注面部重建的书籍并不多见，而适合刚入门的整形重建外科医生的教材更是凤毛麟角。本书由浅入深，对面部五官和各个重点区域的修复重建原则、方案和核心手术步骤都做了较为详尽的描述。图文并茂、逻辑清晰，除适用于入门者外，还是高年资整形外科、口腔颌面外科和耳鼻喉及头颈外科医师等不可或缺的临床参考书。在相关章节中，作者对文献报道的各种方法也有比较详细的综述，并结合自己的经验予以择优采纳，在耳廓和鼻的修复再造方面的内容尤其详尽，这是本书的亮点。在此感谢上海科学技术出版社获得本书中文版授权，并组织我们翻译成中文出版。相信本书一定能成为有志于面部整形重建领域的医师最喜爱的参考书。

李圣利　程　飚

英文版第二版序

期待已久的 Hilko Weerda 的第二版 *Reconstructive Facial Plastic Surgery* 是言简意赅、富有影响力的手术指南。该书结合了他多年的分析、思考及凝练出的真知灼见，并以经典的文本呈现。大约1 400 幅插图描述了多种缺损的修复方法和手术方案。面部整形外科的初学者会发现此教程按层级叙述，由浅入深；高水平学者会得益于他对复杂问题的深邃见地。虽然同一主题的著述汗牛充栋，但在其涉猎范围和睿智方面，鲜有能与之比肩者。

以我作为欧洲面部整形外科学会主席的身份，我建议有志于此领域的所有外科医师存本书在手，置于工作台或者手术室、图书馆，以及时提醒此为目前现有的最佳技术，并作为最有价值的教学辅助工具。

从实践角度讲，本书一开始即引入最重要的面部重建外科的原则，然后进入各章节，系统地讲解如何处理面部主要亚单位。Weerda 教授在耳再造领域的开拓性工作在本书相关章节也有很好体现。

过去数年来，面部整形外科专业发展迅猛，这本著作一定会成为初学者和专家的指路明灯。祝贺Weerda 教授和他的团队完成了这一了不起的成就。我的书桌上已存放了一本。

Professor Pietro Palma

President
European Academy of Facial Plastic Surgery
University of Insubria Varese
Milano, Italy

英文版初版序

平衡面部缺损修复和美容重建的双重需要在几个世纪以来一直是外科医师的挑战。Hilko Weerda 以其一丝不苟的精神，使本书集中呈现了面部、头部、颈部缺损修复的可行方法，真正称得上是该领域重建术式选择方法的大全。展现在本书中的多种缺损修复重建方法和备用修复手段已在世界范围内经受了时间的考验。

头颈部重建需要详细的计划。面部整形重建外科，就其精细程度而言，其从业者的技能随时间历练愈发精湛，随经验累积更加老道。面部缺损修复设计上需要的思考过程在其重要性上可能已超过外科手术本身所涉及的手术技能。在一个部位非常有用并且适用的技术可能在相邻区域效果不佳。当选择合适的手术方案时，皮肤厚度、皮肤移动度、存在毛发、面部标志性区域连接处等必须通盘考虑。当区域组织推进、旋转、转位或者插入来重建缺损时付出了组织创伤的代价（由患者承担），供受区瘢痕、变形和不对称的可能性总是存在的。医师的重要职责是采用正确的重建方法降低患者所付的代价。基于我们目前的知识，大部分有挑战性的面部修复应该达到功能上有用、美观好看的结果。正如著名的重建外科医师 Gray Burget 所言："眼不能感知被覆、衬里或支撑。它能看到渐进式变化的光亮和阴影……色泽、质地，以及最重要的是形态决定视觉效果……"

Weerda 教授成功地编著了这本著作，旨在帮助修复重建外科医师评估多种多样的面部修复的手术方式和备用方法，令人敬佩。

M. Eugene Tardy, M.D., F.A.C.S.
Professor Emeritus of Clinical Otolaryngology-
Head and Neck Surgery
Director of Facial Plastic Surgery
Department of Otolaryngology-
Head and Neck Surgery
University of Illinois Medical Center
Chicago, Illinois, USA

英文版第二版前言

在大众传媒时代，面部在个人自我认知上起着关键作用。由于外伤或肿瘤导致的畸形、损伤、软组织的变化，极大地改变了患者的外貌，常常影响到他们对自我价值的认知。在整形重建外科领域，基于我们的手术经验和多年来的手术设计和实施过程，我们编写了这本针对面颈部的易于应用、逐步进阶的手术教科书。本书包含大量的插图，配以简明扼要的文字叙述和依序排列的图示，针对面部整形领域许多常规问题，为初学者和有经验的面部整形外科医师提供了简易并可以重复的解决方法。

在增补扩充的第二版，我们增添的彩色照片部分来源于教学课件，展示重建前后的比较。除了最常用的重建手术步骤，也提出了许多其他技术路径，不过大多只是补充评述。

我要感谢我的同事 Stephan Remmert，Konrad Sommer，Ralf Siegert 和 Joachim Quetz 的卓越贡献。感谢 S. Storz 博士（来自 Tuttlingen）让我在本书中使用基本手术器械包的插图，感谢 Schumacher 女士为本书提供的大多数的绘图，这些制图与作者的意愿完全吻合。我也要感谢 Georg Thieme 出版社的 Konnry 先生、Hengst 女士、Hollins 女士和 Kuhn–Giovannini 女士为本书出版做出的非凡贡献。

Hilko Weerda

目　录

第1篇

解剖、面部手术的原则和缺损修复

Anatomy, Principles of Facial Surgery, and Coverage of Defects

第 *1* 章

皮肤和皮瓣解剖
Anatomy of the Skin and Skin Flaps

皮肤

（图 1.1）

皮肤由表皮和真皮构成。其下为皮下组织、筋膜和肌层。

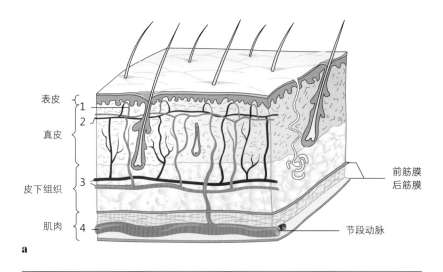

表皮 { 1
真皮 { 2
皮下组织 { 3
肌肉 { 4

前筋膜
后筋膜

节段动脉

a

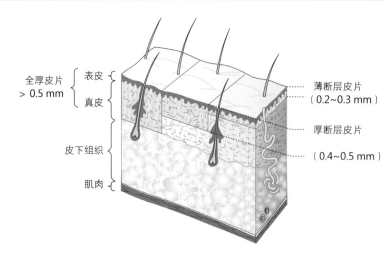

全厚皮片
> 0.5 mm { 表皮
真皮

皮下组织

肌肉

薄断层皮片
（0.2~0.3 mm）

厚断层皮片

（0.4~0.5 mm）

图 1.1　a、b. 皮肤
a. 皮肤的结构。
1. 乳头下血管网
2. 真皮血管网
3. 真皮下血管网
4. 节段血管网
b. 游离皮片的构成。

b

皮瓣的类型

随意皮瓣

（图 1.2）

随意皮瓣血供来自于真皮和真皮下血管（图 1.2，面部皮瓣的长宽比大约为 2：1）。

轴型皮瓣

（图 1.3）

轴型皮瓣设计有特定的动脉血管供血，比如额部皮瓣以颞浅动脉额支为蒂转移。额部正中皮瓣以滑车上动脉为蒂，这类皮瓣长宽比可达 3：1 或 4：1。

岛状皮瓣

（图 1.4）

岛状皮瓣仅仅以皮瓣的滋养血管为蒂转移到缺损部位（图 1.4，也参见图 5.9、图 10.5a）。

肌皮岛状皮瓣

（图 1.5，也参见图 12.1）

肌皮岛状皮瓣为轴型皮瓣，通常包含皮肤皮下脂肪、肌筋膜和肌肉组织。熟悉的例子是胸大肌岛状皮瓣和背阔肌岛状皮瓣（参见图 12.2）。

神经血管岛状皮瓣

有些皮瓣中的感觉和运动神经可以与滋养血管一起转移。例如本文作者曾转移口周神经血管岛状皮瓣修复唇缺损（Karapandzic 1974，Weerda1983a、b，Remmert 等 1994；参见图 6.19、图 6.28、图 12.3）。

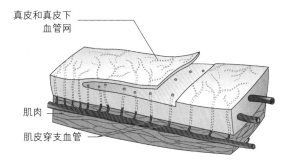

图 1.2　随意皮瓣应用于面部长宽比大约为 2：1。特殊类型为以皮下组织为蒂的组织瓣（Barron 等 1965，Lejour 1972；参见图 5.44、图 5.45）

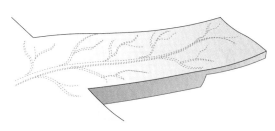

图 1.3　轴型皮瓣以特定的动脉为蒂。如额部皮瓣、Esser 颊部旋转皮瓣和额部正中皮瓣（参见图 5.51b、图 6.17、图 8.1）

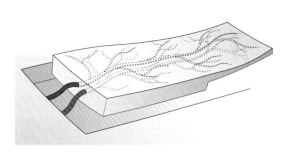

图 1.4　岛状皮瓣。此类皮瓣可以演变为神经血管岛状皮瓣，其中包含神经支配（Karapandzic 1974，Weerda 1980c，Weerda 和 Siegert 1991；参见图 6.19）

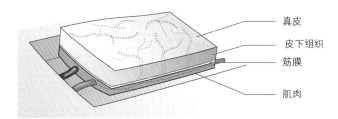

图 1.5　轴型肌皮岛状皮瓣（参见图 12.1、图 12.2）

第2章

面部手术的基本原则

Basic Principles of Facial Surgery

缝线材料和缝合技术

我们（指原著作者，后同）采用无创三角针缝合皮肤，通常用圆针缝合黏膜。面部缝合选用 6-0 或 7-0 与细针相连的单丝缝合线。偶尔用 5-0 的单丝线缝合面部隐蔽部位（Prolene，PDS，P1 和 P6，5-0 P3 针或者 PS3 针）。

我们的皮下缝线包括可吸收的或者快速溶解的编织线或单丝线（Vicryl 或 PDS，Ethicon P1、P3 针，Norderstedt，Germany）。

缝合材料或缝线需等到伤口完全愈合，有足够的抗张力才能拆除。缝线留置时间过长，会引起难看的针眼瘢痕。

缝合线宜尽早拆除。眼部缝线和唇周缝合线应该在术后 5 天拆线；面部其他区域则是 5 天或者 6 天后拆线。若缝合有张力，则术后 7 天或 8 天拆线；耳后缝合线术后 8 天拆线。

最常用的是单纯间断缝合（图 2.1）。缝线至少

打 2 个结，最好是 3 个结，以避免滑结。

眼睑部位较长的创口、耳廓重建的耳后伤口通常用连续缝合（图 2.2）。通常每间隔 3~4 针需要打 1 个结以可靠对合。

紧密缝合应该使伤口创缘微翘，随着瘢痕收缩，伤口瘢痕将会与皮肤在同一水平。对于深部伤口，皮下对合缝合将线埋置于皮下（图 2.1 a、b）。

在两个皮肤切口呈角的区域，通常用 Donati 或者 Allgöwer 垂直褥式缝合方法，对合创缘（图 2.3）。

存在张力的伤口另外做褥式缝合加强，并把结打在油纱布或者硅胶纽扣上（图 2.4）。这些缝合线 7~10 天后拆除。

连续皮内缝合在许多外科操作中能达到更理想

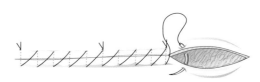

图 2.2　连续缝合法，每隔 4 针打一结

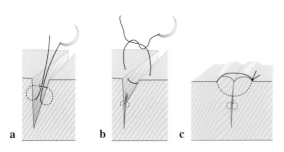

图 2.1　a~c. 单纯间断缝合法
a. 用可吸收缝合线皮下对合缝合，并将线结埋置。
b. 进针点和出针点对称。
c. 收紧缝合线，创缘微翘，线结打在一侧。

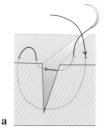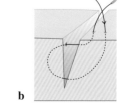

图 2.3　a、b. 两种缝合法对合创缘
a. 垂直褥式（Donati 法）。
b. 垂直褥式（Allgöwer 法）。

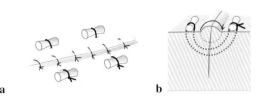

图 2.4 a、b. 褥式缝合法
a. 褥式缝合可用来加强存在张力的缝合。单丝线在由棉棒、硅胶管等形成的衬垫上打结。
b. 横断面图示。

的美容效果（图 2.5），这类缝合一般采用 4-0 或者 5-0 的单丝缝合线。

缝合后辅助以粘贴条以进一步使创缘减张，从而保证瘢痕从美容角度可以接受。

Gillies 三角缝合法，适用于成角的创缘缝合，并有减弱直线瘢痕的作用（图 2.6a）。缝合线穿过创缘三角的皮下，然后在对侧皮肤缘出针（图 2.6b）。

面部整形重建外科的基本手术器械

（Weerda，2006；Weerda 和 Sigert，2012）
（图 2.7）

手术和缝合时我们通常使用 2~2.5 倍的双目放大镜。需要使用高质量的手术器械（图 2.7a、d、e），包括 11 号、15 号、19 号刀片（①），一个较小和一个相对较大的持针器用于夹持无创缝合针（②）。还有精细外科镊（如 Adson 镊）、解剖镊（③）、精细成角的双极镊，用来电凝止血。两或三把精细止血钳、黏膜钳、不同种类的尖头剪刀，以及解剖剪（④）。单齿和双齿拉钩（⑤）用于固定和皮瓣操作。Weerda 带拉钩镊子是一较好的选项（图 2.7b），但

需注意，勿用镊子夹持皮瓣边缘，以免造成损伤。重要的辅助器械包括直尺、圆规（图 2.7a、⑥）和消毒的彩色记号笔或者美蓝标记笔。缝线材料包括 5-0、6-0 和 7-0 的单丝线，以及 4-0、5-0 可吸收编织线和单丝线。对于切取耳软骨或者其他软骨，我们采用多种类型的雕刻工具，德国的 Tuyylingen Karl Storz-Endoskope 有售（图 2.7a、⑦和图 2.7f；也见图 11.1、图 11.3）。

我们既使用不同长度的粘贴胶布作为敷料，也使用含凡士林的润肤止痛膏。我们常规用负压吸引或迷你负压吸引来引流创面分泌物，帮助皮肤与创面受区贴附。

双目放大镜
（图 2.7c）

我们已习惯于在手术和缝合时使用双目放大镜（2.0~2.5 倍）。

这里仅叙述最基本的器械，我们推荐的面部整形重建外科的器械详见下文。

高质量的基本器械套装包括下列物品（图 2.7d）。①备有 11 号、15 号和 19 号刀片的手术刀柄；②持针器，一个较小的和一个较大的，用于夹持无创缝合针；③精细组织镊（如 Adson 镊）；④精细、成角的双极镊用于血管电凝；⑤ 2~3 把小止血钳；⑥黏膜钳；⑦尖头剪刀；⑧解剖剪。

我们辅助使用精细的单齿拉钩和双齿拉钩（⑨）。另一较好的选择是 Weerda 带钩镊（⑩）（图 2.7e）。弃用普通镊子，因为它容易造成皮面边缘损伤。其他辅助器械包括直尺（⑪）和圆规（⑫）（图 2.7f），消毒的皮肤记号笔或美蓝记号笔。我们用多种多样的手工刀雕刻和塑形软骨支架（如耳廓再造，见图 2.7a、⑦和 g）。

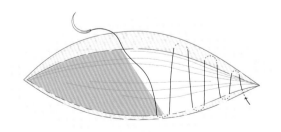

图 2.5 连续皮内缝合法

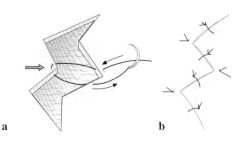

图 2.6 a、b. Gillies 三角缝合法

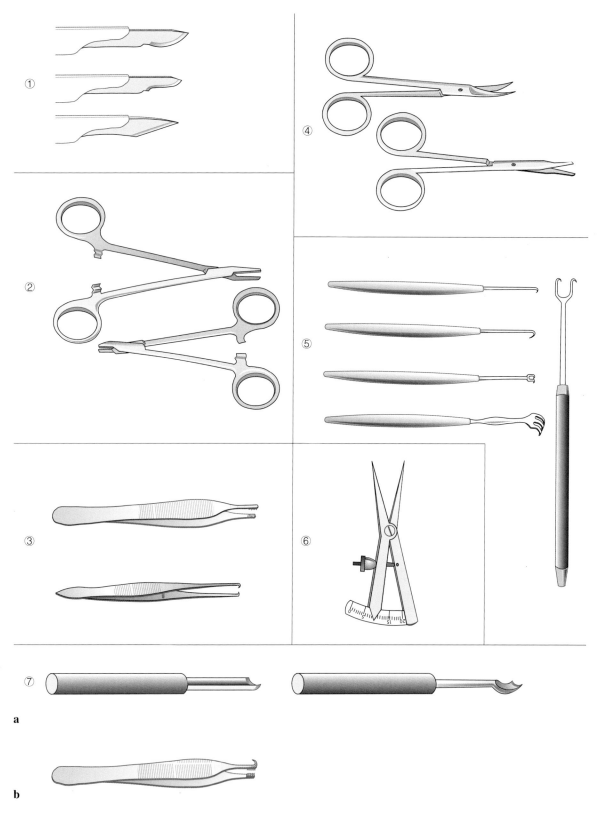

图 2.7　a~g. 基本手术器械

a. 面部手术器械（参见正文；Tuttlingen，KARL STORZ—ENDOSKOPE，Germany）。

b. Weerda 带拉钩镊（Tuttlingen，KARL STORZ—ENDOSKOPE，Germany），见图 2.7e。

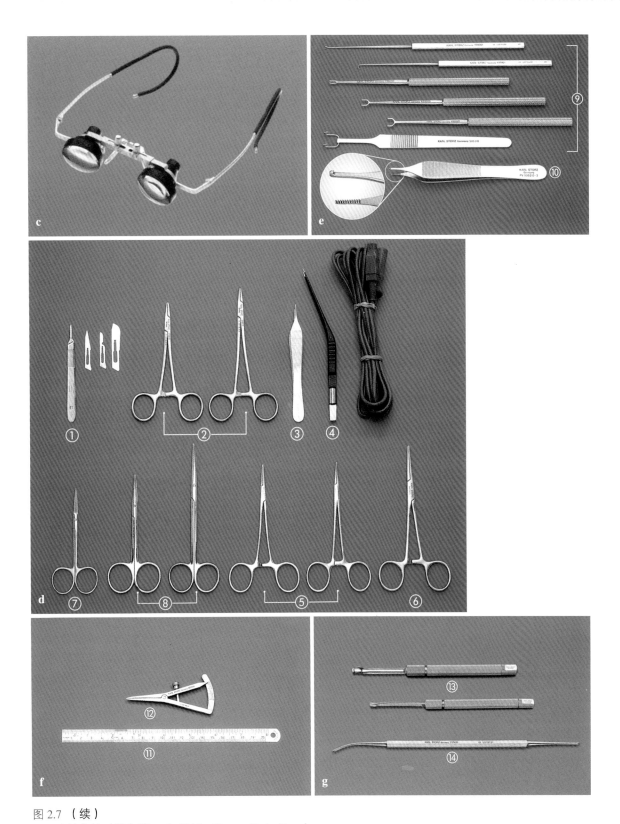

图 2.7（续）
c. 双目放大镜（引自 Weerda 2007，K.storz Endo-Press）。
d. 面部整形重建手术基本器械包（引自 Weerda 2007）。
e~g. 面部整形重建手术基本器械包（引自 Weerda 2007）。经德国 Tuttlingen，KARL STORZ-ENDOSKOPE 授权许可（Weerda 2006，Weerda 和 Siegert 2012）。

辅助器械包括：
- 取皮刀
- 黏膜刀
- 各种持针器
- 特殊钳（或持针器），用来扭转钢丝尾端
- 钢丝剪
- Luniatscher 器械，用来埋置钢丝缝合线

创面处理、小缺损修复和瘢痕修整

局麻手术操作可持续 2.5 小时，更大的手术和瘢痕修整需要全麻。注意全麻插管胶布固定不要造成面部变形。手术过程中胶带不要粘贴到面神经区域。我们常用消毒的透明薄膜以便观察面神经功能。

松弛皮肤张力线、血液供应（图 2.8i）和"美学单位"（图 2.20）

面部整形外科医师必须熟悉面部松弛皮肤张力线（the relaxed skin tension lines, RSTLs）的位置和分布，面部美学单位（图 2.20 a~d）和面部血液供应（图 2.8i）。除了面部松弛皮肤张力线，还需要关注面部老化的皱纹线。

切口或者小范围组织切除以及缝合口位于面部松弛皮肤张力线上，伤口愈合后形成不太明显的瘢痕，与松弛皮肤张力线成直角的切口常导致瘢痕增宽，不美观。因此，整形外科医师总是想尽办法把切口和瘢痕修复置于这些线上，以取得良好的美容效果。

名词"美学单位"（图 2.20 a~d）特指局部的面部区域，重建时应尽可能以独立单位进行。但是根治性肿瘤切除手术例外，需要先于美容单位考虑。我们将在处理特定面部区域的章节中谈到美学单位重建的理念。

创面处理和瘢痕修整

面部整形外科通常的原则是尽量少牺牲皮肤组织，当周围组织可以游离动员、创缘对合无张力时，深达组织内的斜面伤口应予以修整，使之成直

面伤口，将线结埋藏于深面的皮下缝合法常用来达到伤口创缘的无张力对合（图 2.1）。因为皮下组织、表皮和真皮获得足够伤口愈合张力所需的时间不同，缺乏皮下缝合，早期拆除皮肤缝线往往引起难看的瘢痕增宽。

外伤性文身伤口的处理

若伤口内嵌入沙粒和污垢，应该首先用消毒的牙刷（或者手刷）和消毒肥皂水将创面清洗干净，直到所有残留污物被彻底清除。一旦伤口愈合，再想去除这些颗粒物会非常麻烦。

W 成形和 Webster 折线技术瘢痕修整（1969）

（图 2.8 a~j）

创伤患者若时间许可，伤口线应为 W 成形分布、折线或 Z 成形，以使之与松弛皮肤张力线方向吻合。如果不能实现，那么瘢痕修整将延后至少 6 个月至 1 年。长条瘢痕会很明显，尤其是直角跨越松弛皮肤张力线时。因此，瘢痕修整有两个目的：
- 把一个长条瘢痕改为多个比较小的瘢痕
- 把小瘢痕置于松弛皮肤张力线

修整技术涉及切除瘢痕和把伤口线改为多条线段。W 成形由 4~5 mm 长的线段组成，锯齿形分布（图 2.8 a2、c、e~j）。手术后的新瘢痕方向交错，伤口愈合后不容易看到。折线技术使瘢痕段以不规则的方式分布（图 2.8 a3、c）。无论 W 成形还是折线技术，必须修整切缘使之像锁和钥匙一样精确地吻合在一起，一般做切口时使用 11 号刀片垂直于皮肤表面。然后用 15 号刀片或者尖头剪刀分离两侧创缘（Webster 1969，Borges 1973，Haas 1991）。精细的瘢痕还可以磨削处理（参见第 17 章）。选择的缝合材料为 6-0 或者 7-0 单丝缝线，在可能的情况下应做皮下缝合。拐角和对应的三角瓣组织采用 Gillies 三角缝合法固定比较可靠。

小范围病变切除

当在松弛皮肤张力线上做椭圆形切口时，切口的夹角不宜超过 30°（图 2.8a、图 2.9）。有多种切除方法可供使用（图 2.10~ 图 2.14）。

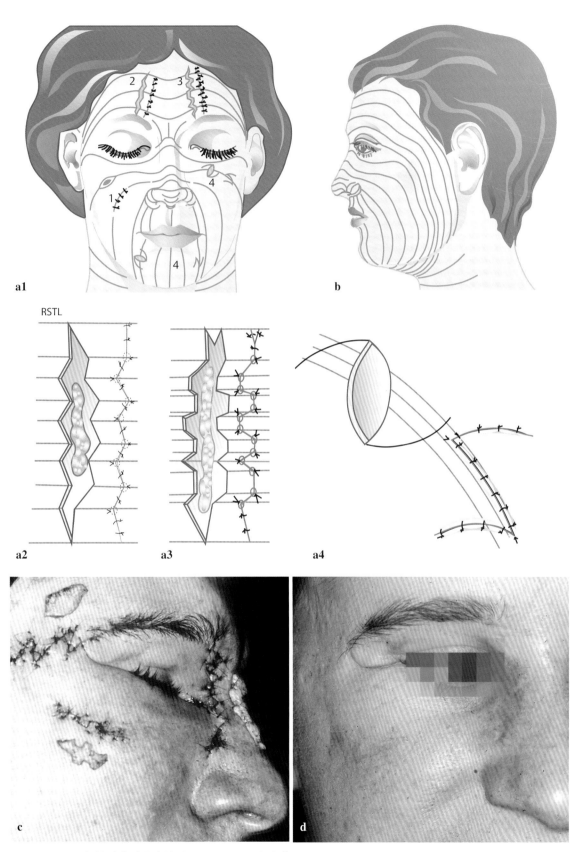

图 2.8　a~j. 面部松弛皮肤张力线（RSTLs）和瘢痕修整

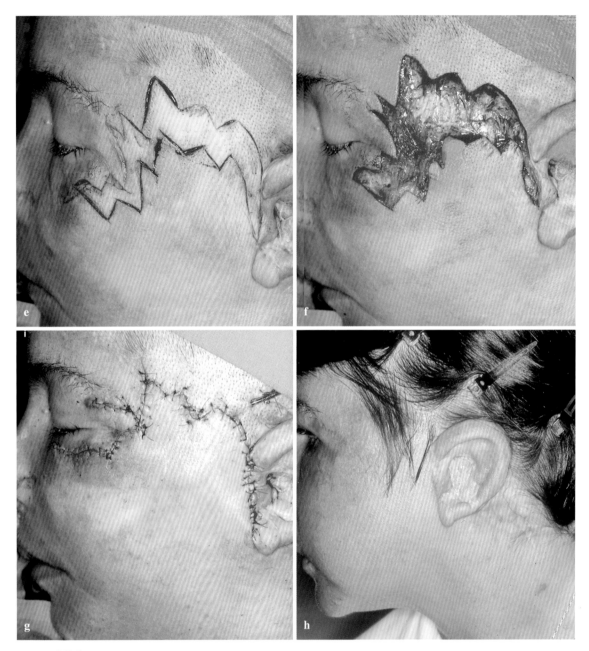

图 2.8（续）

a1. 在 RSTLs 上做椭圆形切除，前面观。

a2. W 成形瘢痕切除。W 成形是相互交叉的锯齿切除，每段边长 3~4 mm。

a3. 折线技术瘢痕切除产生不同形状的小皮瓣，边长 3~5 mm。皮瓣边缘相互交错，尽量与 RSTLs 保持一致。

a4. 面部瘢痕切除 Z 成形，从而使瘢痕转为沿 RSTLs（图 2.15、图 2.16）。

b. 侧位观。

c. W 成形和折线技术瘢痕修整。

d. 结果。

e. 颞部大面积瘢痕，耳廓缺失伴面瘫。W 成形和折线技术瘢痕修整；2 年前做了耳廓再造的瘢痕切口。

f. 沿 RSTLs 做瘢痕切除（a2、a3）。

g. 缝合伤口并做面部提升。

h. 瘢痕修复后 5 个月。

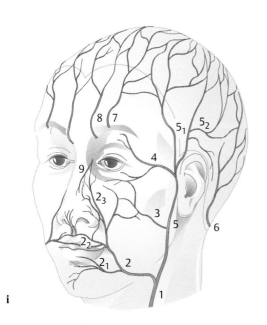

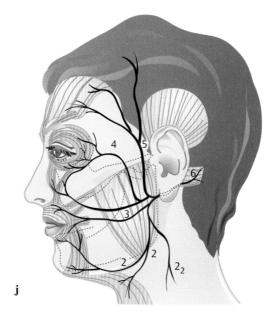

图 2.8（续）
i. 来自颈外动脉的面部动脉血供及其吻合区。
1. 颈外动脉
2. 面动脉
2₁. 下唇动脉
2₂. 上唇动脉
2₃. 角动脉
3. 面横动脉（起自 5）
4. 颧眶动脉（起自 5）
5. 颞浅动脉
5₁. 额支
5₂. 顶支

6. 枕动脉
7. 眶上动脉（图 5.51b，图 5.52b、d、e；图 5.53，图 5.54o）
8. 滑车上动脉（图 5.51b、图 5.53、图 5.40o）
9. 鼻背动脉（图 5.8a）
j. 面神经及其分支。
1. 从茎乳孔出来的面神经干
2. 下颌缘支
2₂. 颈支 ┐ 2+3 颈面干（下干）
3. 颊支 ┘
4. 颧支 ┐ 4+5 颞面干（上干）
5. 颞支 ┘
6. 耳后支

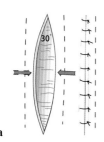 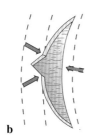 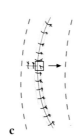 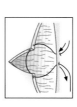

图 2.9　a~c. 小范围病变切除与缝合
a. 在 RSTLs 上做椭圆形切除，切口夹角为 30°。
b. 新月形切除。
c. 缝合。

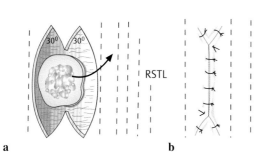

图 2.10　a~b. 双 M 成形
a. 双 M 成形，每一切口夹角为 30°。
b. 伤口缝合。

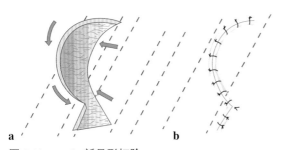

图 2.11　a、b. 新月形切除
a. Jackson 新月形推进皮瓣（1985）。
b. 缝合创面。

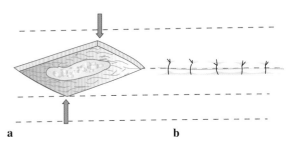

图 2.12　a、b. 菱形切除
a. 菱形切除。
b. 缝合。

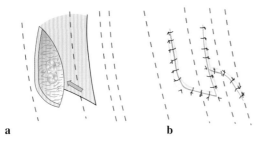

图 2.13　a、b. 椭圆形切除
a. 椭圆形切除创面，小皮瓣转位推进。
b. 缝合。

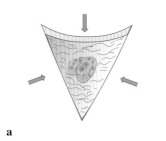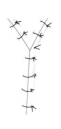

图 2.14　a、b. 三角形切除
a. 三角形切除。
b. 缝合。

Z 成形

（图 2.15、图 2.16）

Z 成形用来减轻因瘢痕收缩变形造成的组织张力（图 2.15）。还可以重新分布和改变与松弛皮肤张力线（RSTLs）成直角交叉的伤口走向。此种情况也可用多 Z 成形（图 2.16）（Jackson 1985a）。

修复不同大小的缺损，Z 成形有多种式样变化（图 2.8d、图 2.17、图 2.18）。这些方法需要比较高的皮瓣移动度（Cummings 等，1986）。

瘢痕的术后治疗

我们在术后 5、6 或 7 天用微型线剪拆除缝合线。早晚各用泼尼松软膏按摩瘢痕 15 分钟，持续 2 周。若患者有瘢痕增生倾向，在瘢痕内注射 1 : 2 曲安奈德悬液（10 mg 的曲安奈德用 2 ml 生理盐水稀释）。

面部美容单位

（图 2.20）

若部分面部需要重建，按照完整的单位修复可

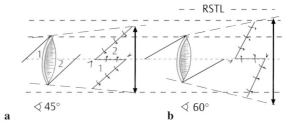

图 2.15　a、b. 单纯 Z 成形
a. 瘢痕几乎以直角跨越松弛皮肤张力线（RSTLs），切除后设计 45° 角 Z 成形重新分布张力线。皮瓣 1 和皮瓣 2 换位，使箭头方向的组织延长。
b. 皮瓣 1 和皮瓣 2 交错换位，60° Z 成形，得到更长的组织延长（箭头）。

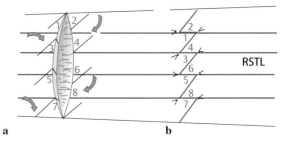

图 2.16　a、b. 多个 Z 成形
a. 切除长条瘢痕，改为多个 Z 成形重新分布张力线，使之与松弛皮肤张力线更为吻合。
b. 皮瓣转位在瘢痕方向延长了组织长度，使瘢痕重新分布为多个小皮瓣（见"创面处理和瘢痕修整"）

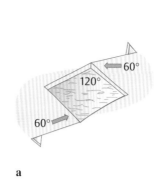

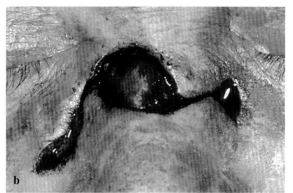

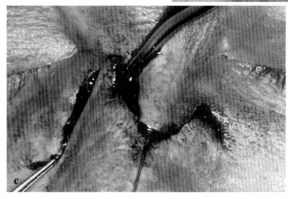

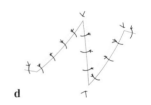

图 2.17　a~d. Z 成形的术式变化
a. 应用 Pata 和 Wilkinson 法采用 Z 成形修复菱形缺损（1991）。
b. 缺损范围，切开 Z 成形，在每一切口尾端各切除一小块三角形皮肤（Burow 三角）。
c、d. 闭合创面。

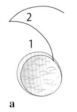

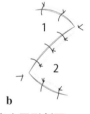

图 2.18　a、b. Z 成形闭合小圆形创面

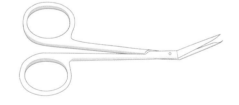

图 2.19　Weerda 微型线剪，具有微细切割缘（Karl STORZ-ENDOSKOPE Tuttlingen,Germany）

以获得比较好的效果（参见图 5.54）。但在临床上并不总是可行的，对于行肿瘤切除术的患者尤其如此。

肿瘤切除与病理检查

（图 2.21）

彻底切除肿瘤优先于所有美容和重建外科手术。不管肿瘤属于基底细胞癌、鳞癌还是黑色素瘤，一定要确认按照肿瘤治疗原则，达到足够的肿瘤边缘和深层次切除。在可能的地方，我们采用改良方式的组织学检查控制肿瘤切除。即首先切除肿瘤且其边缘包含健康组织，用缝合线标记其在面颈部的位置，并在纸上绘制标本大体轮廓（图 2.21a）。标本送病理检查，再从边缘和肿瘤基底切取额外的

标本（图 2.21b），标记在纸上（如手套纸），送病理另外检查。如有缺损，在病理结果报告前不予修复（二期或延迟修复）。这可以降低复发率，美容效果和一期重建一样好。如果切缘阳性，则需要再做进一步切除，最后再行修复步骤。

小肿瘤可在松弛皮肤张力线上做椭圆形切除，游离伤口边缘，分两层缝合（图 2.8a、图 2.9a）。有多种皮瓣可用来修复大的缺损。

游离皮片

（图 2.22）

尽管倾向于用局部皮瓣修复面部缺损，但有时最好用全厚皮片或者断层皮片修复肿瘤切除部

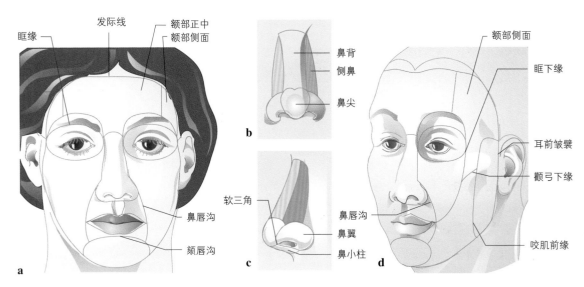

图 2.20 a~d. 面部美学单位
a. 面部。
b. 鼻部亚单位，正面观。
c. 鼻部亚单位，侧面观。
d. 颊部美学亚单位（Sherris 和 Larrabee 2009）。

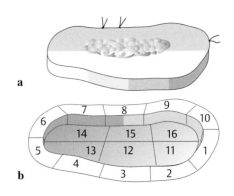

图 2.21 a、b. 肿瘤切除及病理检查
a. 肿瘤切除边缘为健康组织，标本边缘用线做标记。
b. 肿瘤的边缘和基底依顺时针方向切除，做病理检查以确定肿瘤彻底切除。

位，尤其对于老年患者，以及肿瘤切除不能达到必要的安全界限，或者不能确定肿瘤已完全包括在切除范围内的病例。我们用耳前或者耳后区的皮肤修复面部创面，因为它们在颜色和质地上最接近面部皮肤。其他可以接受的供区为锁骨上区或者上臂内侧。腹股沟皮肤用在不太明显外露的区域。我们发现耳上的头皮是一个好的供区，当此区域的皮肤作为不超过 0.3 mm 厚的断层皮

移植时，将毛发剪至最短，用取皮刀或黏膜刀在毛囊上水平切取皮肤，毛发生长后将掩盖供区瘢痕。

大面积的断层皮片可取自臀部、腹部皮肤，大腿往往作为最后的供区选择。在设定所需的皮肤厚度后，用不同类型的取皮刀切取。薄断层皮片的切取厚度为 0.2~0.3 mm，厚断层皮片的厚度为 0.35~0.50 mm，全厚皮肤厚度超过 0.5 mm。

植皮的创面不能有出血和凝血块，不然移植的皮肤不能贴附创面受床，将出现植皮坏死。若从腹股沟切取皮肤，会留下一条不太明显的线状瘢痕。移植的皮肤要略大于修复的缺损。我们用铝箔片（缝线包装材料）或者手套纸制作模片以画出尺寸适宜、可在供区切取的皮片。

一般来说，移植皮片用 5-0 或者 6-0 单丝线（图 2.22a）缝合固定于受区。另外，还可应用纤维胶水加强止血，同时保证移植物与受区的充分贴附固定。植皮区用一层包含碘伏和凡士林的海绵覆盖，于其上放置油纱布垫，然后打包轻压包扎（图 2.22b）。打包留置 6~8 天（图 2.22c）。外敷料亦可用胶带固定。

植皮成活需要一个有良好血供的受区，比如

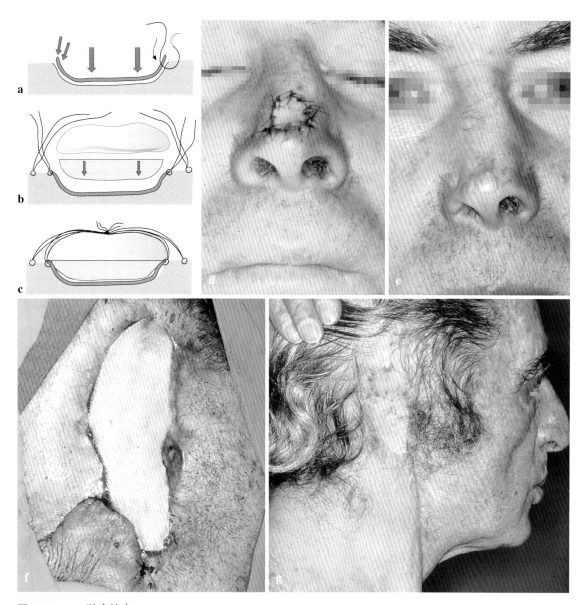

图 2.22　a~g. 游离植皮

a. 严密止血后，断层或全厚皮片（图 1.1b）与创缘一侧缝合，创面基底涂一薄层纤维胶水（Tissucol, Baxter Germany, Heidelberg），压迫皮片移植物约 30 秒使之与创面基底紧密贴附。

b. 在活动度比较大的面部区域，推荐用轻柔压迫的敷料。移植物的固定缝合线留长，附加的 4-0 缝线缝合在距离创缘 1cm 处。我们在移植皮片上覆盖 1~2 mm 厚的油质海绵，然后加上海绵或者纱布垫，于其上将缝合线线尾打结，对移植区施以松柔的压力。

c. 打包维持到第 6~8 天。

d. 从耳后移植的全厚皮片。

e. 愈合后色泽与周围一致。

f. 肿瘤切除后断层皮片移植（参见图 10.86），植皮用胶水粘合并予以缝合，并将缝合线留长。

g. 植皮后 1 年。

在裸露的骨面上植皮不易成活。若存在骨外露，或者植皮水平与周围组织不一致，则需要采取特殊处理。当骨皮质外露时，多处打孔到骨松质会促进肉芽组织形成。可定期清除松软的肉芽组织，外敷料轻度加压以改善受区条件。当受区创面达到周围皮肤水平时，则可以进行植皮（图 5.52j 和 i，也参见

图 10.100)。

复合组织移植

(图 2.23)

耳廓移植物可取自耳后 (图 2.23 c~f) 或者耳前区域 (图 2.23 g~l)，特别指出的是，它可切取包含皮肤和软骨的双层移植物 (图 2.23 g~l)；或者全层 (即三层) 移植物，即包括耳前、耳后的皮肤和中间软骨。它们常用作鼻修复重建 (图 2.24)，也用于耳廓修复 (图 2.23 m~o)。因为移植的皮肤会略有收缩，所以切取时应稍大于缺损面，也要大于软骨层。我们仍然用铝箔片 (缝线包装材料) (图 2.23c) 或者手套纸作为模片。耳廓前面的皮肤与软骨膜和软骨黏附得比后面皮肤更紧密。如果耳后皮肤同时包括在移植物内，应临时做间断皮肤缝合，使之与软骨固定以免与之分离。

供区可以直接缝合或者耳后岛状皮瓣覆盖修复 (图 10.2~ 图 10.5)。当处理复合组织移植物时，一定要留心勿用镊子损伤其边缘，固定缝线不可过密，移植后最初几天组织颜色发黑不必惊慌，但是超过 20%，则此类移植物会不成活 (图 2.23 b~d) (Walter 1997)。如若可能，复合移植物上外敷料固定 6~7 天，以免移植物再血管化过程中新生毛细血管撕裂 (Weerda 2007，图 2.23b~d)。

软骨和复合组织移植物修复耳廓和鼻缺损

(图 2.23、图 2.24，肋软骨见第 11 章，也参见图 5.54)

对于部分 (图 5.48 d、e) 或者全鼻缺损 (图 5.54)，需要不同大小的软骨移植物，通常取自耳

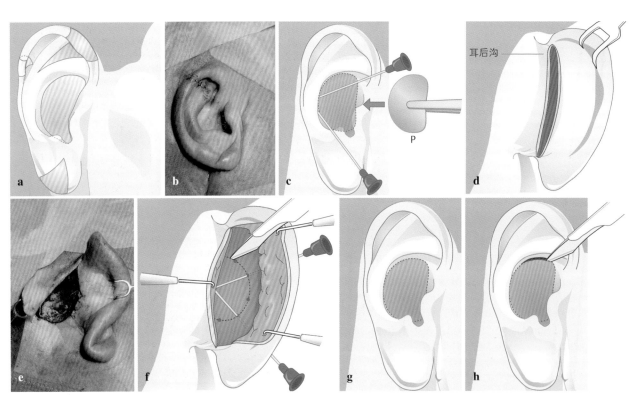

图 2.23　a~o. 软骨和复合组织移植物修复耳廓缺损
a. 双层、三层复合组织移植物或者耳甲腔软骨切取后供区可以直接拉拢缝合。耳垂可以作为脂肪－真皮移植物的供区。
b. 耳廓上部切取全层楔形复合组织移植物并缝合创面。
c. 从耳后切取耳甲腔软骨，使用铝箔片作模片、从耳前区针头穿刺标记移植物切取的范围。
d、e. 耳后沟切口，皮肤准备。
f. 设计切取软骨的范围。
g、h. 从耳前方切取双层耳甲腔软骨复合组织移植物。
g. 按照模片大小画出复合组织移植物的范围 (见 c 图)。

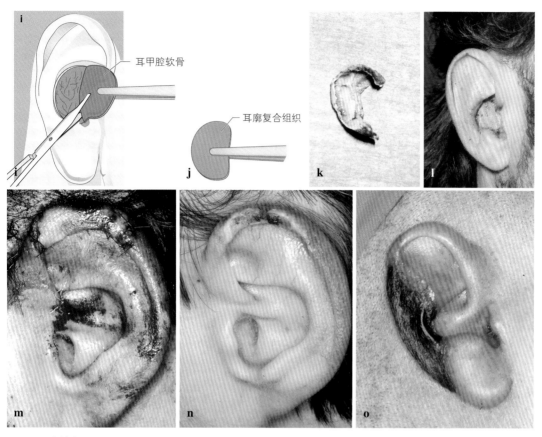

图 2.23　（续）

h. 用 11 号或 15 号刀片切开皮肤和软骨。

i~l. 移植物的准备和复合组织移植物的切取（j、k）。

l. 全厚皮片或断层皮片缝合，并使用纤维胶使之黏附于创面。游离移植物成活（参见图 10.3）。

m. 犬咬伤后部分耳轮缘再植。

n. 愈合 3 个月后，显出上耳轮中间区域小缺损。

o. 中等大小的复合组织再植后坏死。

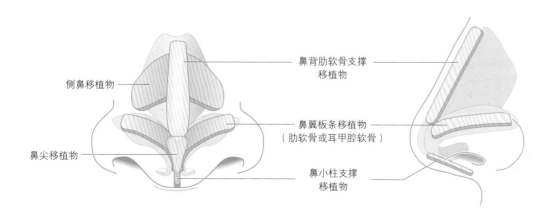

图 2.24　鼻再造常用的移植物（Sherris，Larrabee 2009）。鼻再造时我们用肋软骨（参见图 5.54）和从单侧或者双侧切取的耳甲腔软骨（参见图 5.54 w~y）

甲腔和耳甲艇（图 2.24）。这些移植物可以取自耳后或者耳前。我们用复合中隔旋转瓣（参见图 5.54 a~h）和肋软骨支架（参见图 11.1）来垫高鼻背。

移植物的命名

◆ 自体移植

供区和受区相同（自体移植物）。

◆ 同基因移植

供体和受体基因相同（例如：单卵双胞胎，单纯近交系动物；同基因移植物或同基因移植）。

◆ 同种异体移植

供体和受体属同一种类（人—人；狗—狗；同种异体移植物）。

◆ 异种移植

供体和受体分属不同种类（如牛软骨；异种移植物）。

◆ 假体

缺失组织用合成材料来替代，如金属、塑料或者陶瓷（赝复体内植物）。

第3章

缺损修复
Coverage of Defects

局部皮瓣

局部皮瓣是从距离缺损最近部位组织掀起的皮瓣。

推进皮瓣

Burow 推进皮瓣（1855）

（图 3.1）

小范围三角形缺损能够通过相邻皮肤推进修复。在皮瓣的远端切除一 Burow 小三角形皮肤组织以预防形成猫耳。

Burow 法 U 形推进皮瓣

（图 3.2~ 图 3.7）

U 形推进皮瓣需要切除两个 Burow 三角形组织（图 3.2a）。标准 U 形皮瓣的长宽比不应超过 2∶1，3∶1 的比例仅在个别例外情况下使用。

Stark 改良型 U 形推进皮瓣（引自 Jost 等 1977），该皮瓣向蒂部逐渐变宽，回切可以增加皮瓣长度（图 3.3a）。皮瓣产生的额外小缺损可以靠动员周围皮肤闭合（图 3.3b）。其他改良方法见图 3.4~ 图 3.7。

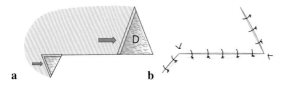

图 3.1　a、b. Burow 推进皮瓣（1855）
a. 皮瓣沿楔形缺损的基底切开，在远端切除一小 Burow 三角形皮肤（箭头）。游离皮瓣向箭头方向转移闭合创面。切除的 Burow 三角形组织去除了皮瓣基底的猫耳。
b. 修复后外观（参见图 5.1、图 5.24）。

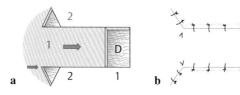

图 3.2　a、b. Burow U 形推进皮瓣
a. 缺损（D）的长度与皮瓣长度比大约是 1∶2，皮瓣的基底宽度与长度比不应超过 1∶2。切除两个小 Burow 三角形皮肤再推进皮瓣并游离周围皮肤。
b 闭合所有创面（参见图 5.14、图 5.26、图 10.17）

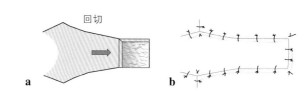

图 3.3　a、b. Burow 三角改良法闭合皮肤缺损（1）

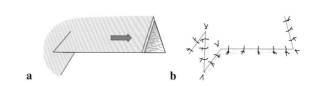

图 3.4　a、b. Burow 三角改良法闭合皮肤缺损（2）

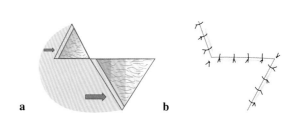

图 3.5　a、b. Burow 三角改良法闭合皮肤缺损（3）

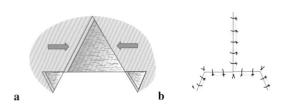

图 3.6　a、b. Burow 三角改良法闭合皮肤缺损（4）

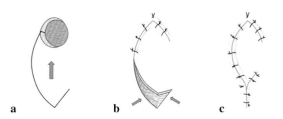

图 3.9　a~c. 改良 V-Y 成形（参见图 5.2 和 5.10）

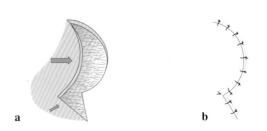

图 3.7　a、b. Burow 三角改良法闭合皮肤缺损（5）

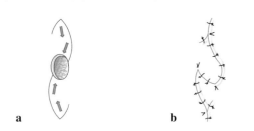

图 3.10　a、b. Argamaso V-Y-S 推进皮瓣（1974）

Argamaso 法 V-Y 和 V-Y-S 推进皮瓣（1974）

（图 3.8~ 图 3.10）

　　Argamaso 法 V-Y 推进皮瓣和双 V-Y-S 推进皮瓣的独特设计用以松解瘢痕挛缩，可用于上唇组织延长鼻小柱和系带延长（图 3.8）。

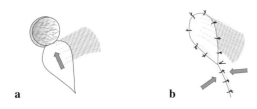

图 3.11　a、b. Baron 和 Emmett 滑行皮瓣（1965，参见图 5.7）
a. 以侧方皮下组织为蒂的皮瓣。
b. 闭合创面。

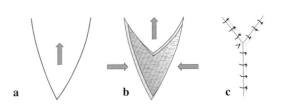

图 3.8　a~c. V-Y 推进皮瓣（图 5.4）
a. 挛缩性瘢痕或者系带可以做 V 形切开，游离皮瓣，使之沿箭头方向推进予以延长。
b. 皮瓣游离。
c. 闭合创面。

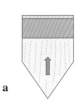 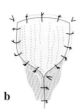

图 3.12　a、b. Lejour 滑行皮瓣（1975）。以皮瓣下皮下组织为蒂（图 3.13，也参见图 5.7）

皮下蒂皮瓣（Rettinger 1996a、b）

滑行皮瓣

（图 3.11~ 图 3.14）

　　另外一类有趣的推进皮瓣是滑行皮瓣，全部以皮下组织为蒂。Barow 和 Emmett（1965）设计了

侧方皮下蒂皮瓣（图 3.11，也见图 5.33、图 5.44、图 6.16）。皮瓣设计画线，在一侧做皮下蒂游离。皮瓣以皮下蒂滑行修复缺损。Lejour 报道了以皮下组织为蒂相同类型的皮瓣（图 3.12~ 图 3.14，也参见图 5.7），我们采用这种皮瓣修复舌缺损（Weerda 1985，图 3.14）。

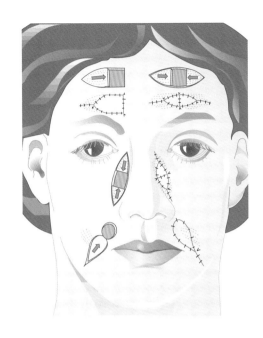

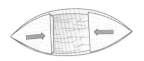

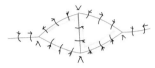

图 3.13　面部整形外科改良滑行皮瓣的图示（参见图 5.33、图 5.44、图 5.45、图 6.16）

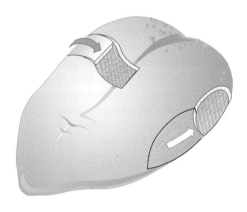

a

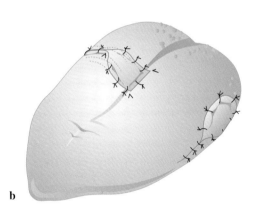

b

图 3.14　a、b. Weerda 肌肉黏膜滑行皮瓣（1985b）
a. 滑行皮瓣的设计。
b. 以侧方肌肉为蒂滑行皮瓣修复缺损并闭合创面。

带蒂皮瓣

转位皮瓣

（图 3.15）

此皮瓣必须有足够大小以转位到局部缺损（图 3.15 中的 D）。游离动员周围皮肤一期闭合供区创面（图 3.15 中的 S）（图 3.15 b、c；图 3.16，图 3.17）。皮瓣可以根据周围皮肤的延展度，通过锐角（图 3.17）、90° 角，甚至大于 90° 角旋转。如果转位皮瓣太短，但有足够宽的蒂，可以通过回切口使皮瓣延长（图 3.18）。注意残留的蒂部足够营养皮

瓣（Weerda 1978b；Haas 1991），参见图 5.12、图 10.16、图 10.64。

旋转皮瓣

（图 3.19）

这是一个半圆形皮瓣，通过旋转点旋转至缺损处。要特别注意的是，皮瓣须足够宽，因为如果需要回切口使皮瓣延长，则宽蒂是必要的（图 3.20，也参见图 6.25、图 8.1、图 8.17）。若旋转皮瓣比较小（图 3.21a），则残留的供区创面通过游离周围的皮肤来覆盖（图 3.21 b、c，也参见图 6.14）。

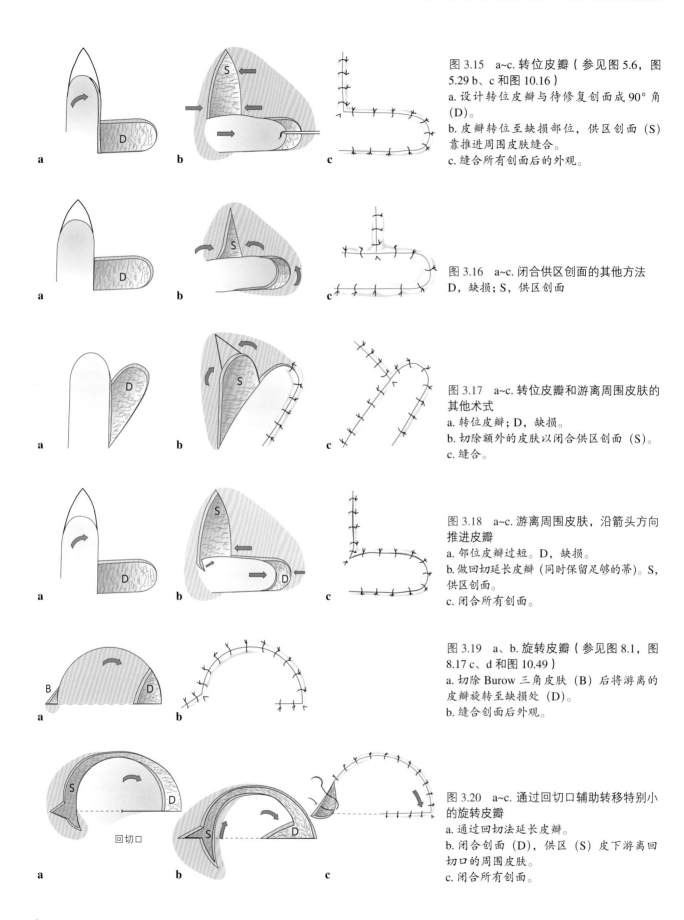

图 3.15　a~c. 转位皮瓣（参见图 5.6，图 5.29 b、c 和图 10.16）
a. 设计转位皮瓣与待修复创面成 90° 角（D）。
b. 皮瓣转位至缺损部位，供区创面（S）靠推进周围皮肤缝合。
c. 缝合所有创面后的外观。

图 3.16　a~c. 闭合供区创面的其他方法
D，缺损；S，供区创面

图 3.17　a~c. 转位皮瓣和游离周围皮肤的其他术式
a. 转位皮瓣；D，缺损。
b. 切除额外的皮肤以闭合供区创面（S）。
c. 缝合。

图 3.18　a~c. 游离周围皮肤，沿箭头方向推进皮瓣
a. 邻位皮瓣过短。D，缺损。
b. 做回切延长皮瓣（同时保留足够的蒂）。S，供区创面。
c. 闭合所有创面。

图 3.19　a、b. 旋转皮瓣（参见图 8.1，图 8.17 c、d 和图 10.49）
a. 切除 Burow 三角皮肤（B）后将游离的皮瓣旋转至缺损处（D）。
b. 缝合创面后外观。

图 3.20　a~c. 通过回切口辅助转移特别小的旋转皮瓣
a. 通过回切法延长皮瓣。
b. 闭合创面（D），供区（S）皮下游离回切口的周围皮肤。
c. 闭合所有创面。

回切口

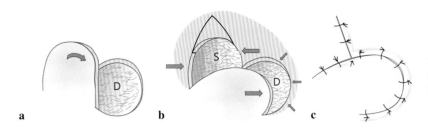

图 3.21　a~c. 通过游离周围皮肤辅助转移过小的旋转皮瓣
a. 皮瓣。
b. 皮瓣转位，游离周围皮肤以闭合残存创面（D）和供区创面（S）。若有需要，供区创面切除一个三角形皮肤。

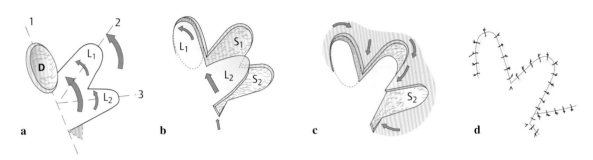

图 3.22　a~d. 双叶皮瓣（Esser 1918）（参见图 5.6、图 5.8、图 5.13、图 5.29、图 5.46、图 6.15、图 8.8、图 8.19、图 10.65、图 10.87）
a. 创面（D）与第一叶 L_1 的夹角和第一叶 L_1 与第二叶 L_2 的夹角相等。若皮肤具备良好的移动度，第一叶 L_1 的大小大约是缺损的 2/3，第二叶 L_2 的大小大约是第一叶 L_1 的 2/3。
b. 游离皮瓣和周围皮肤，第一叶 L_1 旋转至缺损处，第二叶 L_2 旋转至供区缺损创面 S_1。
c. 游离周围皮肤，闭合所有创面。
d. 缝合所有创面后外观。

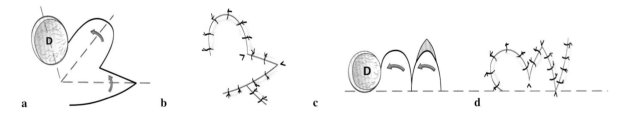

图 3.23　a~d. 改良双叶皮瓣。D，缺损

双叶皮瓣

（图 3.22）

一个有趣的皮瓣设计是 Esser 报道的"双叶皮瓣"（1918）。两个皮瓣共用一个蒂，之间形成 45°~180° 的夹角。小夹角使两个相连的转位皮瓣容易转位（图 3.23）。而夹角增大时需要的皮瓣比较长，转移时造成比较大的皮肤褶皱。这种皮瓣的其他组合也可以被采用（图 5.29）。

该皮瓣适用于周围皮肤不能足够游离时，以闭合供区创面部位，如侧鼻，头颈部交界处，面颊部和鼻尖区（Zimany 1953，Elliot 1969，Weerda 1978c、d，Weerda 1980d、e；参见图 5.6、图 5.8、图 5.13、图 5.28、图 5.46、图 8.19、图 9.5、图 10.87）。

菱形皮瓣

（图 3.24~ 图 3.27）

Limberg（1967）报道菱形皮瓣用于重建颞部和面颊部缺损（图 3.24 b、c，图 3.25，也参见图 8.13）。Dufourmentel（1962）之前报道了同一皮瓣

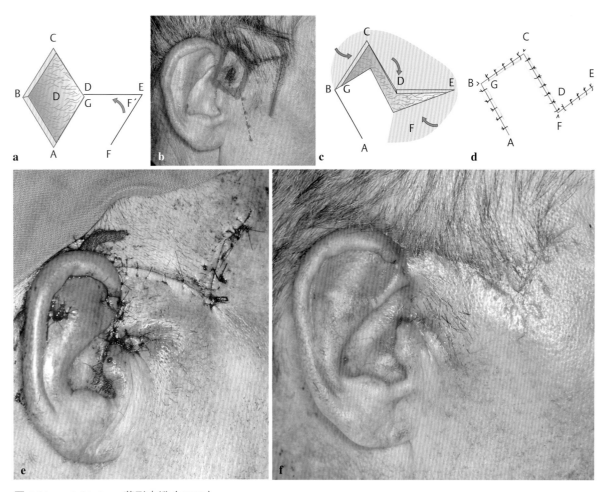

图 3.24　a~f. Limberg 菱形皮瓣（1967）
a. 第一个皮瓣切口是对角线 BD 的延长线，第二个切口（EF）平行于 GA。
b. 肿瘤切除范围和菱形皮瓣设计。
c. 皮瓣游离。
d、e. 闭合所有创面后外观。
f. 结果（参见图 10.42）。

（图 3.26、图 3.27）。

翻转皮瓣

（图 3.28）

翻转皮瓣用于鼻部重建，尤其是鼻翼区域（参见图 5.37、图 5.39、图 5.46）。也可以设计为岛状皮瓣，用来闭合气管开口（图 3.28）。

双蒂管状皮瓣（双蒂皮瓣）

（图 3.29）

管状皮瓣或者管状蒂皮瓣，即皮管，通常设计为延迟双蒂皮瓣（图 3.29a）。皮瓣转移延迟到 3~4 周，以促进中段血液供应。首先皮瓣以 5∶1 或 6∶1 的长宽比切开，缝合成管状，最好皮缘对皮缘缝合。保留皮瓣近端作为"长皮瓣"的滋养蒂。皮管下的创面可以通过游离创缘直接拉拢缝合（图 3.29b）。3~4 周后，皮管桥的远端用橡皮管夹持（Nelaton 导尿管）。若皮管颜色变苍白，那么导尿管仅短暂使用权且作为止血带（图 3.29c）。止血带使用的时间每天增加直到整个皮瓣血供来源依靠近端。最后，远端蒂断离（图 3.29d）缝合到创面。重复此操作过程，大约 3 周切除剩余的皮管，完成皮瓣转移过程（参见图 5.17、图 5.18、图 10.37、图 10.38）。

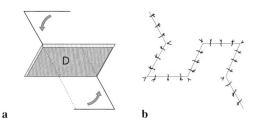

图 3.25　a、b. 游离两个反方向的 Limberg 菱形皮瓣（箭头方向）(a)，闭合所有创面（D）(b)

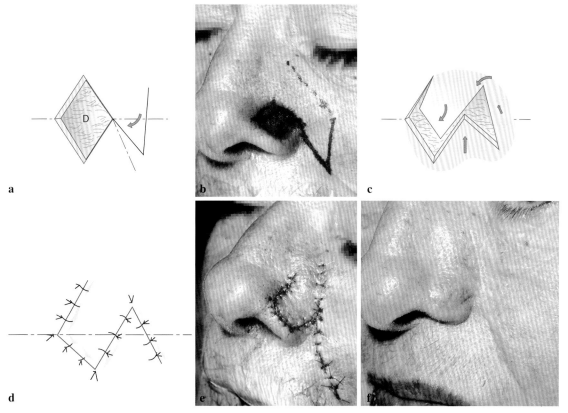

图 3.26　a~f. Dufourmentel 菱形皮瓣（1962）
a、b. 皮瓣切口设计。肿瘤已切除，皮瓣画线。
c. 皮瓣游离与转位。
d、e. 缝合所有创面。
f. 缝合创面后外观。

远位皮瓣

远位管状蒂皮瓣

如前所述，管状皮瓣可以从上臂和腹部转移到面部，如果需要可以采用皮瓣跳跃方式。随着肌皮瓣和游离皮瓣的发展，此项技术目前已很少用。

肌皮瓣和肌肉筋膜皮瓣

（参见图 12.1~ 图 12.3）

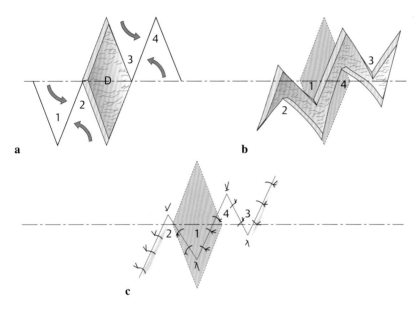

图 3.27　a~c. 相当于 Z 成形术，设计两个改良的菱形皮瓣修复缺损。D，缺损。

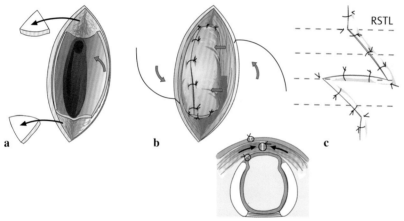

图 3.28　a~c. 翻转皮瓣用于闭合气管切口、喉气管沟或者鼻翼缺损重建（参见图 5.39）

a. 气管切口外侧设计大小合适的皮瓣并分离到气管切口边缘，气管切口上、下各切除三角形皮肤组织弃之，对应的气管切口边缘修整至新鲜创面。

b. 皮瓣对合转位，新鲜创缘予以缝合。游离长条喉部肌肉缝合覆盖翻转皮瓣（横行箭头）。

c. 做 Z 成形闭合伤口，将瘢痕置于松弛皮肤张力线上（红色虚线）。

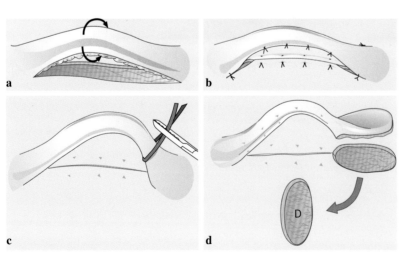

图 3.29　a~d. 延迟转移双蒂皮管（见文中叙述）

a. 掀起双蒂皮瓣，连接桥部分做成管状。供区创面缝合。

b. 创面缝合后外观。

c. 大约 3 周后，皮瓣桥的远端部分使用 Nelaton 导尿管和夹子夹持。

d. 皮瓣桥远端离断，转移至缺损处。第二次手术 3 周后，断离剩余部分的皮管，完成转移到受区。未使用部分的皮瓣回归原处或者切除摒弃（参见图 10.37）。

第2篇
面部特定区域缺损的修复

Coverage of Defects in Specific Facial Regions

面部小范围缺损可以通过皮瓣推进或者局部皮瓣转移实现修复（插图 1）。在可能的情况下，注意将这些皮瓣置于松弛皮肤张力线（RSTLs）上。如果在缺损最邻近部位不能设计皮瓣，则选择缺损区域内邻近位置的皮瓣。这些是比较大的皮瓣，涉及转移距离受区更远的组织。

从颈部和胸部来源的经典"区域邻近位置的皮瓣"已不再常用（译者注：近年来扩张皮瓣和预制皮瓣的应用拓展了颈、胸部皮瓣的应用范围）。绝大多数已被肌皮岛状瓣和游离皮瓣所取代（参见第 12 章）。以皮管形式从胸部或者腹部经过数周或数月时间转移的传统"远位皮瓣"目前已极少使用，被显微吻合血管的肌皮瓣或者游离组织移植所替代。

面部小的病变组织切除，用小皮瓣修复，采用尽可能将瘢痕接近松弛皮肤张力线（RSTLs）的技术方法（参见图 2.8a 和插图 1）。

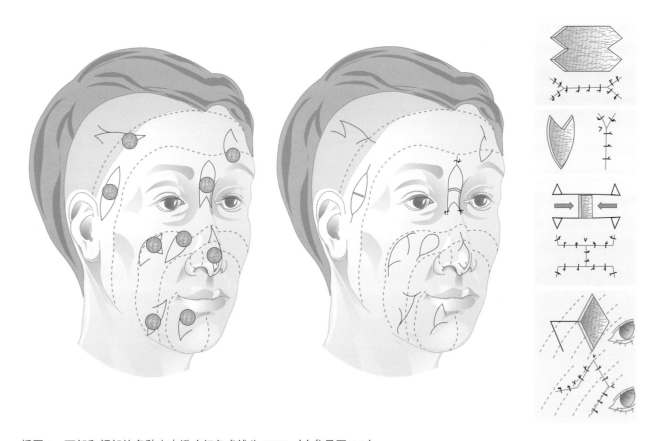

插图 1　面部和额部的多种小皮瓣（红色虚线为 RSTLs）（参见图 5.2）

第4章

额部

Forehead Region

额部正中区域

松弛皮肤张力线（RSTLs）沿额部走行，在眉间区与皱眉纹垂直（图 2.8a）。最大 3.5 cm 的额部缺损，尤其是靠近中线部位的，可以游离周围组织直接缝合。在帽状腱膜做平行或者垂直切开有利于一期缝合。小面积缺损可以通过多种形式的推进、旋转、转位皮瓣（图 3.1~ 图 3.27）以及 Z 成形修复（参见图 2.15~ 图 2.18）。

楔形缺损

（图 4.1）

基底在眉间或者额部发际线的楔形缺损能够通过在眉上或者沿发际线做辅助切口游离额部皮肤实现一期缝合。

H 形皮瓣

（图 4.2）

H 形皮瓣适合约 4 cm 宽的缺损。沿眉和发际线切开，在外侧部分深达全层。把下方的 Burow 三角形皮肤切除放在靠近眉毛的位置有利于保护颞浅动脉额支。眉毛部分的皮瓣应与骨膜锚着，以避免眉变形。通常情况下，术后 6 个月到 1 年切口瘢痕不再明显。明显的中线瘢痕可采用折线技术修整，或用 Z 成形将瘢痕改形（图 4.2b，也参见图 2.8 a4、图 2.15）。小面积缺损可以用单侧 Burow 法 U 形推进皮瓣修复（图 4.2a）。

图 4.1　a、b. 楔形缺损
a. 基底在下的额部楔形缺损。沿眉上做切口，紧靠眉外侧切除 Burow 三角形皮肤（图 4.2）。额部皮肤沿箭头方向游离。Z 成形（红线）用来瘢痕改形。
b. 对于基底在上的缺损，在发际线下约 1~1.5 cm 做切口，切除外侧的 Burow 三角形皮肤。

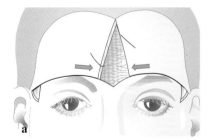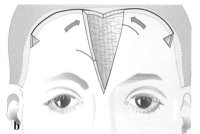

图 4.2　a、b. H 形皮瓣（双侧 U 形推进皮瓣）
a. 对于一个 4 cm 宽的额部正中缺损，同时做眉上和发际线下切口，外侧发际线和紧贴眉外侧切除 Burow 三角形皮肤以避免损伤颞浅动脉额支。额中线瘢痕可以用 Z 成形实现瘢痕改形。
b. 缝合所有创面。

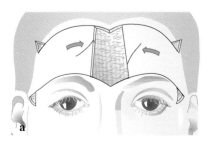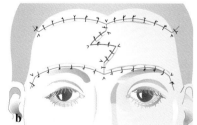

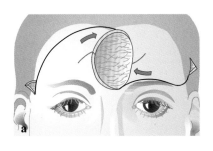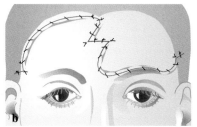

图 4.3　a、b. 双侧旋转皮瓣
额部椭圆形缺损可以通过切开和旋转额部皮肤来修复闭合全部创面。Z 成形也可用作瘢痕改形。

双侧旋转皮瓣

（图 4.3）

双侧旋转皮瓣用于闭合额部较大的正中和旁正中缺损。另外，切口瘢痕主要位于沿眉毛和发际线（图 4.3b）。

软组织扩张技术也可用于大面积额部中线缺损的一期修复（图 4.4）。

额部外侧缺损

额部旋转皮瓣

（图 4.5）

额部外侧的楔形缺损可以通过在额部发际线下做一长切口，广泛游离额部皮肤、旋转皮瓣修复缺损。于额部正中的皮瓣旋转点切除皮肤猫耳，闭合创面（图 4.5b）。

同理，额部外侧楔形缺损能通过改良的 Esser 颞部旋转皮瓣来修复（图 4.6）。在耳垂下和颈部切除 Burow 三角形皮肤以闭合供区创面。在颧弓区域，皮瓣应在皮下层次谨慎分离，以免损伤此处比较表浅的面神经额支。

修复额部外侧缺损的其他方法在修复面颊部缺损章节也有叙述（参见第 8 章图 8.10、图 8.16、图 8.19、图 8.22、图 8.24）。

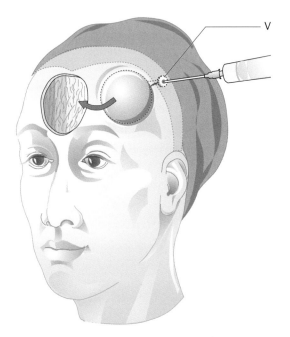

图 4.4　使用容量约为 100 ml 的组织扩张器 V，注射生理盐水到扩张器的注射壶。

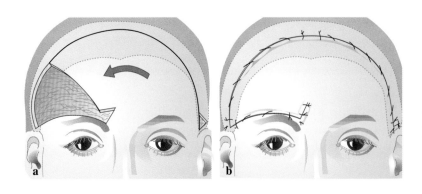

图 4.5　a、b. 额部外侧缺损用旋转皮瓣闭合
a. 切口位于发际线下 3~4 cm（参见图 5.48 a、b）。
b. 创面闭合，在旋转点切除 Burow 三角形皮肤（可以延后进行，因为存在皮瓣坏死的风险）。

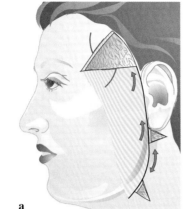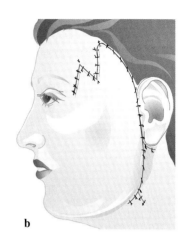

图 4.6　a、b. 额部外侧缺损用 Esser 颊部旋转皮瓣修复

a. 颊部旋转皮瓣，并切除 Burow 三角形皮肤。

b. 闭合创面，可增加 Z 成形（红线）以实现瘢痕改形（参见图 2.8、图 8.1）。

第5章

鼻部
Nasal Region

建议读到此处的读者复习鼻部美学单位（见图 2.20 b、c）。

眉间和鼻根部

（图 5.1~ 图 5.9）

Burow U 形推进皮瓣

（图 5.1）

单纯的 U 形推进皮瓣用来修复眉间和鼻背上部的小面积缺损。在眉上切除 Burow 三角形皮肤，造成的瘢痕不明显。

V-Y 推进皮瓣

（图 5.2，也参见图 3.8~ 图 3.10）

不规则四边形旋转皮瓣用于重建鼻背上部（图

5.2 a、b）和内眦区域的缺损（图 5.3~ 图 5.6）。皮瓣的几何形状与 V-Y 推进皮瓣相似，供区通过游离周围皮肤直接拉拢缝合（图 5.2b、图 5.3、图 5.4）。因为此皮瓣的一侧从滑车上动脉获得良好血供，蒂部保留可以相对较薄，使皮瓣更容易移位和向下旋转。

滑行皮瓣

（图 5.7）

Barron 和 Emmet（1965）报道的滑行皮瓣，采用侧方皮下蒂（参见图 3.11~ 图 3.14），对修复鼻上外侧的缺损很有用。除了单纯的转位皮瓣（图 5.5），也可采用特殊设计的 V-Y 推进皮瓣（图 5.3）或 V-Y 推进皮瓣加 Z 成形（图 5.4）。

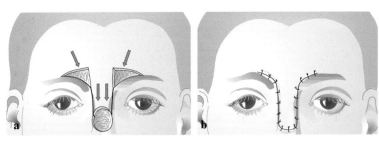

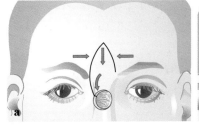
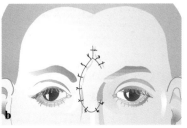

图 5.1　a、b. 来自眉间的 U 形推进皮瓣，修复鼻背上部的缺损
a. Burow 三角瓣位置紧靠眉上。
b. 缝合所有创面后外观（参见图 3.2）。

图 5.2　a、b. 不规则四边形加 V-Y 推进皮瓣（参见图 5.4、图 3.9）

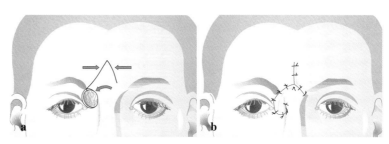

图 5.3　a、b. 改良 V-Y 推进皮瓣（参见图 5.4）

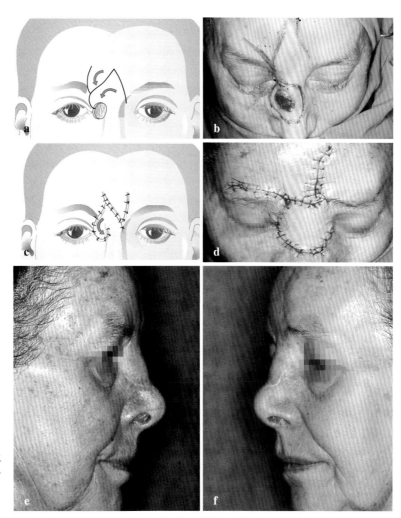

图 5.4　a~f. V-Y 推进皮瓣加 Z 成形
a、b. 鼻根部大范围的肿瘤，皮瓣设计。
c、d. 肿瘤切除后缝合创面。靠近眉部做辅助切口并游离动员额部皮肤使伤口一期缝合。
e、f. 修复后 1 年的结果。

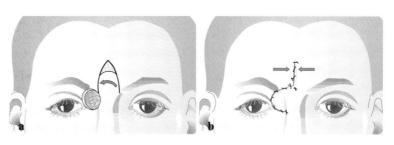

图 5.5　a、b. 小的转位皮瓣闭合创面

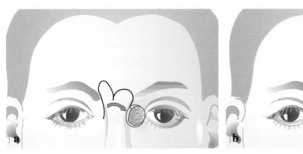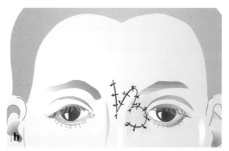

图 5.6　a、b. 双叶皮瓣闭合创面
（参见图 5.8）

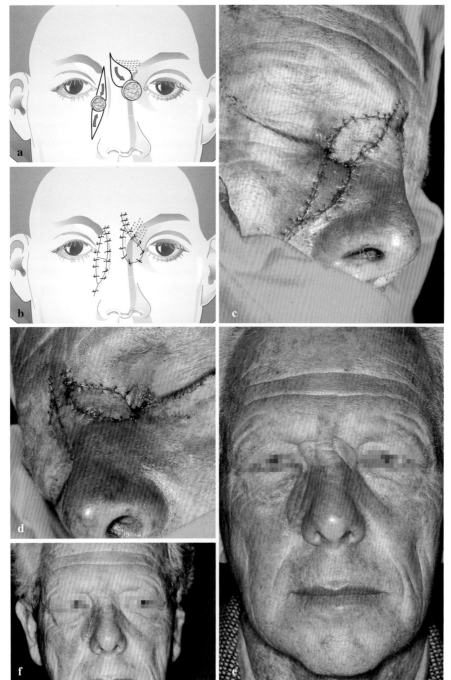

图 5.7　a~f. 侧方皮下蒂的滑行皮瓣
a. 左边皮瓣设计。
b. 创面缝合。
c. 蒂部在上和在下的滑行皮瓣对合闭合右侧鼻根部缺损。
d. 左侧蒂部在上的滑行皮瓣。
e. 重建后的结果。
f. 重建手术后 1 年。

鼻背

（图 5.8~ 图 5.12）

因为鼻背的皮肤很紧，只有跨越鼻背的小缺损可以通过游离周围皮肤直接缝合。这个区域许多较大的缺损需要转移鼻上方或者外侧的局部组织达到修复效果，但需要指出的是，面颊部和额部皮肤远比鼻背皮肤厚。

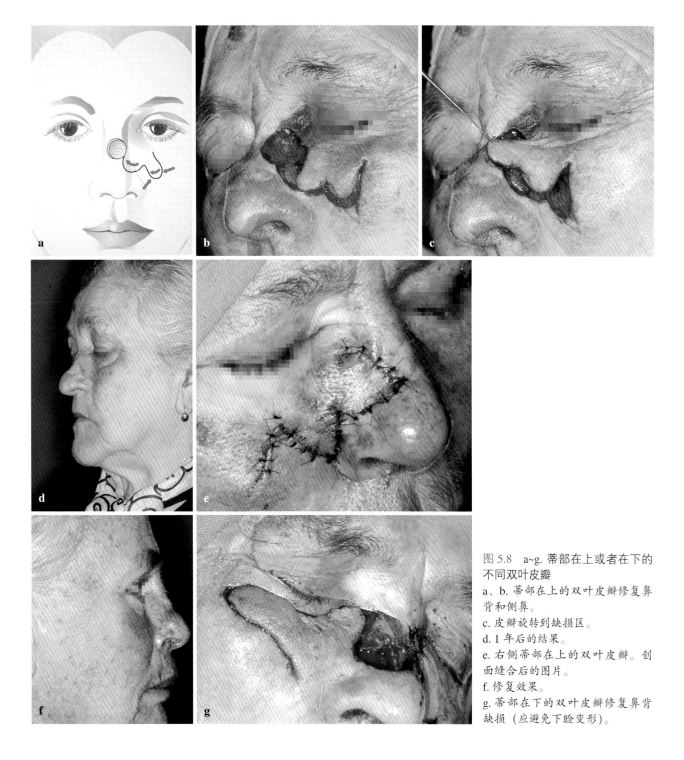

图 5.8　a~g. 蒂部在上或者在下的不同双叶皮瓣

a、b. 蒂部在上的双叶皮瓣修复鼻背和侧鼻。

c. 皮瓣旋转到缺损区。

d. 1 年后的结果。

e. 右侧蒂部在上的双叶皮瓣。创面缝合后的图片。

f. 修复效果。

g. 蒂部在下的双叶皮瓣修复鼻背缺损（应避免下睑变形）。

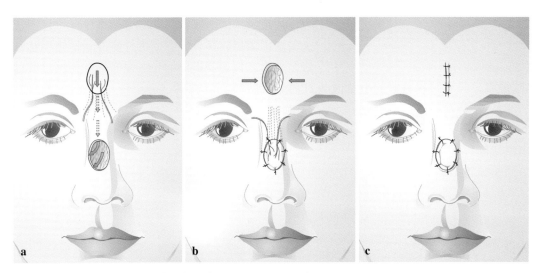

图 5.9　a~c. 以滑车上动脉为蒂的岛状皮瓣（Coverse 1977）
a. 皮瓣设计，做皮下分离避免损伤血管。
b. 缺损和皮瓣之间的皮肤进行皮下分离，岛状皮瓣从隧道引出。
c. 缝合创面。

双叶皮瓣

（图 5.8）

蒂部在上或在下的双叶皮瓣被证明是修复鼻背和侧鼻的最佳手段（图 5.8；也参见图 3.23）。

大小缺损皆可以此处理。第一叶转移到原始缺损区，第二叶转移到第一叶转位后造成的缺损区，其他供区缺损通过颊部皮肤游离实现闭合（图 5.5 a、b）。原始缺损与第一叶皮瓣的夹角和第一叶与第二叶皮瓣的夹角大致相等，如若可能，所有的角度应 ≤ 90°。夹角过大会导致皮瓣旋转点处变形，皮肤猫耳突出（参见图 3.22、图 3.23）。如果皮瓣转移后造成的颊部缺损过大，那么缝合伤口时应注意不要引起下睑变形。基于此，通常伤口下缘的皮下组织应在颊部做充分游离后，与伤口上缘的骨膜做缝合固定。

岛状皮瓣

（图 5.9）

Converse（1977）报道的基于单侧或双侧滑车动脉为蒂的岛状皮瓣重建鼻背部缺损非常适用（图 5.9）。若由于过度压迫蒂部皮瓣出现苍白，岛状皮瓣和缺损之间用以形成隧道的皮肤可以部分或全部切开。皮瓣也可以基于单侧滑车上动脉为蒂靠外侧切取。

Rieger 皮瓣

（图 5.10）

Rieger 不规则四边形皮瓣（图 5.10）是修复鼻背缺损的另一选择（也见图 5.2、图 5.3）。

鼻唇沟皮瓣

（图 5.11）

Cameron（1975）建议用两个鼻唇沟皮瓣修复全层鼻缺损。第一个皮瓣（图 5.11 a、b）皮肤面向里旋转到缺损，并且先在覆盖鼻中隔的部分去表皮。第二个皮瓣用作外层覆盖（图 5.11 c）。单个鼻唇沟皮瓣足以重建两个皮肤层次的缺损。

额部正中皮瓣

（图 5.12）

如果一个鼻侧大的缺损用双叶皮瓣不足以修复（图 5.8），那么额部正中皮瓣可用于此类缺损的重建（图 5.12；也见图 5.15）。

鼻尖

（图 5.13~图 5.17）

鼻尖区域的缺损可以局部皮瓣转移修复，而涉及鼻翼、鼻小柱的较大缺损则需要用额部正中皮

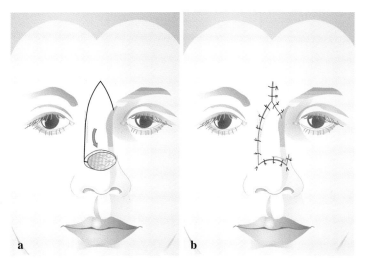

图 5.10　a、b. Rieger 梯形 V-Y 推进皮瓣（也可达鼻尖；见图 5.14）

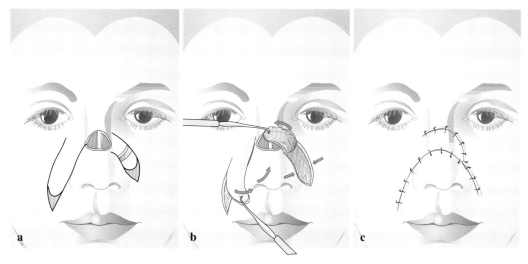

图 5.11　a~c. 鼻唇沟皮瓣（Cameron 1975）修复全层鼻缺损

a. 一个鼻唇沟皮瓣（左侧）在鼻中隔区域去表皮重建衬里。

b. 第二个鼻唇沟皮瓣（右侧）用作外层覆盖。

c. 缝合创缘。

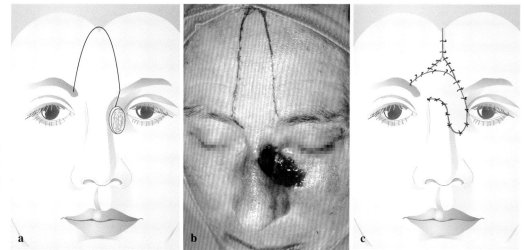

图 5.12　a~e. 额部正中皮瓣重建侧鼻和鼻背缺损，衬里采用全厚游离植皮

a、b. 手术设计。

c、d. 缝合创面。

e. 2 年后结果。

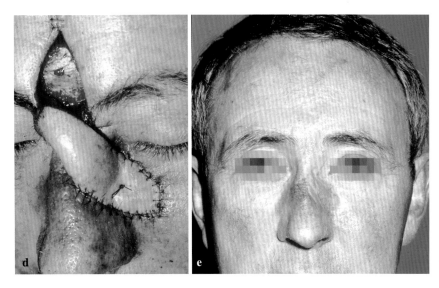

图 5.12 （续）

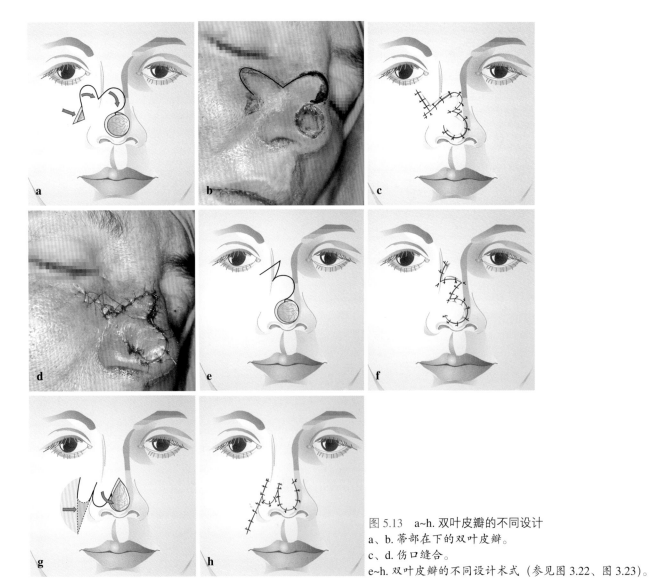

图 5.13　a~h. 双叶皮瓣的不同设计
a、b. 蒂部在下的双叶皮瓣。
c、d. 伤口缝合。
e~h. 双叶皮瓣的不同设计式式（参见图 3.22、图 3.23）。

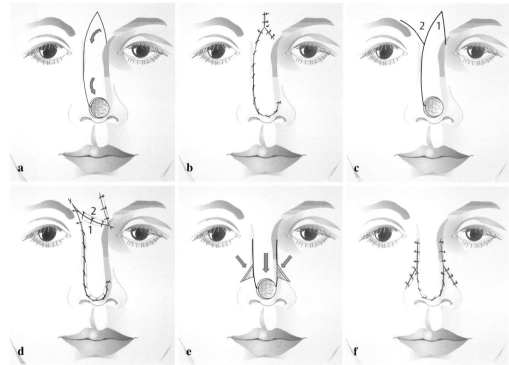

图 5.14　a~f. 推进皮瓣的不同设计修复鼻背皮肤缺损（参见图 3.9、图 5.10）
a~d. 长 Rieger 皮瓣（图 5.10）。
e、f. U 形推进皮瓣。

瓣，或者用由 Schmid 和 Meyer 报道的相对有难度的额颞部皮瓣（1962）（图 5.17、图 5.18）。

双叶皮瓣

（图 5.13）

鼻尖区域可以用双叶皮瓣修复，皮瓣蒂部可置于下面（图 5.13 a）、侧面（图 5.13 e）或者上面（图 5.13 g）。瘢痕应大致放在松弛皮肤张力线（RSTLs）。若皮瓣足够大而且移动度好，则鼻小柱上部的缺损可以与鼻尖缺损同期修复（参见图 3.22、图 5.6、图 5.8、图 5.29、图 5.46）。

Rieger V-Y 推进皮瓣（1957）

（图 5.14）

较大的鼻尖缺损能够用以一侧鼻部为蒂的 Rieger 推进皮瓣修复（图 5.14 a）。皮瓣的眉间部分设计成不对称四边形。皮瓣沿对侧侧鼻游离，进行 V-Y 推进（图 5.14 b）。修复较大的缺损时，可能需要辅以小的 Z 成形（图 5.14 c、d）。U 形推进皮瓣是另外一个选择（图 5.14 e、f）。

额部正中和旁正中皮瓣

（图 5.15）

额部正中和旁正中皮瓣用以修复大面积的鼻背、侧鼻、鼻尖以及部分或全鼻缺损（图 5.47、图 5.51 a、图 5.54）。皮瓣从单侧或双侧的滑车上动脉获得血供（图 5.15 a、b）。血管可用多普勒探查定位。应有足够高的额头，以便使皮瓣末端达到鼻尖（使用模片作为参考）。皮瓣的宽度不应超过 3~3.5 cm，以使额部供区能直接缝合而无须扩张等特殊准备。皮瓣因为其血供丰富可以即时转位。

额部正中的垂直瘢痕可以一期 Z 成形或 W 成形。如果皮瓣较宽，导致伤口缝合张力过大，手术后 1 年仍存明显瘢痕，则行二期瘢痕修整（图 5.53、图 5.54、也参见图 4.1~ 图 4.4）。

皮瓣可以全层切开到与眉水平（图 5.15 a）。在眉间区，皮瓣用海绵棒或者弯钳钝性分离，暴露并保留单侧或双侧的动脉（若采用额部正中皮瓣）（图 5.15 c、d）。然后将皮瓣切口延伸到眉下。若一侧动脉损失，则另一侧动脉足以保证血供。眉间残留

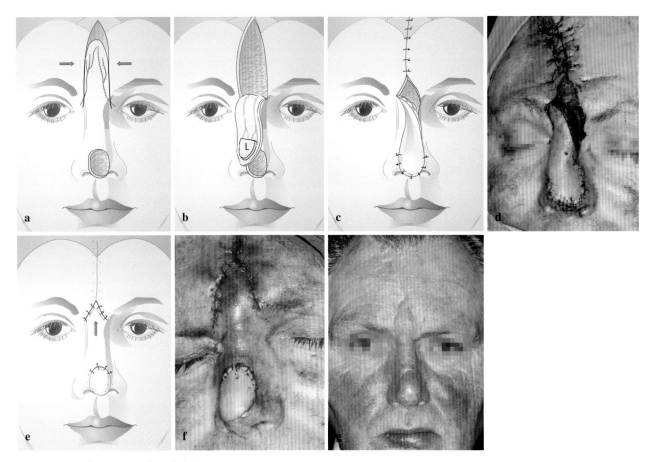

图 5.15　a~g. 额部正中和旁正中皮瓣
a. 额部皮瓣的设计，以滑车上动脉为蒂，一期缝合皮瓣供区创面（图 5.49~图 5.54）。皮瓣最大宽度为 3.5 cm。
b. 在帽状腱膜和骨膜上游离皮瓣。如果有需要，可以将断层皮片、全厚皮肤或者复合组织移植于皮瓣远端（L）。
c. d. 皮瓣缝合于鼻尖创面。闭合额部供区，在眉间遗留一楔形创面。
e. f. 皮瓣断蒂，完成完全转移。皮瓣蒂部在 3~4 周后回至眉间（图 5.16c）。
g. 修复手术后 1 年的结果（图 5.51、图 5.52、图 5.55）。

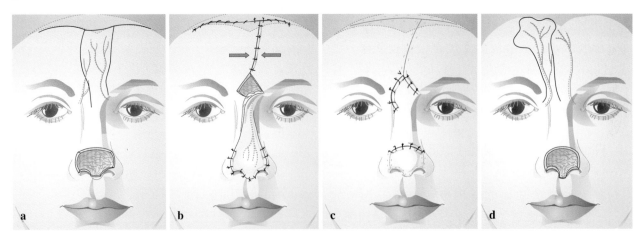

图 5.16　a~d. 不同大小的直行、斜行正中和旁正中皮瓣（图 5.49）
a. 基于单侧滑车上动脉的旁正中皮瓣。
b. 创面缝合。
c. 大约 20 天后，皮瓣断蒂，蒂部回转（图 5.15 a）。
d. 斜行额部皮瓣。皮瓣宽度可能超过 3.5 cm，不能一期缝合供区创面（参见图 4.1~图 4.4，图 5.54q）。

的三角形缺损（图 5.15 d、e）用网眼纱布或者相似的敷料覆盖。额部皮瓣在受区成活大约需要 17~20 天（图 5.15 d、f）。届时皮瓣断蒂并将蒂部回转插入眉间的三角形缺损，转回前首先清除肉芽组织（图 5.15 e）。在皮瓣一期转移时不要强行拉拢缝合创缘，因为这可能引起眉间中线移位变形。在皮瓣蒂部回转修复前宜将创缘修整至新鲜创面（图 5.15 f）。

像所有手术一样，必须严密止血。

皮瓣需要 6 个月到 1 年才能完全愈合（图 5.15 g）。如果皮瓣太厚或者形成明显瘢痕，则皮瓣需修薄或 / 和做瘢痕小的 Z 成形或 W 成形。对于大的缺损修复，建议单侧或双侧额部用 50~100 ml 的扩张器预先扩张（参见图 4.4），然后再切取额部正中或斜行皮瓣。

改良术式有不对称的额部旁正中皮瓣（图 5.16 a~c）和额部斜形皮瓣（图 5.16 d、图 5.54）。

鼻尖和鼻翼的较大缺损

Schmid 和 Meyer 法额颞部皮瓣

（图 5.17、图 5.18）

如果额部正中或者斜行皮瓣不足以覆盖缺损，或者存在大的全层缺损，那么采用 Meyer 改良的（1964、1988）Schmid（1952）额颞部皮瓣。虽然技术上有点难度，但可以取得非常好的效果（图 5.17）。但是鉴于技术上的复杂性，此皮瓣目前已不再广泛使用。

皮瓣分期手术大约以 16~20 天为间隔期。大约 8 周后，皮瓣向下转位，修整创缘将皮瓣转移到缺损处。

Ⅰ 期

首先，形成一个眉上狭长双蒂皮瓣。眉上皮瓣宽度不超过 8 mm，皮瓣外侧端向上，向下斜行成角切开呈梯形设计。双蒂皮瓣眉上创面通过游离额部皮肤直接拉拢缝合（图 5.17 a）。皮瓣供区上缘做皮下分离缝合与额部骨膜固定，避免眉部上移变形。眉上创面植断层皮片覆盖。双蒂皮瓣仅作为"转运皮瓣"，在颞部设计重建所需的皮瓣，其形状与鼻部缺损一致（图 5.17 b）。Ⅰ 期手术时，游离断层皮片、软骨或复合组织移植物可附加于颞部皮瓣下面（图 5.18）。

Ⅱ 期

大约 15~20 天后，切开预制的颞部皮瓣和"转运皮瓣"之间的皮肤桥接（图 5.17b）。

Ⅲ 期

在 Ⅰ 期手术 3~4 周之后，整个皮瓣以内侧为蒂掀起，颞部皮肤转移到鼻部缺损区（图 5.17 c）。

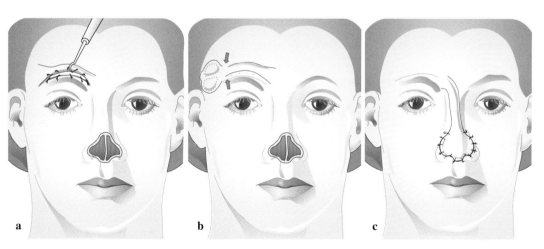

a   b   c

图 5.17　a~c. Schmid 和 Meqer（1964）额颞部皮瓣（图 5.50）
a. 眉上掀起狭长的双蒂皮瓣作为"转运皮瓣"。向深层骨面切开过程中适度加宽。创面直接缝合，将创面伤口上缘游离缝合固定于额部骨膜，避免牵拉造成眉上扬。双蒂皮瓣创面用断层皮片移植覆盖。在颞部依据模片设计重建用的皮瓣。
b. 颞部皮瓣和双蒂皮瓣之间保留一小的皮肤桥状连接（箭头）。
c. 形成双蒂皮瓣后约 6~7 周，两个皮瓣之间连接皮瓣桥离断后 3 周，颞部皮瓣转移到鼻部缺损。再过 3~4 周后，皮瓣蒂部在鼻尖部断离。如果用皮管修复鼻小柱，那么在眉部断蒂再向下转移。

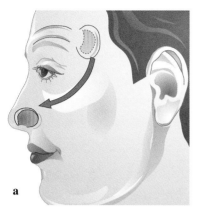
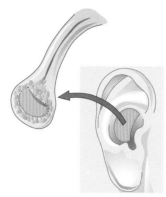
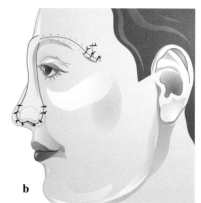

图 5.18　a、b. I 期手术修复
a. 首先切开额颞部皮瓣，其颞部远端衬以耳廓复合组织。
b. 皮瓣转移至鼻翼缺损。

Ⅳ期

大约 3~4 周后，皮瓣断蒂或者展开，转移修复鼻小柱（Meyer 1988），或者弃去。

辅助手术阶段

可能需进一步手术完成皮瓣到鼻缺损部位的转移，或需作瘢痕修整以改善手术效果。此方法结合耳甲腔复合组织移植也可用来修复鼻翼（图 5.18）。修复鼻部分缺损的其他皮瓣选择在下文中叙述。

侧鼻

我们采用颊部转位或者旋转小皮瓣重建侧鼻缺损（图 5.19~ 图 5.21）。

以下我们详述在上述皮瓣不足以重建时可用的一些特殊皮瓣设计。

Burow 推进皮瓣（1855）

（图 5.22）

侧鼻的楔形缺损可用单纯的 Burow 推进皮瓣修复。瘢痕位于鼻旁面部美容单位交界线（图 2.19）如鼻唇沟处。

Sercer 和 Mundich（1962）面颊中部旋转皮瓣

（图 5.23）

蒂部在上的颊部皮瓣向内侧旋转，将切口瘢痕置于面部美容单位的交界线。

Burow 法以外侧为蒂的颊部推进皮瓣

（图 5.24，参见图 3.1）

Imre 法颊部旋转皮瓣（1928）

（图 5.25）

Imre 使用了以外侧为蒂的楔形颊部旋转皮瓣，用于修复涉及下睑的侧鼻缺损。不是切除 Burow 三角形皮肤，而是在鼻唇沟切除一香蕉形状的皮肤。此皮肤的皮下组织应缝合固定于眶缘骨膜，以预防下睑外翻。同理，皮肤应在无张力下缝合。

颊部 U 形皮瓣

（图 5.26）

此皮瓣已很少用，原因在于其切口与松弛皮肤张力线不一致，尤其是其上部分。它可以用于侵犯侧鼻和内眦部位的肿瘤复发时，尤其是在之前额部正中皮瓣已用过的情况下。在皮瓣底部切除一香蕉形状的皮肤而不是 Burow 三角形皮肤。替代 U 形皮瓣的另一选择是 Esser-Imre 颊部推进皮瓣（图 8.2）。

图 5.27~ 图 5.31 列举用于修复鼻部小缺损的几个实用皮瓣技术：

- 双 Dufourmentel 皮瓣（图 5.27）最适用于重建小缺损
- 双叶皮瓣（图 5.28、图 5.29）

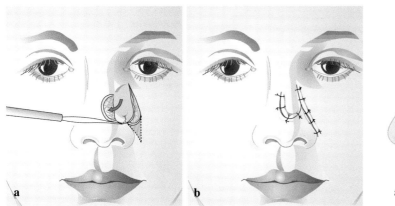

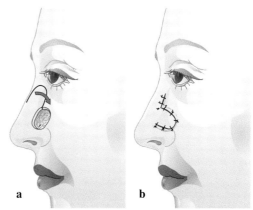

图 5.19　a、b. 蒂部在上方的鼻侧方转位皮瓣（参见图 3.17，图 5.23 d、e）　　图 5.20　a、b. 以下内侧为蒂的转位皮瓣

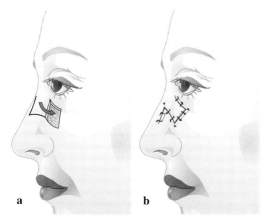

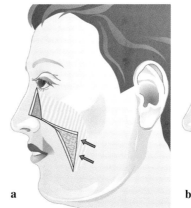

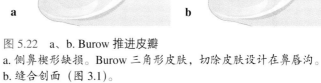

图 5.21　a、b. 菱形小皮瓣（Limberg 皮瓣）

图 5.22　a、b. Burow 推进皮瓣
a. 侧鼻楔形缺损。Burow 三角形皮肤，切除皮肤设计在鼻唇沟。
b. 缝合创面（图 3.1）。

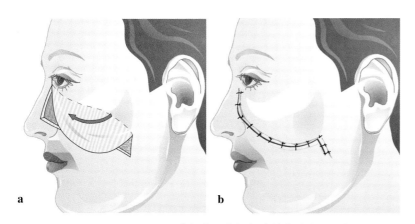

图 5.23　a~e. Sercer 和 Mundnich 蒂部在上的颊部旋转皮瓣（1962）
a. 设计颊部旋转皮瓣，切除 Burow 三角形皮肤。
b. 缝合所有创面。

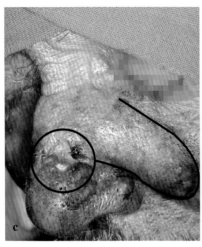
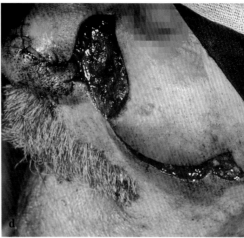
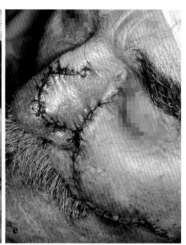

图 5.23　（续）

c. 鼻部肿瘤，设计蒂部在上的转位皮瓣（图 5.19）。

d. 重建鼻部缺损后外观，切开颊部旋转皮瓣，游离闭合颊部供区。

e. 闭合创面。

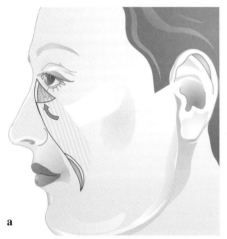
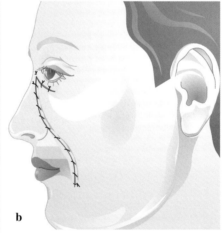

图 5.24　a、b. Burow 以外侧为蒂的颊部钩形推进皮瓣修复侧鼻缺损（也适用于下睑重建，参见图 3.1）

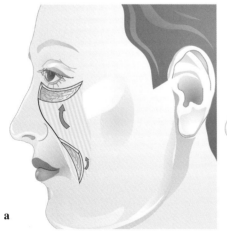
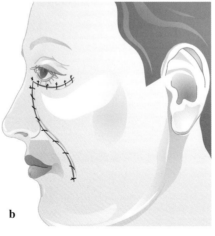

图 5.25　a、b. Imre 颊部旋转皮瓣，做香蕉形状的皮肤切除

a. 设计皮瓣修复下睑。

b. 缝合创面（由皮下组织固定于眶骨膜）（引自 Weerda 1980）。

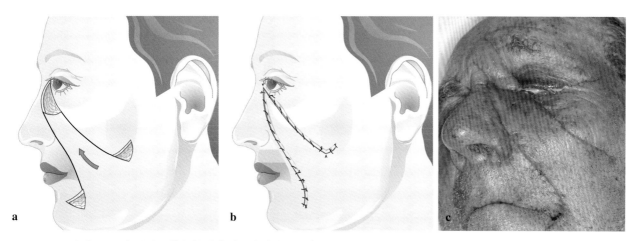

图 5.26　a~c. 颊部 U 形皮瓣（因其与松弛皮肤张力线交叉已很少应用）
a. 鼻旁缺损和 U 形皮瓣设计。
b. 缝合所有创面。
c. 1 个月之后的效果，上睑缺损用眉上皮瓣修复。

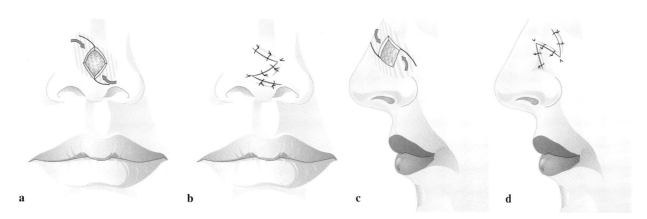

图 5.27　a~d. 双 Dufourmentel 皮瓣（图 3.26）

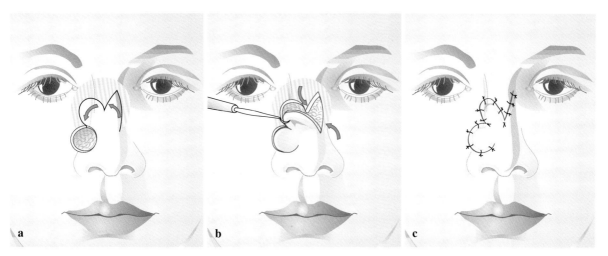

图 5.28　a~c. 双叶皮瓣

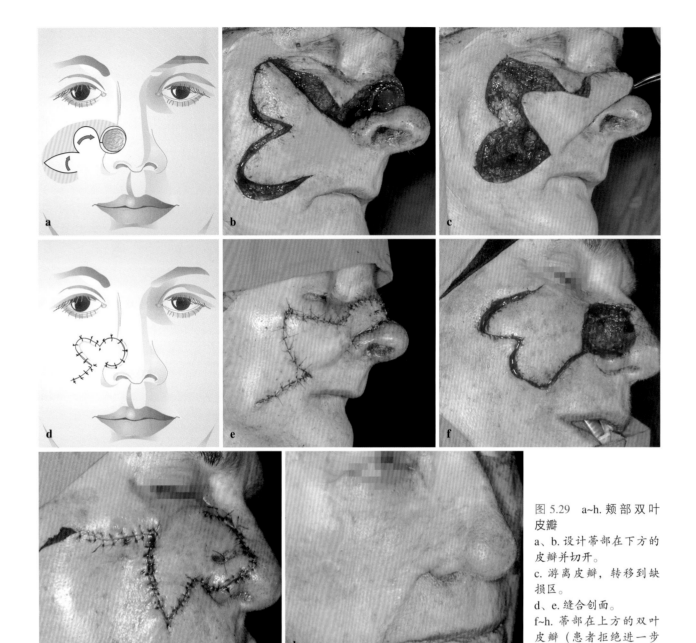

图 5.29　a~h.颊部双叶皮瓣

a、b.设计蒂部在下方的皮瓣并切开。

c.游离皮瓣，转移到缺损区。

d、e.缝合创面。

f~h.蒂部在上方的双叶皮瓣（患者拒绝进一步修整）。

- 转位皮瓣（图 5.19）
- 推进皮瓣（图 5.30）
- 双转位皮瓣（图 5.31）

岛状皮瓣

（图 5.32）

颊部岛状皮瓣也适用于修复侧鼻的小缺损，皮瓣以面动脉为蒂或者设计皮瓣下外侧／上外侧的皮下蒂。沿皮下分离皮瓣和缺损，蒂部从皮下穿出，注意不能使皮瓣蒂部过度扭转或压迫。由于皮下蒂常造成隧道部位的突出，因而这不是我们最喜欢用的一个皮瓣。颊部比起其他皮瓣需要做更广泛的游离，以避免上唇变形。

滑行皮瓣

（图 5.33）

滑行皮瓣是一个比较好的选择（图 5.33），鼻唇沟的滑行皮瓣非常适合于修复与颊部交界的鼻

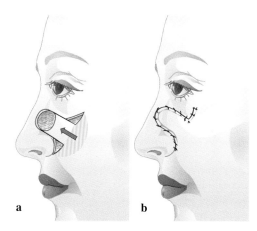

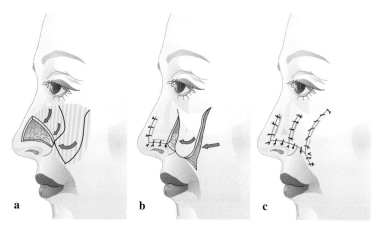

图 5.30　a、b. U 形推进皮瓣在鼻唇沟和侧鼻切除 Burow 三角形皮肤

图 5.31　a~c. 双转位皮瓣加 V-Y 推进（图 5.23 c~e）

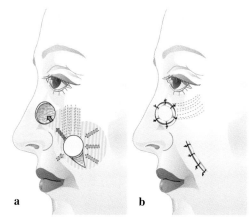

图 5.32　a、b. 皮下蒂岛状皮瓣
a. 游离蒂部（红色箭头）形成一个隧道。
b. 皮瓣转移到缺损区，供区一期缝合（皮瓣也可以以面动脉为蒂设计为轴型皮瓣）。

中、下 1/3 的缺损。如同前述岛状皮瓣，滑行皮瓣通常以外侧为蒂转移到缺损区（参见图 3.11~ 图 3.13）（Barron 等 1965）。其他病例见颊部和眼睑的相关章节。

鼻翼

　　小的鼻翼缺损，尤其是非全层缺损，可以用小的旋转皮瓣、邻位皮瓣或者岛状皮瓣修复（图 5.32；图 5.28~ 图 5.31）。

全层缺损修复

Denonvilliers 和 Joseph 法 Z 成形（1931）
（图 5.34）

　　鼻翼缘缺损可以鼻翼沟为蒂把鼻翼作为全层皮瓣游离矫正，同时作 Z 成形，下移其上方的鼻部软组织。

蒂部在前的鼻翼旋转皮瓣（Weerda 1984）
（图 5.35）

　　我们的方法与 Denonvilliers 的不同之处在于，我们使用前方鼻尖部为蒂的皮瓣下移鼻翼缘，这使 Z 成形放在鼻唇沟和颊部区域，通常这里皮肤移动性更大。偏厚的颊部皮肤须修薄到位，后期可能需要再次做鼻翼缘修整。

　　蒂部在前的鼻翼旋转皮瓣改良术式

　　鼻翼旋转下移后造成的缺损，可以用邻近区域蒂部在上的小皮瓣转位修复（图 5.36 a~c）。

　　转位皮瓣修复

　　在鼻翼缺损之上的皮肤设计翻转皮瓣，向下翻转重建鼻衬里（图 5.37 a）。然后从颊部和鼻唇沟掀起以外侧为蒂的转位皮瓣修复鼻翼部位缺损（图 5.37 b、c）。

　　双蒂全厚皮瓣下移鼻翼缘加耳廓复合组织移植
（图 5.38）

　　可以在鼻翼缘上大约 7~8 mm 做与之平行的切口，全层切开皮肤下移鼻翼缘（图 5.38 a）。鼻翼下移后，供区用全层耳廓复合组织修复（参见图

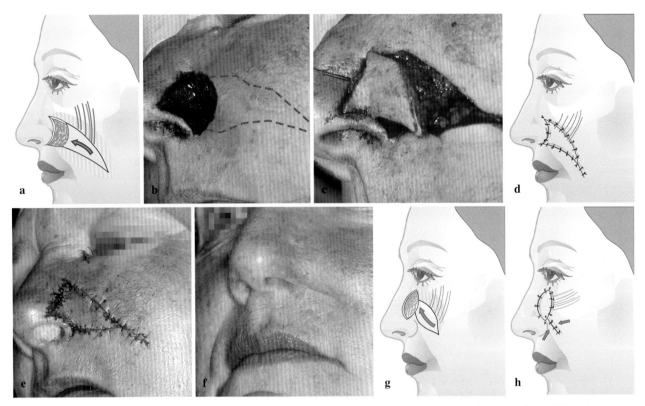

图 5.33　a~f. 推进皮瓣重建鼻翼外侧（a~f）或侧鼻缺损（g、h）。这类皮瓣可设计不同大小，也可由下蒂转移（图 3.11、图 3.12）

a、b. 设计上蒂推进皮瓣（参见图 3.11）。

c. 皮瓣转移到缺损区。

d、e. 缝合伤口。

f. 5 年后随访结果（患者不要求鼻翼沟成形状）。

g、h. 以外侧皮下蒂推进皮瓣。

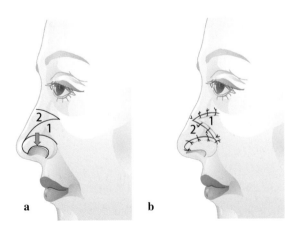

图 5.34　a、b. Denowilliers 和 Joseph 法 Z 成形（1931）

a. 蒂部在内侧和外侧的皮瓣相互转位下移鼻翼缘。

b. 闭合所有创面。

2.23 a）。

翻转皮瓣和复合组织移植

（Lexer 1931，Kastenbauer 1977 改良）

如前面技术所述，双蒂翻转皮瓣做鼻腔衬里（图 5.39 a、b），然后双层复合组织移植物重建鼻翼缘。移植的皮肤内卷以形成自然的鼻翼缘（图 5.39 c）。

转变周边缺损为中央缺损（Haas 1991），邻位皮瓣重建鼻翼缘

（图 5.40）

这个方法是使用双层或全层复合组织移植物插入中央缺损区域实现修复（图 5.40 a）。

鼻翼缘楔形缺损

（图 5.41）

鼻翼缘楔形缺损若小于 1 cm 可以用全层耳廓复

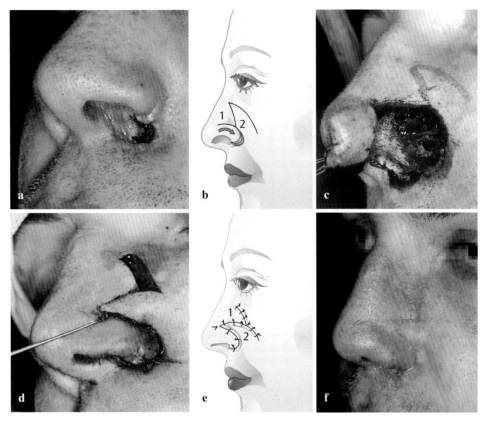

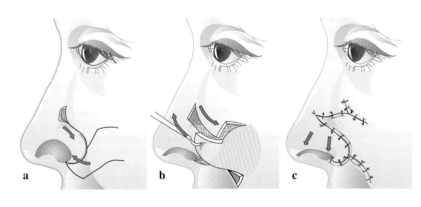

图 5.35　a~f. Weerda 法（1984）
以鼻翼前部为蒂旋转鼻翼
a. 缺损区，鼻翼缘过高。
b. 手术设计。
c. 鼻翼皮瓣切开和游离。
d. Z 成形。
e. 缝合伤口。
f. 结果。

图 5.36　a~c. 改良的以鼻翼前部为蒂的方法旋转鼻翼
a. 沿鼻翼周围切开，设计两个相邻的皮瓣。
b. 鼻翼下移到需要的位置，以及皮瓣转位。
c. 重建后的外观。

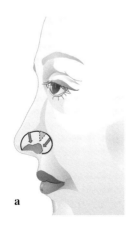
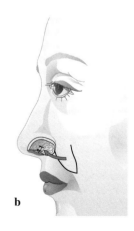
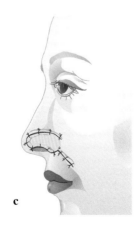

图 5.37　a~c. 翻转皮瓣和鼻唇沟的转位皮瓣再造鼻翼
a. 设计翻转皮瓣作为鼻缺损的衬里，必要时切除一小块三角形皮肤。
b. 完成衬里覆盖，掀起部位皮瓣。
c. 修复后外观（可能需要做进一步蒂部修整）。

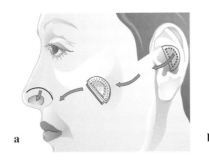 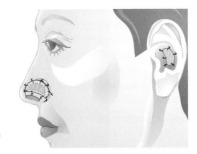

图 5.38　a、b. 鼻翼全层切开形成两侧双蒂皮瓣下移鼻翼缘，其中缺损区移植全厚耳廓复合组织闭合（参见图 2.23）

a. 沿鼻翼上缘做全层切开下移鼻翼缘，从耳廓切取全厚复合组织移植物（使皮肤稍大于包含的软骨）。耳廓缺损用耳后岛状皮瓣修复。

b. 缝合创面。耳廓复合组织耳后皮肤面朝外。

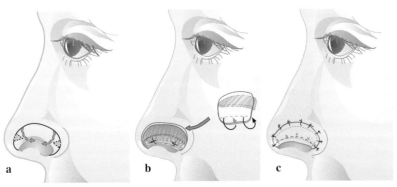

图 5.39　a~c. 翻转皮瓣及复合组织移植（也见图 5.37）

a. 沿鼻翼上缘作皮肤切开。

b. 皮瓣翻转，修整创缘，并将翻转皮瓣缝合到合适的位置，切取双层耳廓复合组织（使其覆盖的皮肤稍大于软骨），缝合到受区时皮肤远端边缘内折形成鼻翼缘。

c. 耳廓复合组织移植到缺损区。

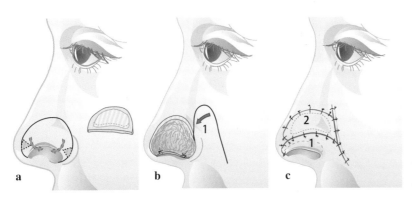

图 5.40　a~c. 蒂部位于下方的转位皮瓣重建鼻翼缘

a. 翻转皮瓣形成衬里。

b. 蒂部位于下方的转位皮瓣重建鼻翼（1）。

c. 中间缺损移植耳廓复合组织修复（2）。

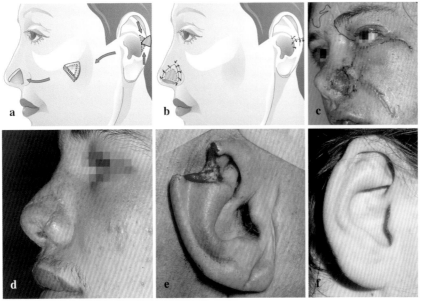

图 5.41　a~f. 耳廓复合组织移植修复楔形鼻翼缺损

a. 从耳廓边缘切取全层复合组织，切除 Burow 小三角形皮肤以便供区直接拉拢缝合，耳廓的总长略微缩短（参见图 5.28）。

b. 鼻翼再造。

c. 9 天后存在明显色差。

d. 2 个月后的结果，复合组织瓣略显水肿。

e. 切除复合组织后的耳廓缺损。

f. 一期供区缝合数周的结果（参见图 10.21）。

合组织移植修复（图 5.41）。耳廓复合组织移植成功率为 80%。移植物开始几天的苍白颜色不足为虑（图 5.41 c）。皮肤面应略大于软骨，单丝缝线缝合、间距不适合太近。重建的鼻翼需要制动 8~10 天。首要注意的是，术后前 6 天不要换药、换敷料，因为这可能危害到毛细血管的长入。切取耳廓复合组织时应参照与缺损大小、形态一致的模片（图 5.41 e、f)。我们通常用缝合线的铝箔包装材料制作模片。

Nelaton 皮瓣（鼻唇沟皮瓣）

（图 5.42）

鼻唇沟皮瓣适用于修复部分和全层鼻翼缺损。须仔细测量缺损大小，设计皮瓣应略大于、长于缺损范围。此皮瓣不太适合于胡须过多的患者。鼻唇沟皮瓣蒂部在上旋转到缺损区。它也可以向内折叠重建鼻翼缘。面部毛发较多的男性，应修薄皮瓣末端，剪去毛囊。总的来说，不需要增加软骨支架作

支撑。如果全鼻翼缺损，则必须二期重建鼻翼沟。鼻唇沟供区很容易通过游离动员周围皮肤直接拉拢缝合（图 5.42b），遗留瘢痕不明显。鼻翼缘也可以用鼻唇沟皮瓣重建（图 5.43）。

Barron、Emmett（1965）和 Lejour（1972）法鼻唇沟滑行皮瓣

（图 5.44）

为了让鼻唇沟皮瓣滑行到鼻翼缺损区域并具有充分的血供，皮瓣必须携带一个基于其上的皮下蒂（图 5.44，Barron 和 Emmett 1965），或基于其下的皮下蒂（Lejour 1972）（图 5.44b）。皮瓣末端逐渐变尖形成鼻唇沟的 V-Y 推进皮瓣（参见图 3.11~图 3.13、图 3.29）。

Peers 法内 - 外兼修皮瓣（1967）

（图 5.45）

此皮瓣与前面的滑行皮瓣相似，均携带一前上

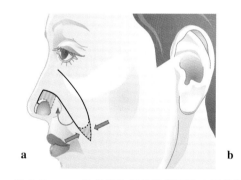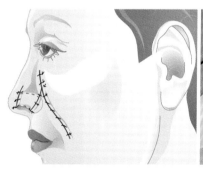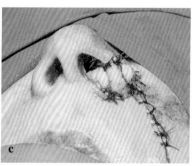

图 5.42　a~c. 从鼻翼沟起始的鼻唇沟皮瓣修复大范围鼻翼缺损
a. 切取皮瓣比测量的长约 1.5 cm，因为末端用作衬里（修薄）。对于胡须多的患者，皮瓣切取于毛囊水平面之上。
b、c. 缝合所有创面后的外观（可能需要作皮瓣蒂部修整）（图 5.49）。

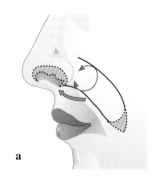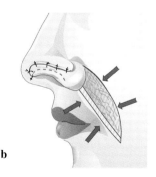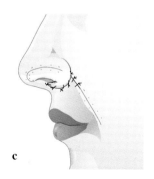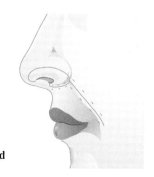

图 5.43　a~d. Ⅱ期鼻翼重建
a、b. Ⅰ期。
c. Ⅱ期：皮瓣蒂部 3 周后旋转到鼻翼基底。
d. 手术结果。

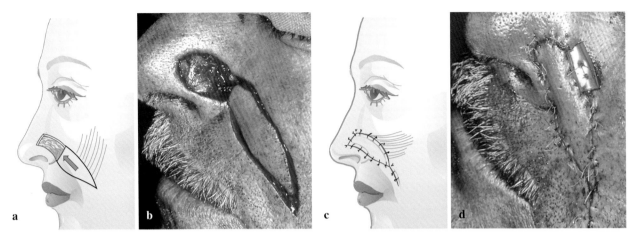

图 5.44　a~d. 鼻唇沟滑行皮瓣修复鼻翼缺损（参照 Barron 和 Emmett 1965，见图 5.33）。

a、b. 皮瓣采用上位的皮下蒂。

c、d. 缝合所有创面（参见图 3.11、图 5.33）。

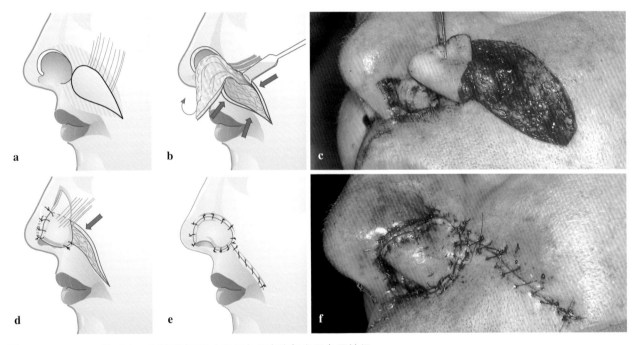

图 5.45　a~f. Peers 法"内 - 外兼修皮瓣"（1967）用来修复全层鼻翼缺损

a. 从鼻唇沟切取一滑行皮瓣，采用前上方的皮下蒂（不要切过深，在颊部皮下作浅层分离）。

b. 皮瓣上部分用作鼻腔衬里。

c、d. 皮瓣下部分修薄，用作缺损外覆盖。

e、f. 全层缺损修复术后外观（参见图 3.11）

方的皮下蒂（图 5.45 a、b）。皮瓣前部分用作衬里（图 5.45 b、c）。鼻唇沟皮瓣的下部分去除部分脂肪插入鼻翼缺损作为外覆盖（图 5.45 c~f）。

额部正中皮瓣

（图 5.15、图 5.51）

除了再造鼻尖，额部正中或者斜行皮瓣可用于重建大范围的鼻翼缺损（图 5.15）。技术细节如之前所述。

颊部双叶皮瓣（Weerda 1983c）

（图 5.46）

老年人颊部皮肤松弛，可设计以前上方为蒂的颊部双叶皮瓣修复大范围的鼻翼缺损。对于陈旧性

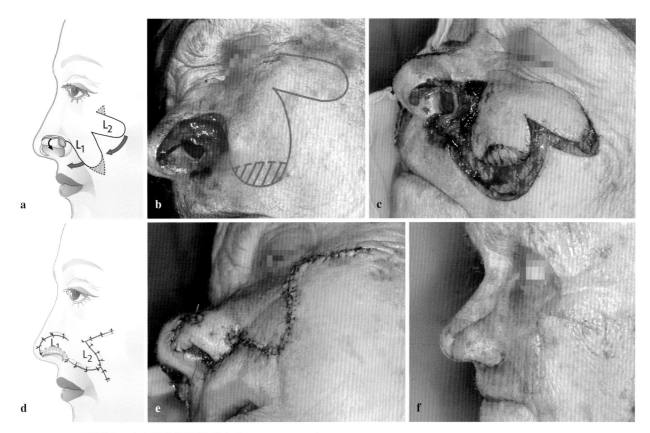

图 5.46　a~f. 面颊部双叶皮瓣鼻翼缺损重建（Weerda 1983c）
a、b. 双叶皮瓣的设计。缺损处之上皮瓣翻转作衬里。在第一个皮瓣（L₁）外侧设计一小的旋转皮瓣。
c. 切开双叶皮瓣。
d、e. 旋转双叶皮瓣到需要的位置，分别缝合所有创面，鼻翼缘形态良好。
f. 术后 6 周效果。

缺损，鼻孔上的翻转皮瓣用作衬里（图 5.46a，也见图 5.42 a、b），旋转第一叶皮瓣以外侧为蒂形成鼻翼缘（图 5.46a）。皮瓣供区通过游离周围皮肤直接拉拢缝合。下眼睑正下方的面颊皮肤不做游离，面颊下部游离上移的皮肤需固定于眶下缘的骨膜（图 5.46b）。若供区不能通过颊部皮肤游离直接拉拢缝合，那么应采用 Esser 法颊部旋转皮瓣，如修复较大鼻唇沟皮瓣，供区则一样（参见图 8.1）。或者应用其他皮瓣技术（参见图 8.18、图 8.19）。

侧鼻大范围缺损
（图 5.47、图 5.48）

如果鼻唇沟皮瓣（Nelaton 皮瓣，图 5.42、图 5.43）或者双叶皮瓣（图 5.46）不足以覆盖大范围的侧鼻缺损，我们采用额部正中（图 5.12）或者旁正中皮瓣（图 5.16）。有时也可用额部外侧皮瓣（图 5.48）。

鼻小柱

鼻唇沟皮瓣（Nelaton 皮瓣）
（图 5.49）

对于面部毛发稀少的患者，鼻小柱的大部分缺损可以用鼻唇沟皮瓣修复。全层切开鼻翼沟，创口大小能容得下皮瓣的宽度（图 5.49a）即可。然后按照缺损大小设计皮瓣，游离皮瓣通过鼻翼沟切口把皮瓣引入鼻腔。用纸张或布条测量需要的皮瓣长度，并额外增加 1.5~2.0 cm。在皮瓣尾部约 8 mm 处剪去毛发根部。有可能需要切取耳软骨或者鼻中隔后部软骨加强鼻小柱（图 5.49b、c）。约 16~20 天行二期手术，皮瓣在鼻腔内断蒂，并从鼻翼沟切口牵出，然后缝合伤口。皮瓣蒂部残端埋置于切口处的鼻翼沟，偶尔皮瓣需完全离断弃之（图 5.49d）。

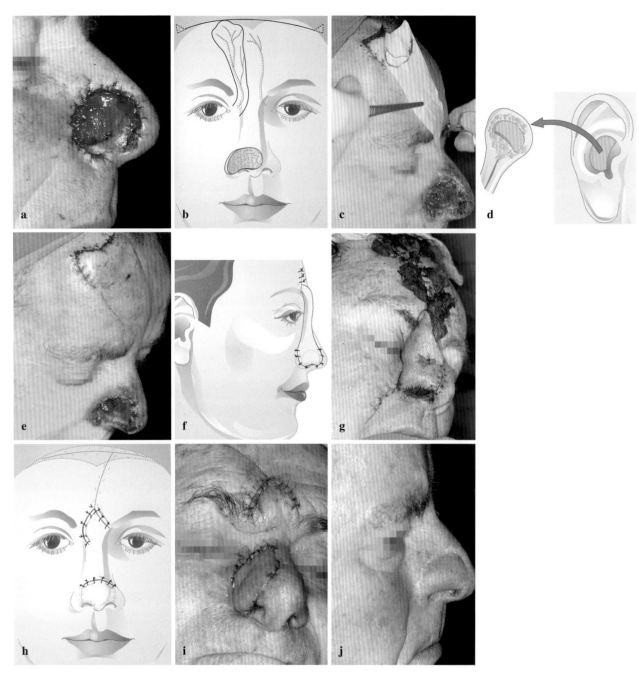

图 5.47　a~j. 斜形额部皮瓣重建鼻翼和侧鼻

a. 侧鼻和鼻翼缺损。

b. 额部皮瓣的设计。

c. 皮瓣设计模片。

d、e. 耳甲腔耳廓复合组织置于皮瓣下作为衬里和支撑（参见图 10.2）。

f、g. 10 天后皮瓣转移到鼻缺损部位，额部供区直接拉拢缝合。

h、i. 4 周后皮瓣断蒂，做皮瓣修整完成鼻缺损修复。皮瓣蒂部重新复位防止眉部变形（参见图 5.15、图 5.16）。

j. 若干个月后的效果。

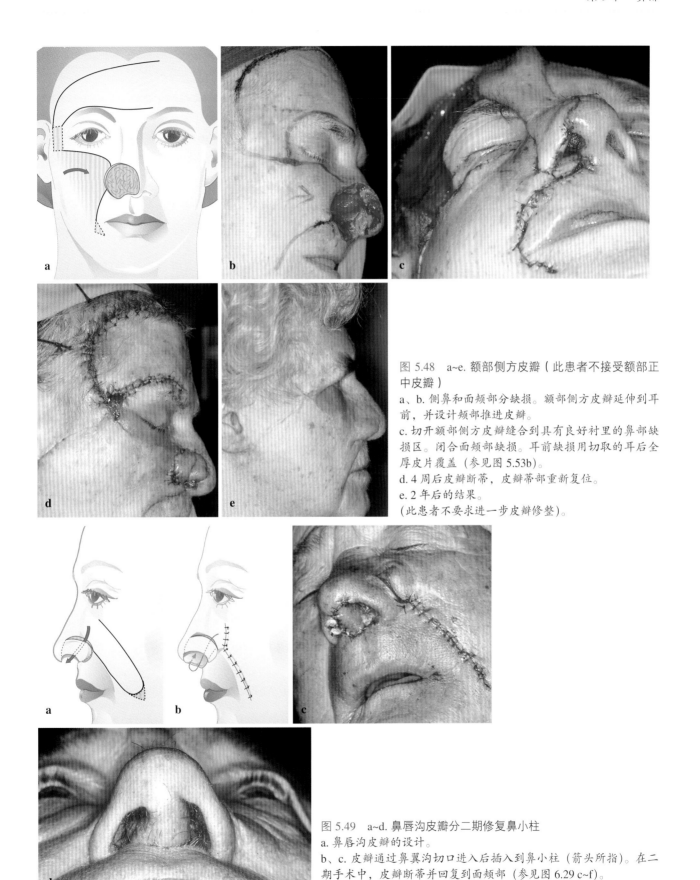

图 5.48　a~e. 额部侧方皮瓣（此患者不接受额部正中皮瓣）

a、b. 侧鼻和面颊部分缺损。额部侧方皮瓣延伸到耳前，并设计颊部推进皮瓣。

c. 切开额部侧方皮瓣缝合到具有良好衬里的鼻部缺损区。闭合面颊部缺损。耳前缺损用切取的耳后全厚皮片覆盖（参见图 5.53b）。

d. 4 周后皮瓣断蒂，皮瓣蒂部重新复位。

e. 2 年后的结果。

（此患者不要求进一步皮瓣修整）。

图 5.49　a~d. 鼻唇沟皮瓣分二期修复鼻小柱

a. 鼻唇沟皮瓣的设计。

b、c. 皮瓣通过鼻翼沟切口进入后插入到鼻小柱（箭头所指）。在二期手术中，皮瓣断蒂并回复到面颊部（参见图 6.29 c~f）。

d. 6 个月后的结果。

在有些病例，修复后鼻小柱需要后期的修整手术修薄皮瓣和修整瘢痕。鼻唇沟皮瓣也可以绕鼻翼行鼻小柱重建。在这种情况下，用硅胶膜包裹皮瓣裸露的创面，以防止浸渍鼻翼缘。

Schmid 和 Meyer 法额颞部皮瓣（1964）

该皮瓣偶尔用来重建鼻小柱，尤其是需要同期行鼻尖修复时（图 5.18）。

耳廓复合组织

（图 5.50）

小范围的鼻小柱缺损可采用耳轮复合组织游离移植修复。

部分和全鼻再造

按照鼻部缺损的大小和位置，额部正中或者旁正中皮瓣（图 5.15、图 5.16、图 5.51、图 5.54）用于鼻再造，可取得理想效果。在其他病例中，局部翻转皮瓣与鼻唇沟皮瓣（图 5.12、图 5.40）、双叶皮瓣（图 5.46）或复杂的皮瓣结合应用。不同皮瓣的结合可用来重建大范围鼻缺损。

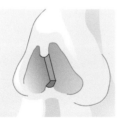
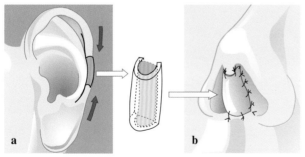

图 5.50　a、b. 全厚耳轮复合组织游离移植鼻小柱重建
a. 耳部供区。
b. 耳轮复合组织移植到鼻小柱（参见 Gersuny 方法切除耳轮肿瘤，参见图 10.24）

当大面积的额部皮瓣转移时（图 5.16、图 5.51），上 2/3 的供区缺损通过额部皮肤 H 形推进皮瓣缝合（图 5.51e）或者双侧旋转皮瓣闭合创面（图 5.51f）。若头皮瓣有毛发，则皮瓣切口上缘置于发际后 2 cm。皮瓣用可吸收线做皮下牢固对合。此类皮瓣在图 5.15 有详细说明和叙述，有时也可选用斜行皮瓣（图 5.16）。

Converse 法头皮瓣（额部 - 头皮瓣）

（图 5.52）

应用 Converse 法头皮瓣行次全鼻或全鼻再造，同时修复上唇和部分面颊部缺损（图 5.52）。

鼻修复之前宜先做鼻旁面部美学单位的重建（图 5.52 a~e）。鼻再造之前可以先行额部皮肤扩张（图 5.16，也参见图 4.4）。

Ⅰ期手术：

必要时额部正中皮瓣可用作鼻腔衬里（图 5.52 b~e，也见图 5.15）。皮瓣向下翻转（图 5.52）与残存的鼻黏膜缝合。此阶段使用硅胶或者丙烯酸树脂支架作支撑。

额部 - 头皮瓣切口始于眉上，于额部正中皮瓣的左侧或右侧向上。全鼻再造皮瓣至少 8 cm 宽，纵行跨越整个额头高度。皮瓣向上分离时，留意保留额肌（图 5.52 d~f）。头皮切口弧形始于发际线后，止于对侧耳后。这么大范围的额部皮瓣由颞浅动脉的多个分支、对侧眶上血管供血（图 5.53 a、b，也见图 2.8c）。

严密止血后，整个头皮瓣与血供良好、相对较薄的额部皮瓣一起向下转移。额部皮瓣卷成需要的形状，转移到鼻缺损的部位（图 5.52 f~i）。帽状腱膜和骨膜予以保留，用油纱布或薄膜覆盖创面（图 5.52h）。

我们允许额部创面由肉芽组织生长填充。不断清除肉芽组织直到坚硬、稳定的肉芽床达到与周围额部皮肤厚度在同一水平（图 5.52j）。然后创面用单侧或双侧的耳后皮肤，或者锁骨上全厚皮肤移植修复（图 5.52 i、k、l）。我们用纸片或铝箔片修剪成缺损的大小，作为模片供修复时参考。

锁骨上的全厚皮肤可移植用作鼻腔衬里，替代额部正中皮瓣（此步骤可在Ⅱ期手术施行）。但

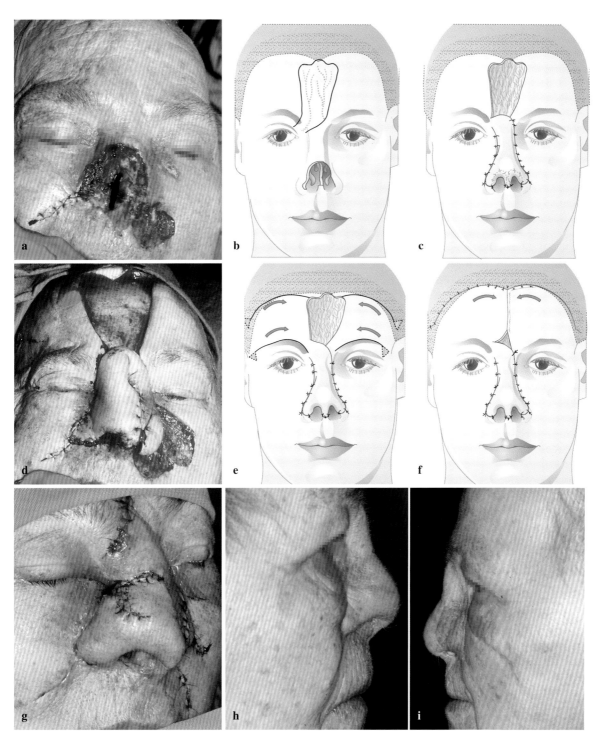

图 5.51　a~i. 额部正中皮瓣用于鼻再造（图 5.15、图 5.16、图 5.50、图 5.54）

Ⅰ期手术：

a. 肿瘤切除术后鼻大部分缺损和颊部缺损。

b. 设计额部皮瓣。可选用全厚皮肤移植，以鼻唇沟皮瓣（图 5.42）或者滑行皮瓣（图 5.44）作为鼻腔衬里。

c、d. 转移皮瓣到缺损处，游离周围皮肤闭合颊部创面或直接拉拢缝合（a 图为右侧颊部；d、i 图为左侧）。

e、f. 额部供区可用 H 形皮瓣（e）或双侧旋转皮瓣（f）（参见图 4.1~图 4.3）。眉间遗留一楔形缺损（f）（图 5.47i）。

Ⅱ期手术：

g. 4 周后皮瓣断蒂，转移完成。皮瓣蒂部回复到鼻间（图 5.15e）。

h、i. 手术后 6 个月的结果。

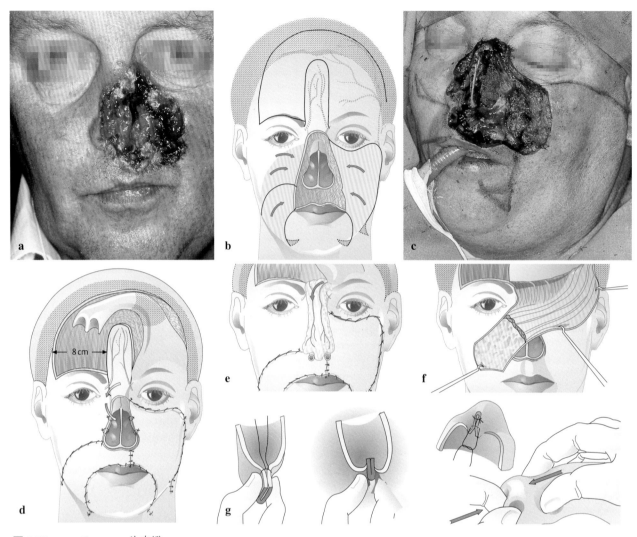

图 5.52　a~g. Converse 头皮瓣
鼻部、颊部和上唇巨大肿瘤患者。患者因惧怕就医就诊很迟，且不要求肿瘤切除术后（b）进一步改善和Ⅱ期手术（i）
Ⅰ期手术：
a. 患者鼻部、颊部和上唇肿瘤。
b、c. 肿瘤切除术后外观。设计推进皮瓣（右侧）和颊部旋转皮瓣以符合面部美学单位要求。采用改良 Grimm 皮瓣修复唇部（1966，参见图 6.46）。以侧方为蒂设计 Converse 头皮瓣，皮瓣最小宽度 8 cm，跨越整个额部高度。
d、e. 皮瓣切开深达帽状腱膜，严密止血。用额部正中（旁正中）皮瓣作鼻腔衬里。
f. 掀起头皮瓣，本方法保留额肌（Quetz 第 66 页，图 5.54 o~r，该作者全层掀起皮瓣）。
g. 皮瓣远端折叠（见文中叙述）。

是在某种程度上偏厚的额正中皮瓣能够为后期植入的支架提供比较好的支撑保护。我们喜欢在后期增加支撑材料，而不是第一次手术就植入软骨（见图 5.54）。如果额部已预先扩张，那么大部分额部创面可以一期闭合（图 4.4）。

　　Ⅱ期手术
　　大约 4 周后，切开头皮瓣与再造鼻断离。清除

头皮的肉芽组织，修整皮瓣创缘至新鲜创面，未用的皮瓣回复到原位（图 5.52l）。就在这时（而不是之后），额部创面再次清除松软的肉芽组织，植全厚皮（图 5.52 g~i）。任何其他必要的矫正，如去脂修薄、瘢痕修整、植入软骨支架（图 5.54 v~x）均应在 6 个月后进行。小的修整可以在后期的修整手术中施行。

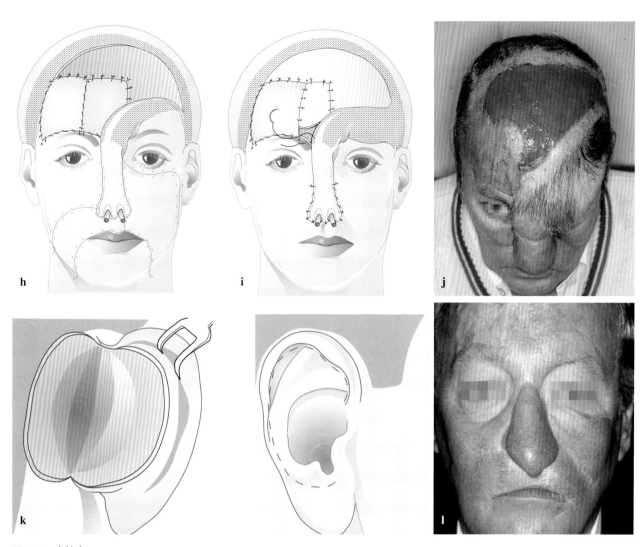

图 5.52 （续）

h. 再造鼻使用直径约 8 mm 的硅胶管支架支撑。

h、i. 视具体情况，额部、帽状腱膜和骨膜缺损任由肉芽组织填充（见文中叙述）。

Ⅱ期手术：

j. 4 周后，切开头皮瓣，展开重新回复到原位。额部肉芽组织准备符合植皮条件（见文中叙述），用耳后全厚皮肤游离移植覆盖。

k. 切取单侧或双侧耳后全厚皮肤（见文中叙述，参见图 10.86）。

l. 额部修复后显示良好的颜色匹配（因为保留了额肌，功能良好）。患者拒绝进一步修整。

镰刀皮瓣全鼻再造（Farrior 1974）

（图 5.53）

如同全鼻缺损后的其他再造方法，额部皮肤可以扩张 6~8 周再切取皮瓣（图 4.4）。

Ⅰ期手术

皮瓣从额部正中切取，远端塑形形成鼻翼和鼻小柱。如同 Converse 头皮瓣（图 5.52），皮瓣不宜设计过窄（图 5.53a），其血供来自颞浅动脉。鼻腔衬里移植锁骨上的全厚皮肤或者中厚皮片。我们用 8 mm 的硅胶管支撑鼻腔（图 5.53b）。可在眉上和头皮内做切口以缩小额部供区，或直接Ⅰ期缝合（图 5.51，参见图 4.1、图 4.2）。正如 Converse 头皮瓣完整保留骨膜，在再造的鼻愈合过程中用油纱布或者其他相似的敷料覆盖创面。

　　Ⅱ期手术

　　大约在鼻再造 3~4 周后，皮瓣蒂部两侧先部分切开，然后断蒂，镰刀形皮肤回到头皮供区。

　　● 额部剩余缺损同期用耳前或耳后全厚皮肤移植覆盖（图 5.51 d、e）。值得指出的是，创面肉芽组织应长到与周围皮肤相同的水平。

　　● 如果需要，Ⅱ期可以进行肋软骨和耳软骨移植，做鼻支架。

　　Ⅲ期手术

　　大约 6 个月后，行皮瓣修薄和二期瘢痕修整。

三期法行全鼻再造（按照 Barget 和 Menick 方法，由 Quetz 2011 改良）

J.Quetz

（图 5.54）

　　再造鼻具有良好的功能又逼真到不会被认出来（是能做出来的）是一项艰巨的任务。即使富有经验的整形外科医师也经常会遇到并发症和不理想

的结果。做鼻再造的整形外科医师应对自己做过的病例结果怀有挑剔的眼光，并展示好的结果。应充分理解外科手术的风险和能达到的效果，与使用现代种植体安装佩戴所需的步骤和结果相比较，后者大多数比较逼真，效果可靠，恢复快，无供区损伤（参见图 2.20 b、c）。

　　一些基本原则需要遵守：必须应用鼻亚单位原则（参见图 2.20 b、c）——大多数情况下，鼻亚单位内的缺损需要扩创（Burrget 和 Menick 1985）。鼻腔衬里需完整修复，以便再造鼻稳定，并为移植的软骨提供良好血供。鼻亚单位外的邻位皮瓣不宜常规用作衬里修复，应保留，以备处理并发症用。鼻支架须足够坚强以抵抗瘢痕挛缩，皮下鼻支架必须使用广泛的非解剖型软骨移植物来重建（Burget 和 Menick 1994，图 5.54 u~x）。额部旁正中皮瓣（图 5.16、图 5.49）是目前鼻再造的首选皮瓣，掀起的皮瓣应尽量垂直。皮瓣以单侧为蒂，蒂宽可小至 1.5 cm（图 5.54 o~r）。

　　我们将过去 20 年的经验概括为下述鼻再造步

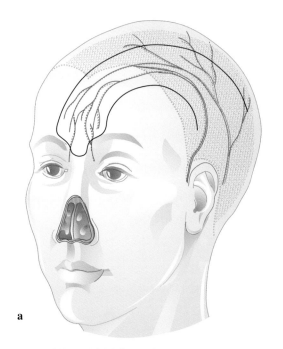 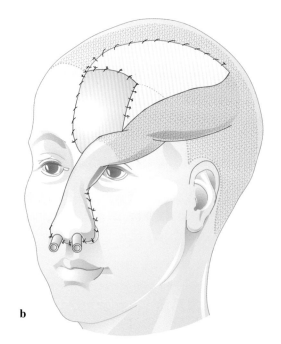

图 5.53　Farrior 法镰刀形皮瓣（1974）

a. 镰刀形皮瓣的下部分是额部正中皮瓣，至少要有 8 cm 宽。它以颞浅动脉为蒂，由切口在头皮的"转运皮瓣"连接（帽状腱膜保留完整）。

b. 额部皮瓣转移到鼻部缺损，覆盖鼻硅胶支架（鼻衬里重建；见文中叙述）。供区缺损闭合与 Converse 头皮瓣相同（图 5.52）。鼻腔衬里移植锁骨上的全厚皮肤或中厚皮片，我们用 8 mm 硅胶管支撑鼻腔。

骤，从 2005 年迄今未变。将双蒂鼻中隔轴型复合组织瓣与额部全厚皮瓣结合，另外，例如用游离植皮做鼻腔衬里（Quetz 2009）。这已成标准化的第一步。为安全起见，在Ⅱ期行游离软骨移植，因此把整个鼻再造分为三步（Quetz，Ambrosch 2011；图 5.54 s~x）。

Ⅰ期手术

此期包括切取鼻中隔轴型皮瓣，做鼻腔衬里和额部正中全厚皮瓣移植（图 5.54 a~r）。

鼻中隔轴型或旋转皮瓣：Ⅰ期手术时，如果可以我们将剩余的鼻中隔向前旋转。1989 年 Burget 和 Menick 报道了双蒂鼻中隔轴型复合组织瓣（图 5.54 a~h）。组织瓣上缘用直剪从前颅底分离，然后其后背侧用 60° 刀片和弯凿洞穿，此时鼻中隔轴型皮瓣便完全游离。最后，组织瓣下缘用刀片和骨凿从前腹侧断开，保留 10~15 mm 宽的黏膜蒂连接（图 5.54 a、b）。上唇动脉的鼻中隔支血供可以使整个鼻中隔掀起游离。在黏膜蒂中间去除不同大小楔形骨化的软骨片后（图 5.54 a、h），整个鼻中隔复合组织瓣可向前旋转出梨状孔（图 5.54 b~f）。皮瓣基底通常由鼻前嵴处扭转的蒂部充分固定。大多数病例有足够的保护支撑衬里和额部旁正中皮瓣，同时能保证足够的鼻尖突出度。在双侧鼻黏膜瓣之间去除多余的骨和软骨，以达到所需要的侧鼻外观（图 5.54 e、h）。当黏膜瓣向外翻转时，它在一定程度上参与了鼻穹窿和鼻前庭的构成（图 5.54 e~h）。当鼻中隔轴形瓣不能用时，对标准术式做微调：鼻腔衬里采用游离植皮修复。额部旁正中皮瓣鼻小柱部分的设计可以改变成使它能完全包裹鼻小柱支撑移植物。缺失的鼻中隔轴形瓣支撑暂时用硅胶管和纱布拭子来代替，直到实施Ⅱ期手术。在Ⅱ期手术过程中，我们通过用钢丝捆绑一软骨片于 T 形梁之下，来加强鼻背部支撑。

鼻腔衬里（图 5.54 j~n）：依各人的不同情况而定。大多数情况下，能够用鼻中隔轴型皮瓣多余的黏膜实现部分重建（图 5.54 j~l）。原来鼻子的残存部分常用作翻转皮瓣，为鼻腔衬里增加重要的皮肤组织。在此全鼻缺损中，可能有足够量的残留皮肤通过向内翻转恢复鼻腔黏膜的关键部分。在全鼻或超过全鼻缺损中，鼻腔衬里几乎全部用全厚皮肤游离移植（图 5.54 m）。在一些病例中，较大的鼻中隔轴型瓣多余的鼻黏膜足以修复几乎所有的鼻腔衬里（图 5.54 n）。但是，大部分情况下，恢复鼻腔衬里由多余的鼻中隔轴型瓣、原来鼻子残存皮肤的翻转皮瓣和全厚皮肤移植一起拼接完成。在重建过程中，鼻腔衬里用弯曲的铝箔或者纱布拭子支撑。

额部旁正中皮瓣（图 5.16、图 5.54）：按照缺损的范围、再造鼻衬里的大小和再造鼻期望的形状来制备新鼻的三维模型，大多数情况下通过修剪和弯曲铝箔来制作（图 5.54 o、p）。我们采用 Burget 和 Menick 报道的一个理想模型，予以改良，适当略大，然后按照缺损修剪缩小，当展开为平面时，作为模片置于额部切取皮瓣的参考。皮瓣位置选择尽量垂直，多数情况下高达有毛发的头皮。皮瓣的蒂部窄到 1.5 cm 以下。额部全层旁正中皮瓣从骨膜上掀起。仅在皮瓣远端去除皮下脂肪和额肌以形成鼻小柱和鼻翼缘。游离两侧额部，用抗张力强的可吸收线仔细对合创缘缩小供区。鼻腔衬里用褥式缝合固定于额部皮瓣，游离植皮予以紧密缝合，带血管的皮瓣松弛固定。我们喜欢使用干棉花做紧密填塞，对组织施以柔性压力。它能起到固定和吸收分泌物的作用（图 5.54q）。额部裸露创面任其在固定的半封闭敷料下自行愈合。数周之后，缝合线被肉芽组织包裹吸收，肉芽组织最终达到周围皮肤的水平（图 5.54r）。

当再造鼻所有层次愈合良好，可行Ⅱ期手术。如果愈合不如预期，可能需要中间辅助补充手术，如鼻腔衬里坏死区域全厚皮肤再植，或用局部皮瓣、邻位皮瓣修复较大的皮肤缺损。如果鼻中隔和衬里不是理想情况，那么就推迟标准的Ⅱ期手术。

Ⅱ期手术

此期包括重新掀起额部旁正中皮瓣，修薄皮瓣和自体肋软骨鼻支架重建（图 5.54 s~x，也参见图 11.2），手术间隔大约 4 周。

在手术开始时切取肋软骨（参见第 11 章）以便必要时进一步处理、雕塑和观察软骨的变化。与此同时在肌肉附近切取筋膜和软骨膜。获取软骨后马上把 2 个 5 cm 长的肋软骨条劈成不同大小的弯条和直条支撑物。将这些软骨放置到盐水中，观察、雕刻、再观察，直到使用，以减少弯曲和变形

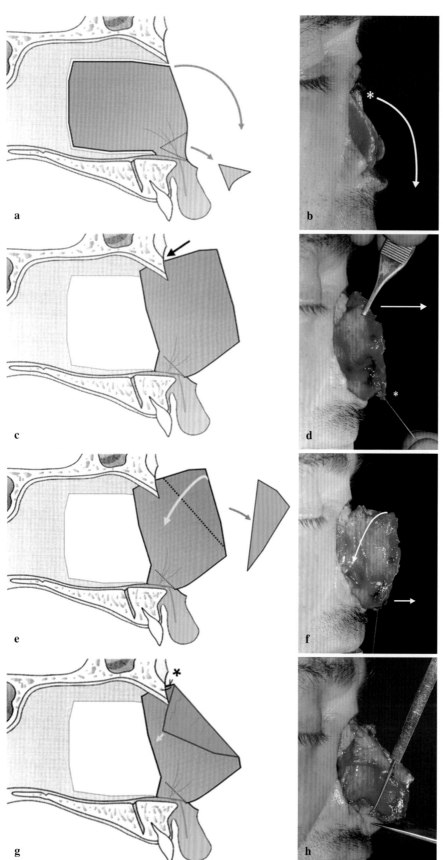

图 5.54　a~y. 三期全鼻再造

a~r. 鼻中隔轴型瓣 I 期全鼻再造，来自鼻中隔轴型瓣（SPF）的黏膜和游离植皮做鼻腔衬里，再造鼻的外层覆盖全厚额部旁正中皮瓣。

a~h. 设计和游离鼻中隔轴型瓣修复鼻中隔并做部分衬里。

a、b. 鼻中隔轴型瓣由宽不足 15 mm 的黏膜蒂内上唇动脉分支供血，其他边缘全部切开游离。黏膜蒂内去除一楔形骨化的软骨以便轴型瓣旋转。鼻中隔前上端（白色星号）用缝合线贯穿固定（见 d、f 图）。

c、d. 使鼻中隔黏膜瓣向前弯曲，必要时鼻骨刻槽（黑色箭头），组织钳辅助将鼻中隔黏膜瓣牵出鼻腔并向下旋转。鼻中隔的前上端随之转位到鼻前嵴区域（白色星号），颅底部分的鼻中隔形成新的中隔前缘，原来黏膜瓣后缘拉出鼻腔形成上缘（长的白色箭头）。

e、f. 新形成的鼻中隔下部分轻柔牵出，避免对转鼻蒂造成张力（短的白色箭头）。将鼻黏膜从新形成的上方鼻中隔软骨剥离到需要的范围以便修整（弯曲的白色箭头），再去除骨性软骨部分，形成鼻衬里的外侧面。

g、h. 新的鼻中隔通常自身固定，贯穿鼻骨的缝合线（黑色星号）可确保旋转瓣的位置。比如在鼻前嵴部位经常需要进一步修整骨性鼻中隔软骨。

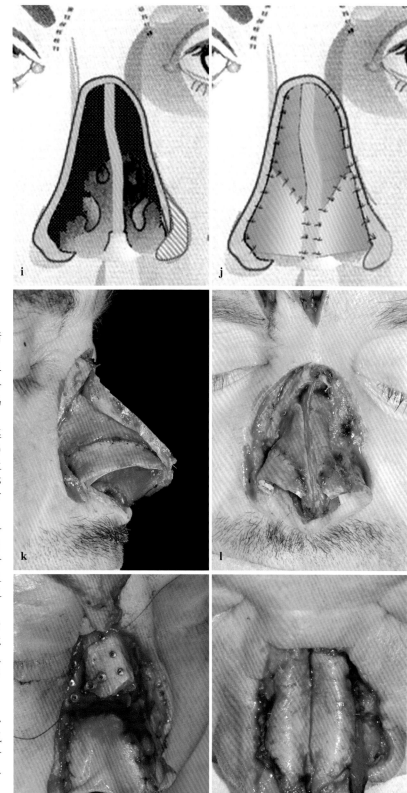

图 5.54 （续）i~n. 修整新形成的鼻中隔后重建鼻腔衬里

i. 缺损的形状须按照鼻的美学单位和亚单位来做调整（参见图 2.20），此病例切除了左侧鼻翼的剩余部分，然后旋转鼻中隔轴型皮瓣。

j. 鼻腔衬里由鼻中隔轴型皮瓣多余的黏膜（红色；见 n 图）和部分全厚皮移植（灰色）修复。如果可用，以原来鼻子残留部分设计的翻转皮瓣也可以用作鼻腔衬里的一部分。重建衬里的过程中，用铝箔或者纱布拭子作为鼻腔内支撑。

k. 鼻中隔轴型皮瓣多余的黏膜用于部分修复鼻腔衬里。鼻黏膜从新建的鼻中隔剥离足够大的范围，再修剪形成需要的鼻腔衬里侧面。鼻中隔内侧缺损部分用游离植皮补充。鼻腔衬里的最后形状由用缝合包装制成的铝片模板塑形支撑。

l. k 的前面观，鼻中隔偏曲不足为虑，因为后期鼻背会由额部旁正中皮瓣的脂肪组织填平，并由鼻背的肋软骨支架来定形（k、l，也见 h 图）。（平衡的软骨移植物，见第 187 页）

m、n. 鼻腔衬里修复的另外两个例子。

m. 超过全鼻缺损：鼻中隔轴型瓣多余的小翼状黏膜作为新鼻腔衬里的一部分，隐藏于用颅骨移植物重建的鼻骨之下。大部分鼻腔衬里用皮肤移植修复（同一病例见 r、t、v、y3~y5 图）。

n. 鼻次全缺损：巨大的鼻中隔轴型瓣多余的鼻黏膜足以修复几乎整个鼻腔衬里，辅以鼻尖区小的翻转皮瓣作为补充（同一病例见 y1、y2）。

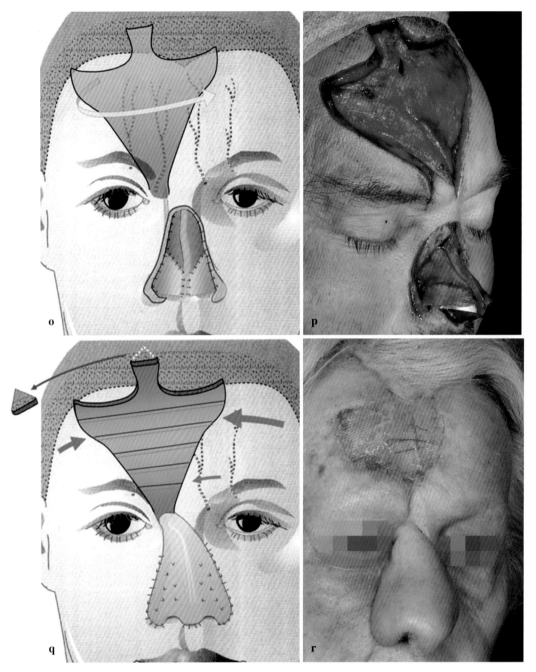

图 5.54（续）o~r. 全厚额部旁正中皮瓣重建鼻外层被覆组织

o. 用铝箔制备新鼻子的三维模型。作为模板在额部展平，其位置尽量垂直，皮瓣蒂部宽度可以窄到小于 1.5 cm。骨膜上全层掀起额部旁正中皮瓣，然后旋转到受区。

p. 额部旁正中皮瓣的远端修薄形成鼻小柱和鼻翼缘（注意在修薄和电凝时防止组织灼伤），皮瓣向下旋转 180° 覆盖已准备好的鼻衬里。皮瓣厚层皮下组织后期与新建的鼻衬里牢固结合为游离植皮提供滋养，使不平整的鼻衬里表面光滑平坦（与a~h、l、m 图为同一患者）。

q. 额部旁正中皮瓣向下旋转 180° 缝合到位，鼻衬里与额部旁正中皮瓣褥式缝合消除死腔，植皮区域固定紧密，而形成衬里的皮瓣部分缝合得相对松弛。鼻腔内用干棉花填塞支撑。游离的供区创缘使用张力较强的可吸收缝合线拉拢。残留的创面用长效、半封闭敷料覆盖于 Ⅱ 期愈合。

r. 术后 3 周：肉芽组织几乎全部填充创面，淹没缝合线，Ⅰ 期手术的目的——重建鼻部软组织及其覆盖——已经达成。鼻尖突出度，外形仍需要进一步完善。额部旁正中皮瓣不久在 Ⅱ 期软骨植入手术中将重新掀起，修薄和塑形（与 k、l、t、v、y3~y5 图为同一患者）。

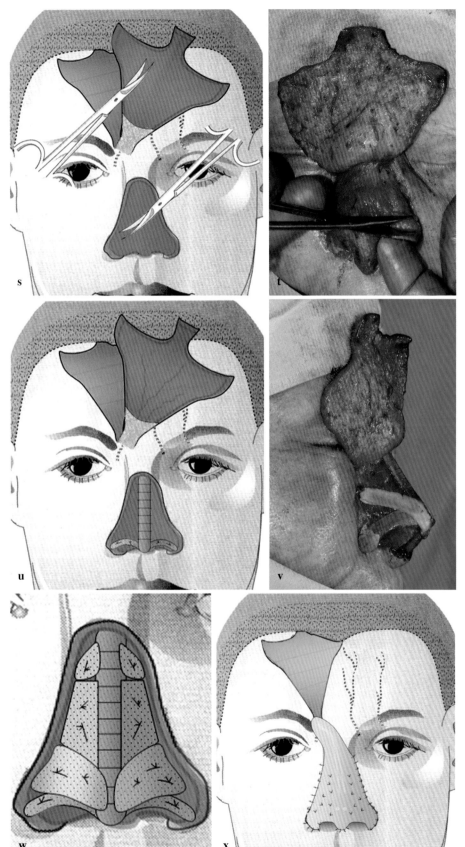

图 5.54 （续）s~x. 大约 4 周后行 Ⅱ 期手术：重新掀起额部旁正中皮瓣，修薄重塑鼻衬里，用自体肋软骨行鼻支架重建（与图 m、r、y3~y5 为同一患者）

s、t. 整个延迟的额部旁正中皮瓣沿无瘢痕组织的皮下层次，重新掀起薄层皮瓣。由游离植皮、黏膜瓣、翻转皮瓣构成的鼻衬里彻底与其上的皮瓣分离，并由皮瓣的脂肪层覆盖。鼻衬里仔细修薄、修剪对称，使比例协调，成为适合软骨移植的、有血供的可靠受区。

u、v. 鼻部皮下支架由广泛的软骨移植物重建；鼻背支架为最重要的部分，用多针细线（7-0）与其下鼻中隔轴型瓣固定。单纯的一根支架用于鼻小柱塑形（正位观看不到），鼻翼板条状移植物重塑并稳定鼻孔形态。替代鼻翼软骨外侧角的软骨部分起到重建和加强鼻尖及鼻尖上点外形的作用。

w. 剩余侧鼻部分缺乏保护的界面也需要用薄的软骨条支撑，多数情况下鼻尖需要另外的筋膜或者软骨膜覆盖。

x. 额部旁正中皮瓣重新缝合到鼻部位置，通常会修剪去除多余的皮肤。鼻衬里用细线褥式缝合穿过移植的软骨或移植的软骨之间固定于额部旁正中皮瓣。紧密的干棉花填塞有利于消灭死腔。额部供区残存创面用长效半封闭敷料保护。

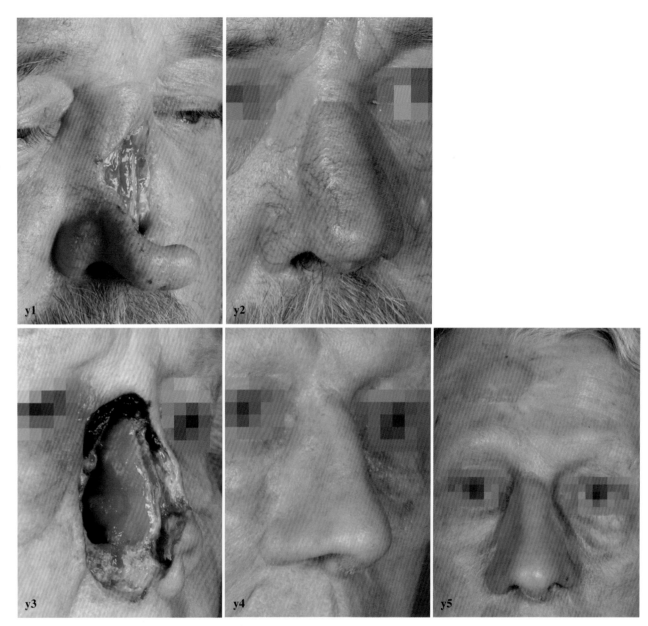

图 5.54 （续）y. 三期法鼻再造的原始鼻缺损和重建后期的随访结果

y1. 次全鼻再造（与图 n 为同一患者）：鼻右侧保留部分软组织和皮肤。

y2. Ⅲ期重建 2 年：再造鼻外形逼真，瘢痕不明显。额部旁正中皮瓣再造鼻与周围皮肤浑然天成。鼻呼吸和嗅觉功能正常。

y3. 超越全鼻范围的缺损（与图 m、r、t、v 为同一患者）：左鼻孔未受影响；部分左颊部、右上唇和大部分鼻骨损毁。

y4. Ⅲ期手术后 3 年：鼻外形良好，无明显瘢痕。再造鼻与周围皮肤相似，看起来比面部其他部分"年轻"。鼻部呼吸和嗅觉功能正常。

y5. 正面观。注意重要的是再造的鼻孔两侧对称。此病例额部供区的缺损部分移植耳后修薄的全厚皮肤覆盖（图 5.52k，参见图 10.86）。

的风险（参见图 11.2）。

　　同时，整个延迟的额部旁正中皮瓣很容易并安全地从没有瘢痕的皮下组织层次重新掀起，彻底修薄。皮瓣靠近蒂部的区域、皮瓣远端和重新切开分离的鼻小柱修薄时宜保守些。由游离植皮、鼻黏膜瓣和翻转皮瓣构成的鼻腔衬里与额部皮瓣的脂肪层形成柔软、均一的界面，由此与其上被覆的皮肤彻底分离（图 5.54s、t）。这个界面也应予以仔细修薄、修剪，形成对称、比例适中、具有良好血管床的受区以适合软骨移植。

鼻背部皮下支架用大量、非解剖型的适当软骨移植物来构建。

直的和弯的软骨经反复雕刻直到成为所需的形状（图 5.54 u~w）。鼻背支架与鼻中隔轴型瓣的背面做固定。大多数病例，鼻背支架底部的凹面与鼻中隔轴型皮瓣的凸面相吻合。鼻小柱支架决定了鼻小柱的显露程度。鼻翼板条状移植物从具有弹性的肋软骨条制备，单面携带软骨膜，向下延伸到软三角区并缝合于鼻衬里的远端以支撑鼻孔缘（图 5.54 u、v）。大翼软骨外侧角的替代移植物加强鼻尖和鼻尖点的外观和形态。耳甲腔软骨特别适合用于此处，肋软骨薄片可以雕刻、组合应用替代耳甲腔软骨，但是最后需要软骨膜覆盖。侧鼻剩余缺乏保护的区域必须用薄的肋软骨条支撑。所有小的间隙和凹坑均需适量的软骨和软骨膜填充。特别是鼻尖有时需要另外的筋膜或者软骨膜覆盖（图 5.54w）。

然后，额部旁正中皮瓣重新归位，用褥式缝合轻轻打结固定于受区以消除死腔。几天后必须拆除这些缝线，以避免皮肤上遗留针眼痕迹（图 5.54x）。如果移植的软骨和皮瓣愈合良好，形态对称，达到了预期的要求，则可行 III 期手术。否则 II 期和 III 期手术中间仍需额外手术，比如矫正和重新放置移植的位置或者软组织修复。延后断蒂直到确认不会做进一步大的修整（软骨应保存在胸部切口内，参见图 10.53）。

III 期手术

至少 6 周后，进行如下手术步骤：皮瓣断蒂，皮瓣远、近端归位（图 5.15e、图 5.16c），必要时做一些小的修整，有时用游离植皮闭合额部残留创面（图 5.54 y5，也见图 5.50）。

额部正中皮瓣结合软组织扩张器

（图 5.55）

此方法额部正中皮瓣用 200 ml 的扩张器扩张6~8 周。然后按照鼻缺损的大小切取额部皮瓣（图5.55；Siegert 等 1992，Siegert 和 Weerda 1994；也见图 5.51 和图 5.16 额部斜形皮瓣）。

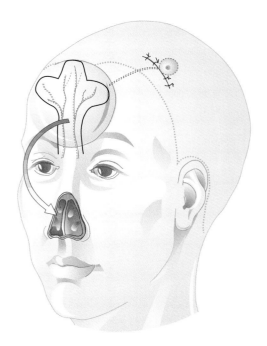

图 5.55　额部正中皮瓣用 200 ml 扩张器进行软组织预扩张之后

头皮内小心地放置注射壶以便扩张器注水。皮瓣沿皮下分离保留帽状腱膜和骨膜（额部斜行皮瓣，见图 5.16）。我们用额部侧面扩张获得了比较好的结果，不遗留僵硬的瘢痕（也参见图 4.4）。

远位皮瓣鼻再造

对临床医师来讲，目前已不常应用远位皮瓣，如上臂皮瓣（Tagliacozzi）或经腕部、上臂携带的"跳跃"皮瓣转移到面部。游离皮瓣如桡动脉前臂皮瓣（参见图 14.1）进行鼻再造色差明显，皮肤质地不匹配，只在邻近缺损的供区不能使用的特殊情况下使用。

赝复体是可接受的备用选项，尤其适用于老年患者（参见图 6.19h）。

鼻中隔穿孔

小穿孔

鼻中隔小穿孔可以用单侧或双侧小的 U 形推进皮瓣修复，皮瓣单层或两层掀起（图 5.56）。也可以考虑小的单侧或双侧旋转皮瓣（图 5.57）和双蒂皮瓣（图 5.58）。

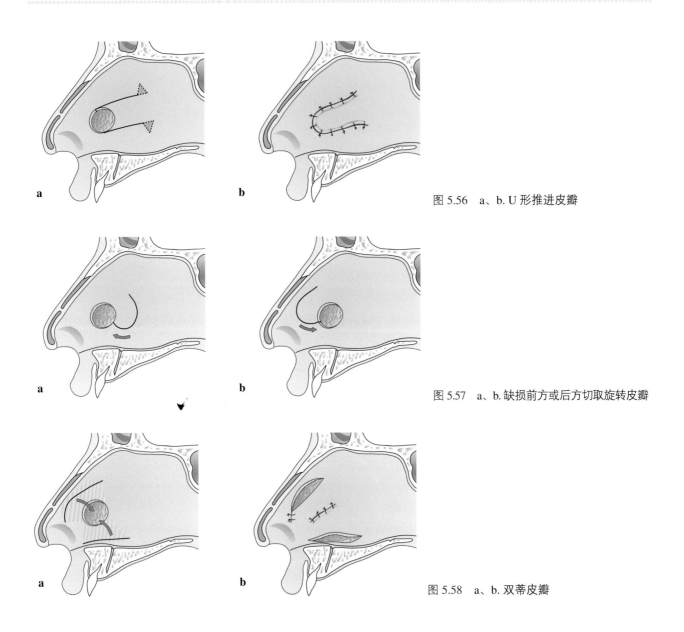

图 5.56　a、b. U 形推进皮瓣

图 5.57　a、b. 缺损前方或后方切取旋转皮瓣

图 5.58　a、b. 双蒂皮瓣

我们也使用以前面或后面为蒂的下鼻甲黏膜瓣，同时可以在黏膜瓣内包含一片下鼻甲骨片Ⅰ期转移（图 5.59 a）。这需要Ⅱ期手术断蒂，把皮瓣缝合于鼻中隔缺损的前缘或后缘。

大穿孔缺损

Meyer 法口腔内黏膜瓣（1988）

（图 5.59b）

Meyer 报道了基于口腔前庭内侧或外侧为蒂的黏膜瓣，Ⅰ期先切开前庭黏膜，用与鼻中隔缺损大小一样的黏膜或者耳廓复合组织做衬里。Ⅱ期通过口腔前庭和鼻中隔黏膜之间的隧道转移到缺损处，然后予以缝合。如果有必要，此手术过程可以打开整个鼻前部，后期断蒂。

Tipton 法鼻唇沟皮瓣（1975）

1975 年，Tipton 提出使用鼻唇沟皮瓣修复大的鼻中隔缺损。鼻翼全层切开，鼻唇沟皮瓣缝合到鼻中隔缺损区（图 5.60 a）。缝合固定前皮瓣上缘可以去表皮。另一面任其形成肉芽创面。3 周后皮瓣断蒂，鼻翼恢复到原位缝合（图 5.49）。

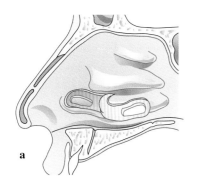
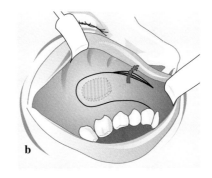

图 5.59　a、b. 鼻中隔穿孔缺损的修补
a. 以下鼻甲后方（或前方）为蒂的黏膜瓣（可包含一下鼻甲骨片）。
b. Meyer 法口内黏膜瓣。此瓣在前期手术中切开预置软骨移植物。2 周后通过隧道转移到鼻中隔，伤口分两层缝合，黏膜瓣 3 周断蒂。

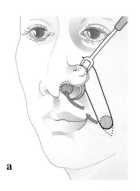
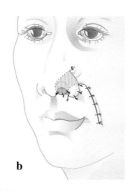

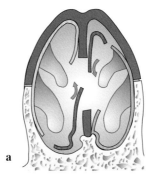
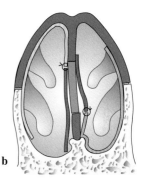

图 5.60　a、b. Tipton 法鼻唇沟皮瓣（1975）
a. 切开鼻翼，掀起鼻唇沟皮瓣。
b. 鼻唇沟皮瓣转移到鼻中隔缺损，固定，鼻翼恢复到原位缝合（Ⅱ期皮瓣断蒂，闭合鼻翼沟）。

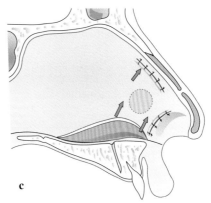

Schultz-Coulon 法双蒂黏膜瓣（1989）

（图 5.61）

　　首先鼻中隔缺损两侧的黏膜通过前方的贯穿切口分离，并修整创缘。一侧鼻黏膜游离到鼻底和下鼻甲，切开（图 5.61a，右侧），并推进到缺损区域（图 5.61b，右侧）。对侧缺损上方的黏膜游离超过鼻背和侧鼻，然后切开（图 5.61a，左侧）。黏膜瓣像卷帘一样向下牵拉过缺损处关闭创面（图 5.61c）。此方法也可以仅游离上方或下方的单侧鼻黏膜。

图 5.61　a~c. Schultz - Coulon 法双侧双蒂黏膜瓣（1989）
a. 通过贯穿切口游离缺损周围的鼻黏膜，整个鼻腔黏膜游离范围通过鼻底一直到下鼻甲（此处右侧）。左侧鼻黏膜游离超过鼻背。右侧的鼻黏膜在鼻甲下切开游离，右侧鼻黏膜于背侧切开游离（这些黏膜瓣也可在两侧均上面或下面切开游离）。
b. 鼻中隔缺损双侧覆盖修复。
c. 缝合后右面观。

第 *6* 章

唇部

The Lips

所有唇部手术旨在恢复其美丽外形和生理功能，如进食、进水时口唇的控制能力。缝合唇部肌肉的缝合材料为 4-0 或者 5-0 的可吸收线，缝合唇黏膜用 6-0 或 7-0 的单丝线。

黏膜缺损

楔形缺损

(图 6.1)

切除小范围瘢痕或者缺损（图 6.1a），Z 成形闭合伤口（图 6.1b~d；Dufourmentel 等，参照 Converse 法 1977）。

大范围浅表缺损

(图 6.2)

红唇缺损占唇长的 1/3 可用滑行皮瓣修复（图 6.2a），或者用 Goldstein（1990）报道的剩余的整个肌肉黏膜瓣作为推进瓣。唇黏膜的自然弹性和延展度能使缺损获得良好的修复（图 6.2b；也见图 6.52）。这些技术可与 Blasias（1840）报道的方法结合运用（图 6.25、图 6.26）。

上唇

上唇中央缺损

(图 6.3)

上唇弓状线（丘比特弓）中央小切迹或者缺损用 V-Y 推进皮瓣将邻边两侧的红唇向中央推进矫

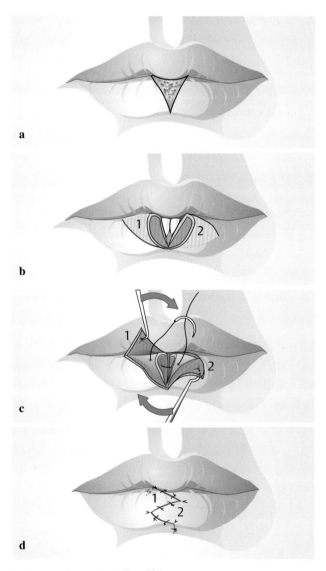

图 6.1　a~d. 下唇红唇楔形缺损
a. 切除病变组织。
b. 分别切开蒂部在上或者在下的黏膜瓣准备做 Z 成形。
c. 三角瓣转位，缝合肌肉层次。
d. 缝合皮肤。

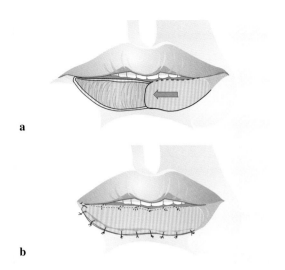

a

b

图 6.2　a、b. 右下唇大范围浅表黏膜缺损（累及不超过唇长的 1/3）

a. 游离健康的唇黏膜，推进修复缺损。

b. 皮瓣缝合（图 6.54）。

正（图 6.3a、b）。

上唇偏薄

（图 6.4~ 图 6.6）

单侧上唇（或下唇）偏薄通过测量缺损的程度（图 6.4a），去除一条皮肤，推进已游离的唇红黏膜来矫正（图 6.4b）。如果存在上唇中央缺损，V-Y 推进侧方口腔前庭黏膜能增加上唇的丰满度（图 6.5a、b），此切口要比图 6.3 更向外延长。也可以用 W 成形（图 6.6）。

上唇偏薄、下唇偏厚

（图 6.7）

双蒂黏膜瓣用于下唇厚的患者转移部分下唇组织到上唇，以增加后者的组织量，反之亦然（图 6.7 a、b）。第一次手术后 3 周断蒂。

上唇中央瘢痕和上唇缺损

由唇裂术后瘢痕挛缩、烧伤、血管瘤放疗（图 6.8 a、b）引起的上唇中央向上退缩畸形，可以用公元 25 年 Celsus 报道的方法修复（Weerda 1994）上唇缺损。在鼻翼沟外侧并延伸到鼻基底做新月形的皮肤切除，去除皮肤和皮下组织。切除上唇瘢痕

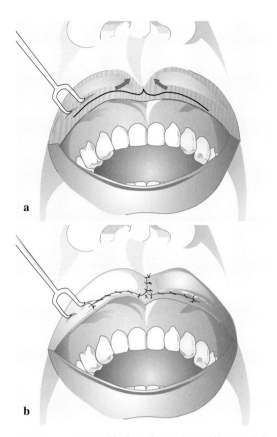

a

b

图 6.3　a、b. V-Y 推进法增加唇中央偏薄的丰满度

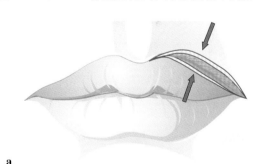

a

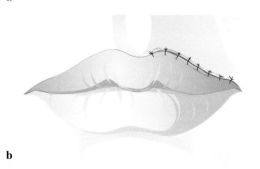

b

图 6.4　a、b. 单侧上唇加宽

a. 按照对侧唇高在患侧画线设计。切除一条皮肤组织，红唇稍做游离。

b. 缝合伤口（6-0 或 7-0 单丝线）再造一新的唇红缘，此术式可用于整个上唇推进。

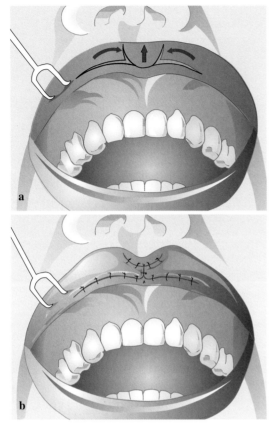

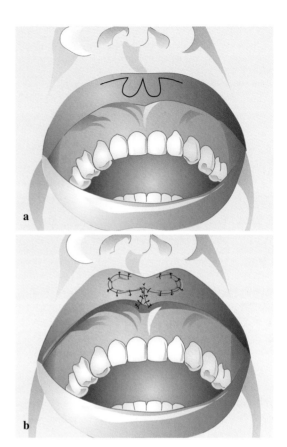

图 6.5　a、b. V-Y 推进皮瓣增加上唇的丰满度，改
善弓状线（丘比特弓）的形状
a. 切开皮瓣切口并止于弓状线。
b. 完成黏膜瓣 V-Y 推进。

图 6.6　a、b. W 成形增加上唇中央的组织量
a. 于前庭黏膜做 W 形切开，切口向上唇两侧延长。
b. 皮瓣转位闭合伤口。

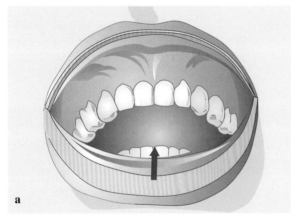

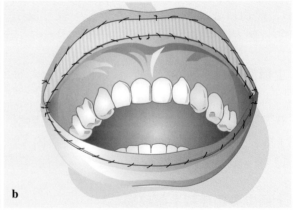

图 6.7　a、b. 采用丰满的下唇组织转移增加上唇组织量
a. 切开下唇双蒂瓣，并做上唇横行切口。
b. 双蒂瓣（黏膜或者肌肉黏膜）转移到上唇。供区直接缝合（3 周后皮瓣断蒂）。

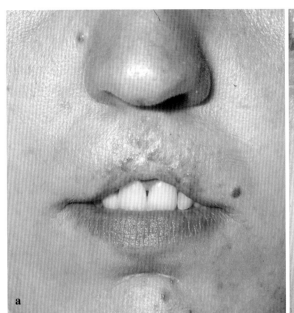
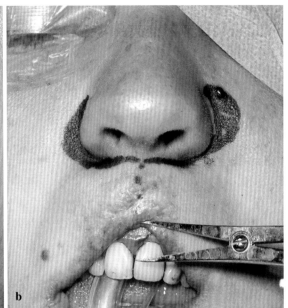

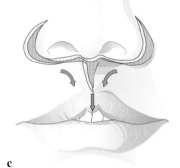
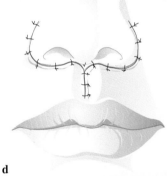

图 6.8　a~f. 唇裂术后上唇挛缩畸形的矫正
a. 上唇挛缩畸形。
b. 设计切口线和去除的范围，测量短缩的上唇。
c. 鼻翼沟两侧做新月形皮肤切除，并切除上唇瘢痕。游离上唇向下牵拉至正常位置。
d、e. 伤口缝合。
f. 手术结果。

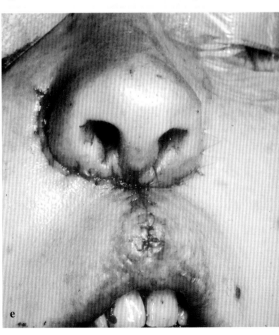
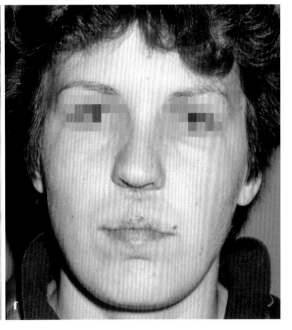

（图 6.8 b、c），然后将两侧上唇向下旋转，仔细对合缝合下移挛缩的红唇（图 6.8 d~f）。口轮匝肌用 4-0 或者 5-0 可吸收缝线做细致缝合。

切除红唇瘢痕后，上唇行 Z 成形增加其丰满度并降低红唇（图 6.9）。对严重上唇挛缩的，鼻翼基底和鼻唇沟的切口可以沿鼻唇沟延长，大致与鼻基底切口呈 90°，然后皮瓣向上唇中线旋转，恢复自然的上唇形态（图 6.10）。此类手术上唇肌肉需要分别重新对合。

瘢痕修整

小范围瘢痕挛缩
（图 6.11）

对于单侧上唇因为小范围瘢痕向上牵拉的病例，切除瘢痕并做上唇皮肤 Z 成形，可以增加瘢痕一侧皮肤的长度，恢复上唇正常形态。同样的修复方法也适用于小范围肿瘤切除后（图 6.11c、d，Harle 1993）。

较大的瘢痕挛缩

烧伤、腐蚀性物质损伤和瘢痕挛缩导致的上唇严重变形。修复方法如下：

(1) 瘢痕切除到肌肉层，游离红唇黏膜。

(2) 用纸、布或铝箔制作模片。

(3) 模片用于测量切取耳后全厚皮片的范围。

(4) 全厚皮片移植用纤维蛋白胶和 6-0 或 7-0 缝合线固定。打包线要留长。

(5) 长线在海绵垫或者凡士林纱布上打包、固定 6~7 天。

较大的瘢痕挛缩引起唇退缩
（图 6.12、图 6.13）

切除上唇瘢痕，唇口旁的缺损采用小转位皮瓣修复（图 6.12 a、b）。

口角牵拉和变形时，切除瘢痕（图 6.13a），Z 成形提升口角（图 6.13 b）。

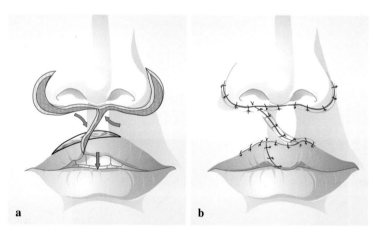

图 6.9　a、b. 辅以 Z 成形调整红唇的位置（图 6.8）

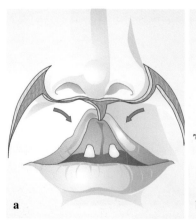
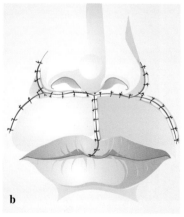

图 6.10　a、b. 瘢痕挛缩造成的红唇畸形
a. 切除瘢痕，并在鼻唇沟做减张切口。
b. 红唇得以下移，缝合伤口（也见图 6.28）。

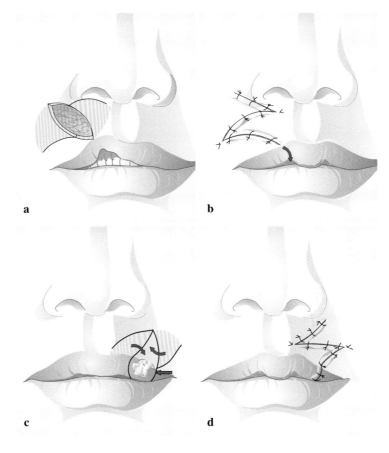

图 6.11　a~d. 上唇瘢痕或肿瘤
a、c. 切除肿瘤，做 Z 成形。
b、d. 瘢痕切除，Z 成形吻合。上唇伤口缝合。

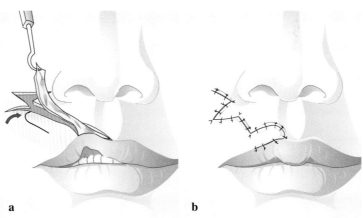

图 6.12　a、b. 瘢痕挛缩导致上唇外侧变形
a. 切除瘢痕。设计并游离小皮瓣，做 Z 成形（图 6.11；也参见图 2.16）。
b. 完全修复后。

鼻底和上唇缺损

鼻唇沟转位皮瓣

（图 6.14）

鼻底和上唇小范围缺损可用蒂部在上或在下的小皮瓣修复（图 6.14 a、b）。蒂部在下的较大鼻唇沟转位皮瓣能够达到鼻前庭和鼻小柱部分（图 6.14 f）。

双叶皮瓣

（图 6.15）

此区域的唇部缺损采用蒂部在下方的颊部皮瓣修复。第一叶皮瓣修复鼻基底和上唇，鼻翼应无张力地置于两叶皮瓣的夹角中间（图 6.15a）。上唇较大的缺损用全厚滑行皮瓣（图 6.16）或推进皮瓣（图 6.17e）修复。后者需要在上唇缺损之上的鼻翼沟切

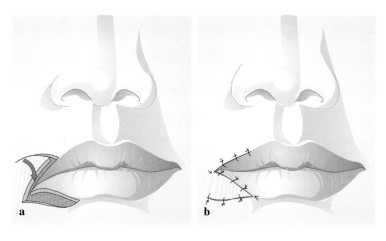

图 6.13　a、b. 口角瘢痕牵拉变形
a. 切除瘢痕，上唇设计蒂部位于外侧的三角形皮瓣。
b. 皮瓣转位固定，将口角提升到正常水平。

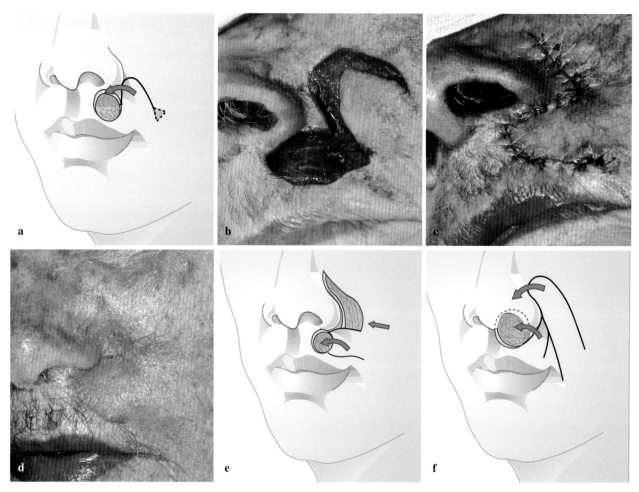

图 6.14　a~f. 鼻唇沟转位皮瓣修复缺损
a、b. 蒂部在下方的转位皮瓣。
c. 缝合伤口。
d. 术后 4 周。
e. 推进皮瓣（参见图 3.2）。
f. 蒂部在下方的较大鼻唇沟皮瓣可用于修复前庭缺损，小皮瓣可用来修复鼻小柱缺损。

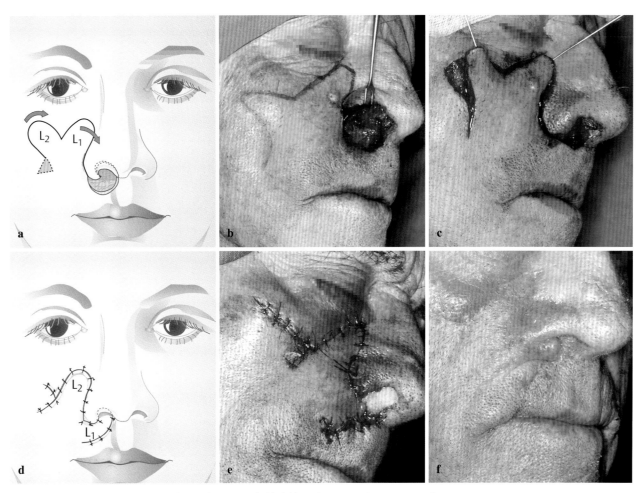

图 6.15　a~f. 蒂部在下方的双叶皮瓣修复上唇和鼻前庭缺损（Weerda 和 Harle 1981）

a、b. 皮瓣设计。

c. 沿设计切开皮瓣。

d、e. 旋转皮瓣，闭合创面，鼻翼位于第一叶皮瓣 L₁ 和第二叶皮瓣 L₂ 之间。

f. 手术效果。

除一新月形皮肤，并做颊部皮肤游离，将皮瓣推进到缺损处（图 6.17 a、b）。

对于较大的上唇区域缺损，可沿下睑眶缘做横行切口，再沿鼻旁向下过口角形成类似"U"形皮瓣（图 6.18a）覆盖缺损（Weerda 和 Hairle 1981；Weerda 和 Siegert 1990，图 6.18b；也参见图 5.25 Imre 法颊部旋转皮瓣，图 8.2、图 8.4 Imre–Esser 颊部推进皮瓣）。

下颊部的神经血管岛状皮瓣

（Weerda 1980，图 6.19、图 6.28）

这位 87 岁的老年患者，诊断为鼻部和上唇肿瘤（图 6.19）。肿瘤切除后的颊部缺损由颊部推进

皮瓣闭合（参见图 5.52 a、b）。设计颊部神经血管岛状皮瓣修复较大的上唇缺损（图 6.19 b~d）。保留面部血管和神经分支（图 6.19 e、f），残存的鼻部缺损用鼻赝复体覆盖（图 6.19 h、图 6.28）。

上唇中央缺损

（图 6.20；也见图 6.8）

如前所述（图 6.18、图 6.19），Celsus（大约公元 25 年）和 Bruns（1859）（图 6.20）报道的经典重建方法修复上唇全层缺损。在鼻翼旁切除一新月形皮肤（图 6.20 a、b），游离颊部皮瓣向中间移位到缺损区（图 6.20 c~e）。

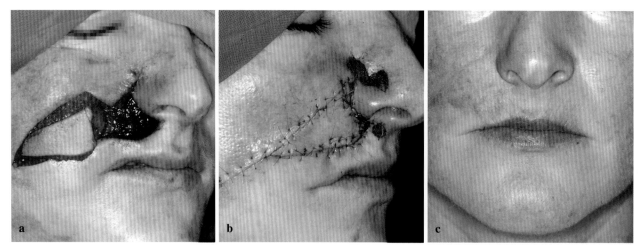

图 6.16　a~c. Barrom 和 Emmett 法鼻唇沟滑行皮瓣（1965）（也参见图 3.11、图 5.7、图 5.44）
a. 肿瘤切除后上唇缺损，切开滑行皮瓣。
b. 缝合伤口。
c. 2 年后的结果。

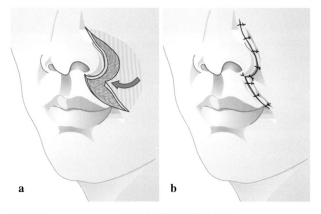

图 6.17　a、b. Burow 法侧方蒂颊部推进皮瓣
a. 上唇缺损，鼻翼沟切除一新月形的皮肤。
b. 推进颊部皮瓣，闭合所有创面。

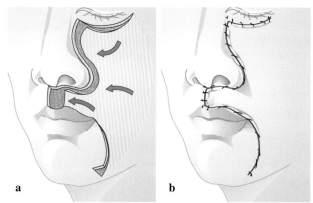

图 6.18　a、b. 改良 Weerda 和 Harle 法（1981）以及 Weerda 和 Siegert 法（1990）的颊部推进皮瓣
a. 皮瓣切开，游离颊部，在鼻翼沟和侧鼻旁切除一新月形的皮肤。
b. 修复完成（图 6.29 a、b）。

Celsus 法结合 Abbe 瓣

（图 6.21；也见图 6.20、图 6.22）

　　较大的上唇缺损可用 Celsus 法予以闭合，或者缩小中央缺损范围（图 6.20、图 6.21a），然后用下唇全层 Abbe 瓣（图 6.21b、c，图 6.22）替代上唇中央部分（图 6.22 a、b）。大约 3~4 周后行 Ⅱ 期手术，转移的皮瓣从下唇断蒂，最后缝合上唇和下唇的红唇伤口（图 6.21c）。

经典的上唇重建方法

Abbe 瓣（1898，1968 再版）

（图 6.22）

　　上唇中等大小的缺损通过以下唇动脉为蒂的楔形岛状瓣转移修复。Abbe 瓣 "唇转位" 对修复唇裂术后缺损、切除唇中央部位肿瘤后的修复特别有用（图 6.22 a、b）。大约在皮瓣转移后 16~20 天断

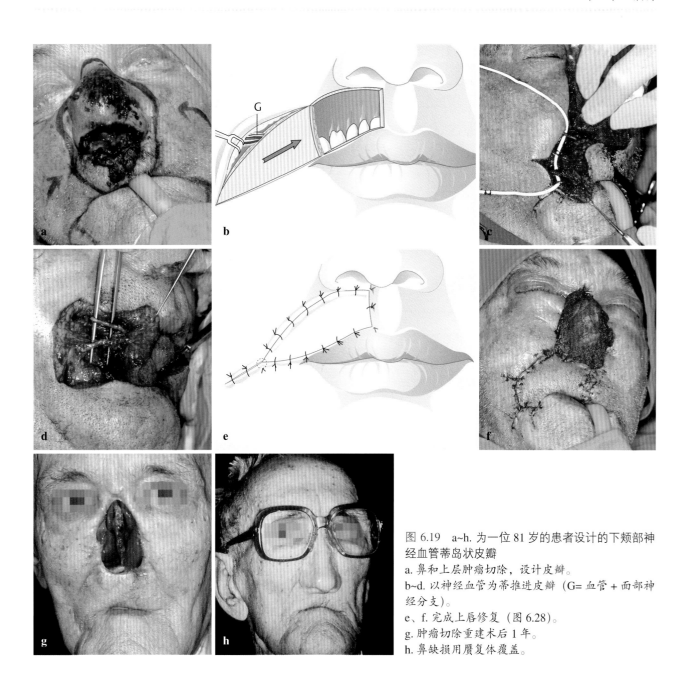

图 6.19　a~h. 为一位 81 岁的患者设计的下颊部神经血管蒂岛状皮瓣
a. 鼻和上层肿瘤切除，设计皮瓣。
b~d. 以神经血管为蒂推进皮瓣（G= 血管 + 面部神经分支）。
e、f. 完成上唇修复（图 6.28）。
g. 肿瘤切除重建术后 1 年。
h. 鼻缺损用赝复体覆盖。

蒂（图 6.21 b、c）。也可以设计为叉状瓣（图 6.23；Conserse，1977）。下唇区可辅以 Z 成形改善直线瘢痕（图 6.24 d、e）。

Esttander 瓣（1872）

（图 6.24、图 6.40）

该皮瓣是与 Abbe 瓣相似的全层唇转位瓣，用于修复口角。

（1）在下唇设计以口角为蒂的皮瓣（图 6.24a）

并旋转 180°，缝合到楔形上唇缺损（图 6.24b、c）。

（2）大约 16~20 天后断蒂。如果需要，圆形口角可在 Ⅱ 期修整（图 6.24d）。也可选用双侧 Eslander 瓣。

旋转皮瓣重建上唇（Blasius 1840）

（图 6.25）

切取颊部旋转皮瓣重建上唇部分缺损（图 6.25a）。此区域的红唇也可通过游离上唇前庭的黏

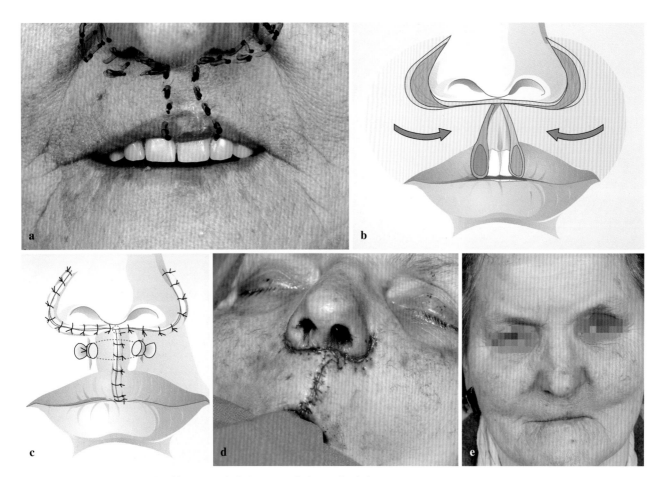

图 6.20　a~e. 应用 Celsus（大约公元 25 年）和 Bruns 法（1859）重建上唇
a. 唇中央部分的肿瘤。
b. 鼻翼沟外侧切除新月形皮肤，切口沿鼻基底延伸（对于较大的缺损，游离口腔黏膜）（图 6.8）。
c、d. 完成修复过程。
e. 3 年后的结果。

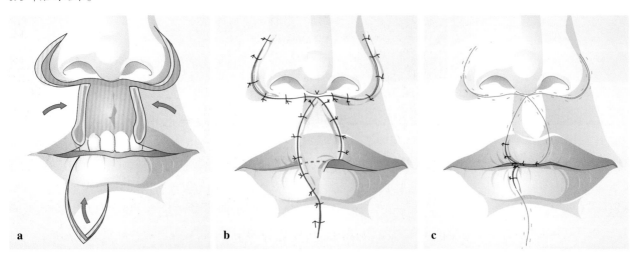

图 6.21　a~c. Celsus 法上唇重建（大约公元 25 年）和 Abbe 瓣（1898，1968 再版）
a. 游离上唇（图 6.20），Abbe 瓣全层切开。
b. Abbe 瓣转移到上唇缺损。
c. 大约 20 天后，皮瓣断蒂，闭合唇部小缺损。

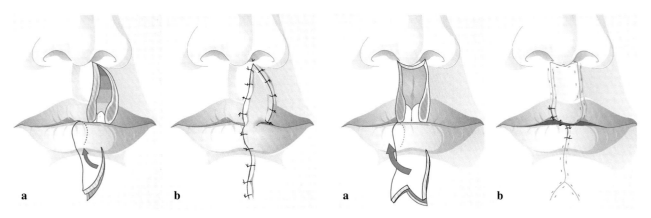

a   b   a   b

图 6.22　a、b. 下唇全层 Abbe 瓣（1898，1968 再版）（也见
图 6.23、图 6.24）

a. 全层切开下唇 Abbe 瓣。

b. 旋转 Abbe 瓣到上唇缺损。大约 20 天后断蒂。

图 6.23　a、b. 改良 Abbe 瓣（Converse 1977，也见图 6.22、
图 6.24）

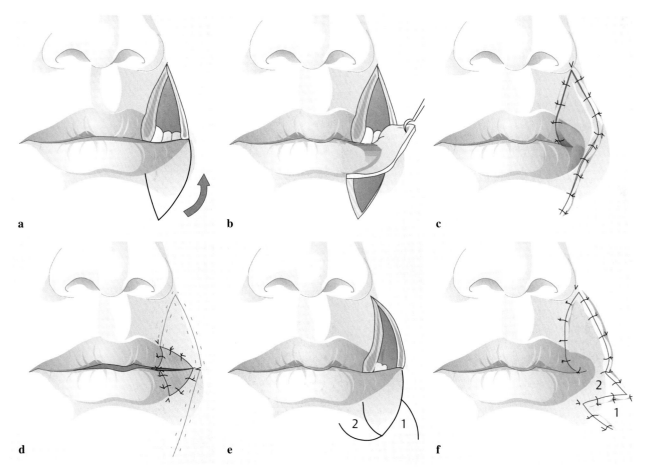

a   b   c

d   e   f

图 6.24　a~f. Estlander 瓣与 Abbe 瓣相似，用于口角修复。以下唇动脉为蒂的楔形皮瓣绕口角旋转到上唇缺损

a. Estlander 瓣下唇全层切开。

b. 皮瓣转移到上唇缺损。

c. 缝合创面。

d. 大约 16~20 天后，皮瓣断蒂，游离黏膜三角瓣，缝合唇部创缘（图 6.56）。

e、f. 下唇供区辅以 Z 成形。Estlander 瓣也可用于下唇重建（图 6.40、图 6.41）。

膜，然后缝合到皮瓣部位来修复（Weerda 和 Harle 1981，图 6.25b）。图 6.26 和图 6.27 为该皮瓣的改良方法。

Gillies 扇形皮瓣（1976）
（图 6.27）

为沿鼻翼切开的全层鼻唇沟皮瓣（图 6.27a），它为修复上唇提供了足够的组织量，由皮瓣内唇动脉供血。Gillies 扇形皮瓣通常切开皮肤、皮下组织，向中线游离黏膜。单侧或双侧口角的肌肉环向内旋转缝合（图 6.27b，也见图 6.45）。侧面的 Z 成形使 Gillies 皮瓣具有足够的移动度（图 6.27b）。在修复比较大的缺损后，延长口裂（图 6.44~图 6.46）可

以在 3~4 周后的 II 期进行（图 6.54）。

Weerda 法神经血管皮肤—肌肉—黏膜瓣（1980d，1990）

（图 6.19、图 6.28）

沿皮瓣设计切开皮肤、皮下组织或全层切开（图 6.28a）。向外侧颊部解剖上唇动脉和静脉，如有必要切开黏膜。解剖面神经并予以保留。"皮肤—肌肉—黏膜"三层组织瓣携带血管蒂滑向上唇缺损。供区创面游离周围皮肤直接拉拢缝合（图 6.28b、c）。如果上唇有部分残存，那么皮瓣于口角处向下切开，残存的上唇部分向内推进，皮瓣下的口腔黏膜翻出铺平整形成上唇外侧黏膜（S）。如果

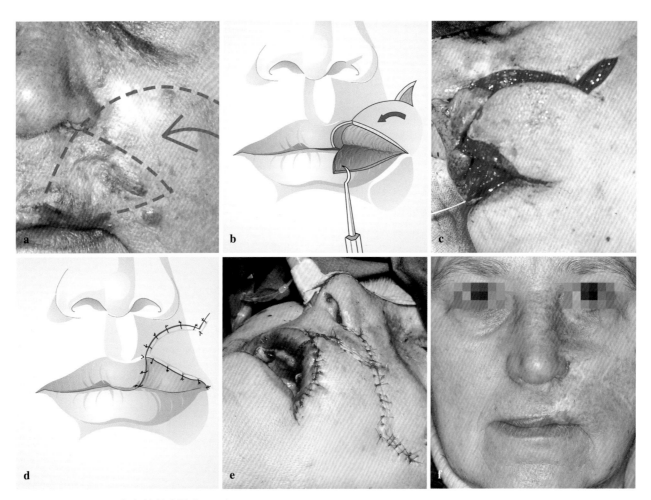

图 6.25　a~f. Blasius 颊部旋转皮瓣（1840）
a. 幼时血管瘤放疗后的上唇肿瘤。
b、c. 切开颊部旋转皮瓣，皮瓣在上唇区域去表皮。
d、e. 皮瓣旋转到缺损区，游离上唇前庭黏膜，缝合于新上唇（图 6.26、图 6.29）。
f. 3 年后的结果。

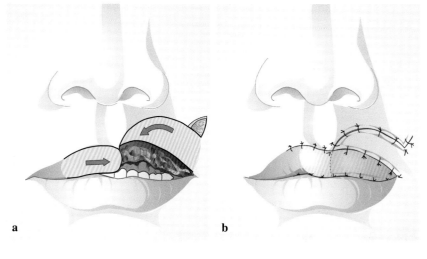

图 6.26　a、b. Blasius 颊部旋转皮瓣（1840）。红唇缺损通过推进健侧的红唇黏膜瓣修复
a. 切开旋转皮瓣和唇部黏膜瓣。
b. 修复完成。上唇健侧红唇黏膜瓣推进重建旋转皮瓣的红唇黏膜（图 6.2、图 6.25、图 6.29、图 6.54）。

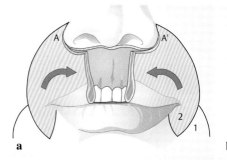
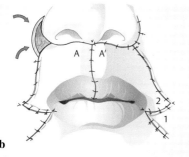

图 6.27　a、b. 扇形皮瓣（Gillies 1976）（也见图 6.45）
a. 皮瓣包含轮匝肌，皮瓣钝性分离保留上、下唇血管（图 6.29）。
b. 完成修复（见文中叙述）。

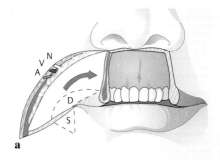
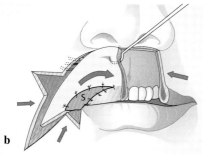
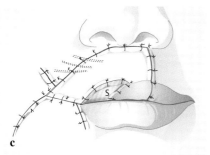

图 6.28　a~c. Weerda（1980）、Weerda 和 Siegert（1980）法带神经血管蒂的岛状肌皮瓣（也见图 6.19）
a. 皮瓣切开到皮下层（游离颊部黏膜）或者全层切开，保留神经血管蒂（图 6.45a）。A，上唇动脉；D，去表皮区；N，面神经；S，口腔前庭黏膜瓣；V，静脉。
b. 皮瓣推进到上唇缺损，切除 Burow 三角形皮肤。
c. 修复完成。

颊部游离不足以闭合供区，则切除 Burow 三角形皮肤以便于缝合（图 6.19、图 6.28b）。

　　鼻翼、鼻小柱、颊部和上唇复合缺损的修复（图 6.29）

　　幼时行血管瘤放疗后多发肿瘤。此病例特殊，肿瘤切除后造成大面积组织缺损（图 6.29a）。设计颊部旋转皮瓣（图 6.19，也参见图 5.52）修复颊部和上唇缺损（图 6.29a）。游离前庭黏膜瓣（图 6.25 b）重建唇红缘（图 6.29 b、c）。右侧鼻翼和侧鼻采用颊部转位皮瓣重建（图 6.29 b~d）。用改良的 Imre 法颊部推进皮瓣修复创面（图 6.29d，也参见图 8.4），鼻小柱由鼻唇沟（Nelaton）皮瓣Ⅱ期修复（图 6.29 c~e）。在进一步的第三期手术中，做鼻形重塑、鼻唇沟重建和唇红缘矫正（图 6.29 e、f）。

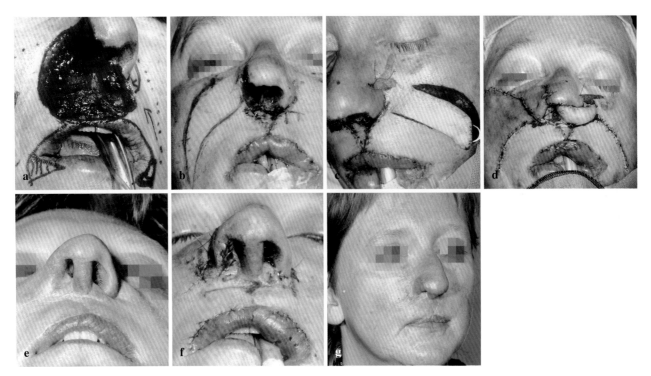

图 6.29　a~g. 鼻、唇、颊部大面积复合缺损修复。鼻部、颊部和上唇由颊部旋转皮瓣修复（也见图 6.21、图 6.25、图 6.26），Nelaton 鼻唇沟皮瓣修复鼻小柱、右侧鼻翼和侧鼻（参见图 5.49、图 5.42）；口腔黏膜瓣修复红唇（也见图 6.26、图 6.42）
a. 肿瘤切除术后上唇、颊部、鼻翼和鼻小柱缺损，设计颊部旋转皮瓣。
b、c. Ⅱ 期：两侧颊部旋转皮瓣修复上唇后外观。设计右侧鼻唇沟皮瓣（b），切开左侧鼻唇沟皮瓣（c）。游离前庭黏膜修复上唇（图 6.25 b、e）。
d. 鼻唇沟皮瓣转移到鼻翼和鼻小柱，供区游离周围皮肤闭合（右侧采用颊部推进皮瓣）（参见图 8.4）。
Ⅲ 期：皮瓣断蒂，修薄，缝合到位。术后 4 周的情况。
e、f. 进一步矫正和皮瓣修整前后。
g. 肿瘤切除术后 4 年的结果。

图 6.29g 展示了 4 年后的结果。

下唇

瘢痕挛缩和小范围缺损

小范围瘢痕挛缩

（图 6.30、图 6.31）

小范围的瘢痕挛缩可以通过切除瘢痕，Z 成形防止直线瘢痕，并将瘢痕置于松弛皮肤张力线（RSTLs）（图 6.30）上进行处理。若不存在瘢痕挛缩，那么缺损用局部小转位皮瓣修复（图 6.31）。

大范围的瘢痕挛缩畸形

◆ 烧伤后下唇外翻（图 6.32）

引起下唇外翻的小范围瘢痕挛缩可以用 1 个、2 个或多个 Z 成形松解修复，延长下唇并把外翻的红唇恢复到正常位置（图 6.32b）。

◆ 严重烧伤

下唇严重瘢痕挛缩，表现为下唇固定，其下的皮肤组织损伤。治疗方法如上唇瘢痕，切除瘢痕，然后游离红唇黏膜向上推进。按照创面大小做一模片，依模板尺寸切取耳后全厚皮肤移植覆盖创面，植皮打包固定 1 周。

小范围缺损

对于小范围瘢痕挛缩畸形（图 6.33a），切除瘢痕，缺损用 V-Y 推进法闭合，第一针（图 6.33a）

缝合皮肤和红唇交界线并使其获得精确对合。图6.33c 显示术后的结果。

厚唇变薄

唇明显向前突出可通过切除口内黏膜使唇变薄（图 6.34 a、b）、减少外露红唇的大小。因为瘢痕在口内，术后看不到瘢痕（图 6.34c）。

红唇滑行皮瓣

相当于红唇的 V-Y 推进皮瓣修复不同形状的红唇缺损（图 6.35），也可用双侧推进皮瓣（图6.36）。通过 Z 成形使口角上扬（图 6.37）。

传统方法下唇修复

大约 90% 的唇部肿瘤发生在下唇。因此，修复大、小下唇缺损时获得良好的外形和功能至关重要。

楔形切除

（图 6.38）

需要切除达 1/3 下唇的肿瘤时（图 6.38a）用楔形切除法。两侧切缘斜面向外（心形切除，图 6.38 b、c）；这样缝合后缝线会沿创缘稍向外突出，防止瘢痕愈合后局部凹陷。伤口从里向外缝合（图6.38d）。

用一把特别的留置线（图 6.38e，A）对合红唇。肌层用可吸收缝线间断缝合（图 6.38e，M）。用 5-0或 6-0 单丝线缝合皮肤（图 6.38f）。图 6.38g 是术后的效果。不同类型的切口可用于闭合这些创面（图 6.39）。

Estlander 皮瓣（1872）

（图 6.40）

大范围的下唇缺损可用以上唇动脉为蒂的全层 Estlander 皮瓣修复。皮瓣从上唇掀起，绕口角转移，此皮瓣转移后会缩小口裂，用双侧 Estlander 皮

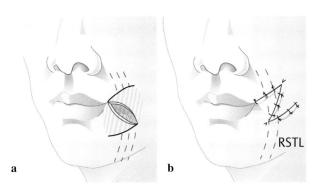

图 6.30　a、b. 切除口角瘢痕，Z 成形避免直线瘢痕，将切口瘢痕置于松弛皮肤张力线（RSTLs）上

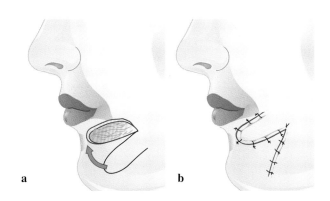

图 6.31　a、b. 转位皮瓣修复缺损

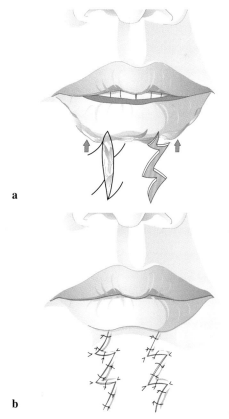

图 6.32　a、b. 切除瘢痕做多个 Z 成形延长下唇，使红唇恢复到正常位置

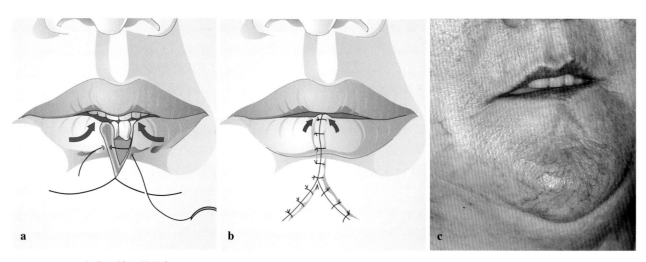

图 6.33　a～c. 小范围缺损的修复

a、b. 下唇瘢痕挛缩小范围缺损，V-Y 推进修复。红唇区域应具有足够的组织以预防瘢痕挛缩后形成新的缺损。

c. 手术结果。

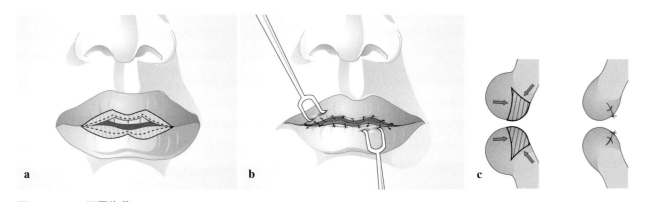

图 6.34　a～c. 厚唇修薄

a. 从突出的唇部口内切除黏膜和部分肌肉组织。

b. 缝合伤口，唇部变薄。

c. 断面观的结果。

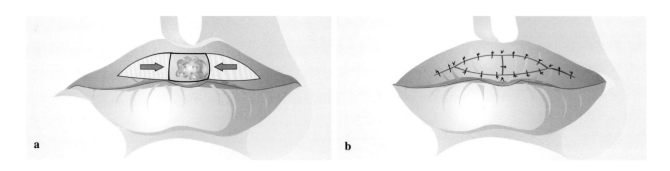

图 6.35　a、b. 滑行瓣 V-Y 推进修复小范围唇缺损

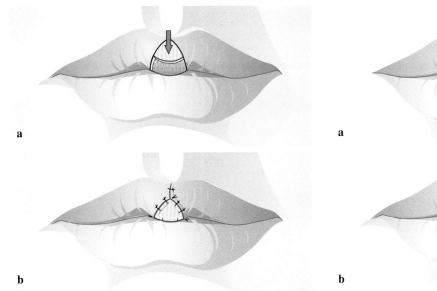

图 6.36　a、b. 滑行瓣 V-Y 推进修复缺损

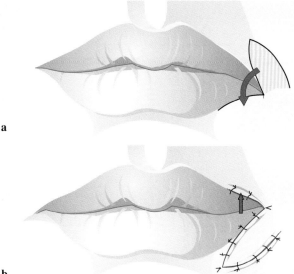

图 6.37　a、b. Z 成形提升口角

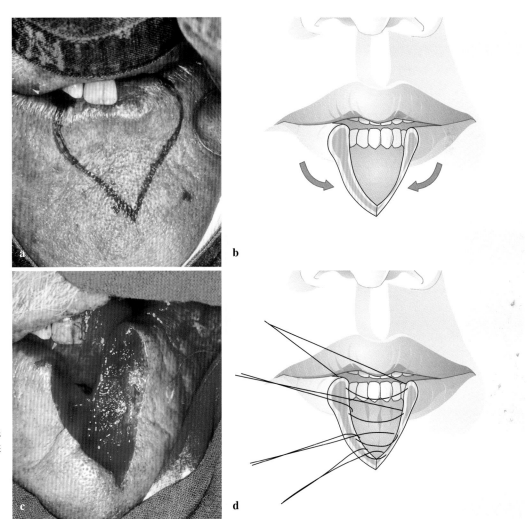

图 6.38　a~g. 心形
楔形切除部分下唇
（达 1/3）
a. 下唇中央肿瘤。
b、c. 切除肿瘤后。
d. 首先缝合黏膜层。

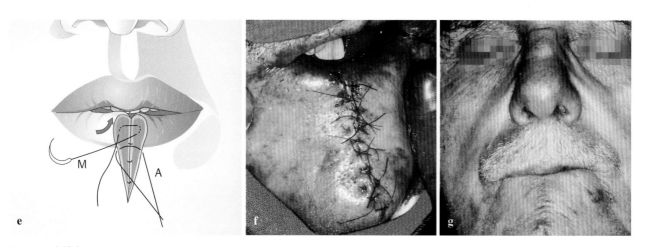

图 6.38 （续）

e. 肌肉用可吸收缝线缝合（M）、在皮肤—红唇交界处做一对合缝线缝合（A）。

f. 缝合缺损。

g. 肿瘤切除后 1 年的情况。

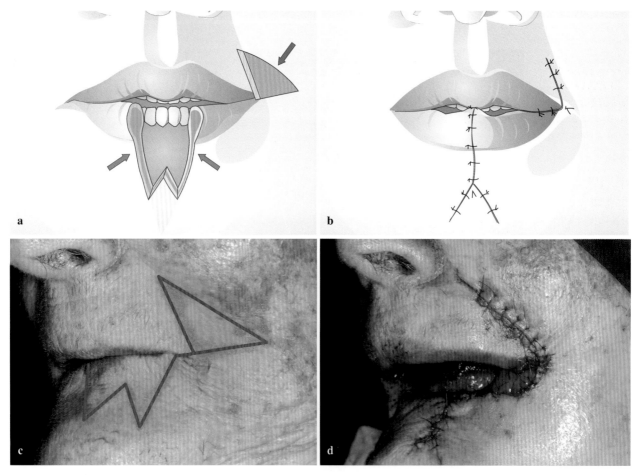

图 6.39　a~d. 改良楔形切除

a、b. 设计 W 形切除，缝合缺损。鼻唇沟切除一 Burow 三角形皮肤。

c、d. 用推进唇外侧皮肤辅助缝合伤口。

c. 在鼻唇沟切除一大块 Burow 三角形皮肤。

d. 缝合所有伤口。

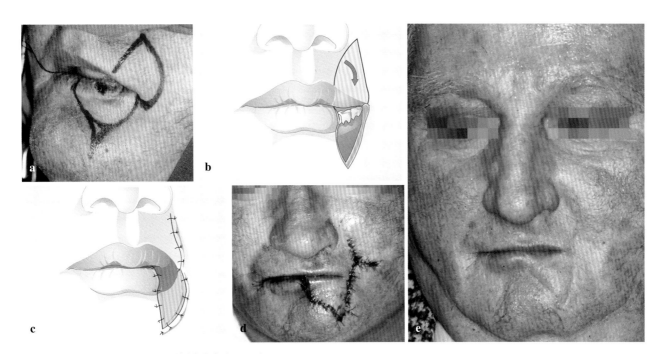

图 6.40　a~e. Estlander 法下唇外侧重建（1872）
a. 切除下唇外侧肿瘤，设计 Estlander 皮瓣。
b. 设计上唇全层三角形皮瓣到唇红缘，保留另一侧的上唇动脉。皮瓣的内侧缘向内弧形突出，外侧缘沿鼻唇沟向下延伸到口裂。
c、d. 三角形转移 Estlander 皮瓣到缺损区，携带外侧红唇到下唇，分三层缝合（图 6.38）。可能需要 II 期手术修复此方法造成的圆形口角（图 6.24，图 6.54~ 图 6.57）。
e. 4 个月后的结果（Weerda 和 Harle 1981）。

瓣更是如此。因此需要 II 期手术延长口裂（图 6.24，也见图 6.54、图 6.57），Estlander 皮瓣有不同的改良术式，也可与其他方法结合应用（图 6.44、图 6.45）。

双叶 Estlander 皮瓣
（图 6.41）

切除下唇外侧肿瘤（图 6.41a）后，我们切开双叶 Estlander 皮瓣（图 6.41 b、c）。

Von Langenbeck 法重建红唇（1855）
（图 6.42）

癌前病变的下唇光化学损伤的通常治疗方法是切除整个下唇红唇，然后游离口腔前庭黏膜、推进覆盖唇部，取得的美容效果比较理想。皮肤—红唇交界用 6-0 或 7-0 单丝线仔细缝合恢复，5 天或 6 天后拆线（图 6.42b）。在所有的唇修复过程中，唇黏膜面需涂以凡士林油膏防止其干燥。重建的唇起初为乌青色，看起来可怕，但通常无碍，数日内就会好转恢复。

舌瓣
（图 6.43）

切除的红唇也可以用舌瓣修复，舌瓣从舌尖部掀起（图 6.43 a、b）或取自舌边缘，然后缝合到唇的皮肤切缘。第一次手术后 17~20 天断蒂。

Brown 法改良 Estlander 皮瓣（1928）
（图 6.44）

Estlander 皮瓣也可用来修复大于下唇 1/3 的中央缺损。在修复楔形切除（图 6.44a）造成的下唇缺损过程中，沿口角向下全层切开下唇，推进下唇瓣到缺损区域（图 6.44 a、b）。然后用上方 Estlander 皮瓣修复下唇外侧遗留的缺损（图 6.44 c、d）。

单侧或双侧 Gillies 扇形皮瓣（1957）
（图 6.45 e、j）

像上唇一样（图 6.28），大范围下唇缺损通过旋转口轮匝肌瓣修复，此方法最初由 Bruns（1859）和 Ganzer（1917）（图 6.45a）报道。该皮瓣称作 Gillies 扇形皮瓣，将口腔前庭全层切开，向上到

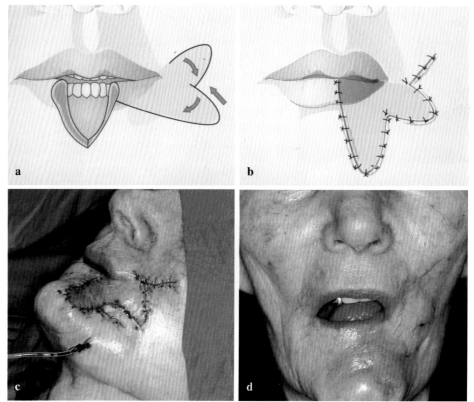

图 6.41　a~d. 改良 Estlander 双叶皮瓣（Weerda 1980），下唇外侧肿瘤（也见图 6.40）

a. 设计双叶皮瓣，切除肿瘤，切开皮瓣。

b、c. 缝合伤口（图 6.40 c、d）。

d. 结果（需后续口裂开大手术，见图 6.54~图 6.57）。

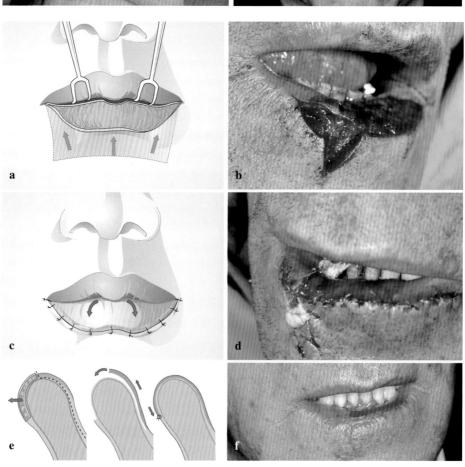

图 6.42　a~f. von Langenbeck 法红唇重建

a、b. 彻底切除癌前病变的红唇。游离口腔前庭黏膜，推进到红唇创面，予以缝合。

c、d. 缝合伤口。

e. 手术过程断面观（图 6.25、图 6.29）。

f. 手术结果（瘢痕做 Z 成形改善；见 d、f)。

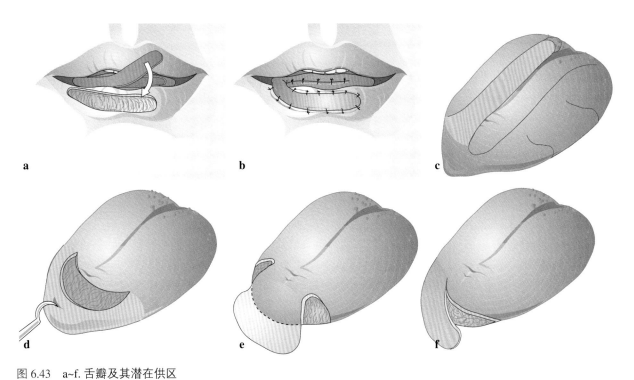

图 6.43　a~f. 舌瓣及其潜在供区
a、b. 舌瓣。
a. 以舌左侧或右侧为蒂切取舌前缘黏膜瓣，转移到红唇缺损。
b. 缝合唇和舌创面。3 周后断蒂，闭合唇和舌部的残存伤口。
c~f. 其他的舌瓣潜在供区。

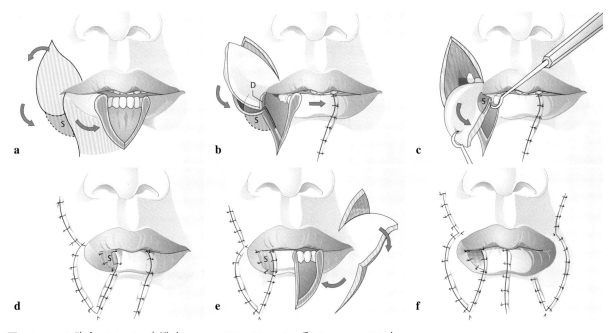

图 6.44　a~f. 改良 Estlander 皮瓣（Brown 1928，Kazanjian 和 Converse 1974）
a. 下唇中央大范围缺损，下唇外侧全层切开。注意 Estlander 皮瓣的设计，下方只切到黏膜，那里掀起一个小的黏膜瓣（S）。
b. 外侧唇部分滑向内侧修复中央缺损，做三层缝合（图 6.38）。D，缺损（新红唇）。
c. Estlander 皮瓣转位修复唇外侧缺损（图 6.40）。小的红唇缺损由黏膜瓣覆盖（S）。
d. 缝合所有创面。
e、f. 保存口角的改良方法（左侧，Weerda 和 Harle 1981）

颊部，回切向口角方向，结果上部分像一短小的 Estlander 皮瓣（图 6.45a）。皮瓣上端 Z 成形，整个皮瓣转移到缺损区（图 6.45 b~n）。

伤口由内而外逐层缝合，间断缝合对合口轮匝肌（图 6.28、图 6.38）。在其他步骤中，注意避免下唇皮肤和唇红缘的错位，采用双侧瓣时，须在后期行口角开大（图 6.55、图 6.57）。我们喜欢使用双目放大镜操作，获得了良好的外观（图 6.45i）和功能（图 6.45j）。

Bernard（1852）、Grimm（1966）和 Fries（1971）通用下唇修复方法

（图 6.46；单侧或者双侧）

Bernard（1852）报道了单侧或双侧修复下唇的手术方法，该方法在过去的一个世纪不断被改良。把切口线和 Burow 三角瓣置于美学亚单位线上获得了非常好的美容效果，同时重建的下唇具有相当好的移动度和宽度。

掀起颊部黏膜的翻转皮瓣（图 6.46 a~c，S）覆盖对面重建皮瓣的去表皮部分来恢复唇红（图 6.46 a~c，D）。沿鼻唇沟切开会使口呈青蛙口型，所以我们更喜欢从口角向鼻翼沟做切口（图 6.46c、d，也见图 6.40）。Meyer（1962）报道了对此方法的改良（图 6.47 a、b），创面 I 期修复获得了比较好的

美容效果和功能恢复（图 6.46g，也见图 6.47）。

唇外侧和口角重建

Burow 法重建上唇外侧（1855）

（图 6.48）

上唇外侧肿瘤楔形切除后（图 6.48a），上唇和口角部分可通过下唇切除 Burow 三角瓣向内推进皮瓣修复。掀起与下唇相邻的黏膜瓣（图 6.48a，S）以覆盖重建皮瓣的去表皮区域。这样恢复口裂的基本长度，具有很好的美容效果（图 6.48b，Zisser 1970），Brusati（1979）提出了同样重建双侧口角的方法（图 6.49）。

Rehn 法（1933）重建口角，Fries（1971）和 Brusati（1979）改良此方法

（图 6.50）

当口角必须与上、下唇外侧部分一起切除时（图 6.50a），切口大致呈半圆形放在上唇上方和下唇下方的颊部。供区缺损可以通过切除 Burow 三角瓣闭合。缝合小的三角形黏膜瓣（图 6.50，S）与相应的皮瓣去表皮区域，实现口角的重建（图 6.50，

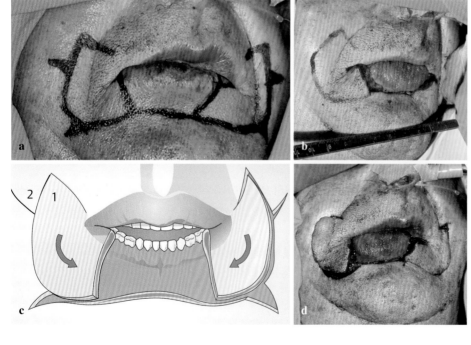

图 6.45 a~j. 单侧和双侧 Gillies 扇形皮瓣（1957）（改良）修复肿瘤切除后下唇全部缺损或次全缺损

a、b. 肿瘤和肿瘤切除后皮瓣设计。扇形皮瓣为包含肌肉的大范围 Estlander 皮瓣，围绕口轮匝肌旋转，如有可能保留其神经血管供应（图 6.17、图 6.28）。

a. 皮瓣设计。

b. 下唇次全切除，扇形皮瓣设计。

c、d. 皮瓣切开（图 6.53 f、g）。

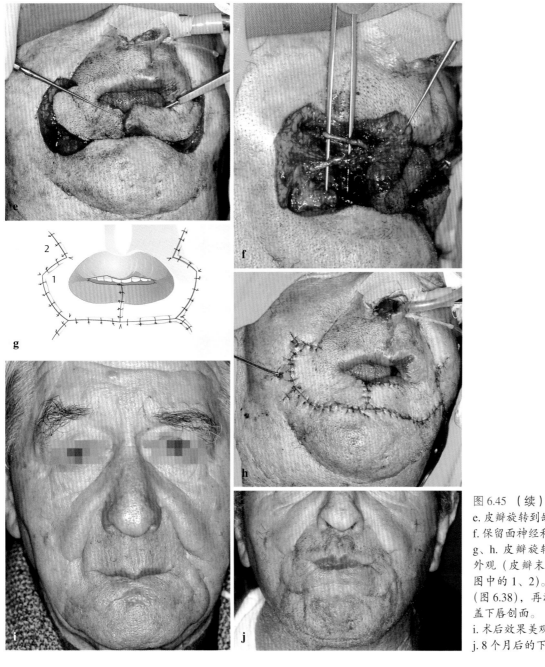

图 6.45 （续）
e. 皮瓣旋转到缺损区。
f. 保留面神经和血管分支。
g、h. 皮瓣旋转和缝合创面后外观（皮瓣末端 Z 成形；c、g图中的 1、2）。首先缝合黏膜（图 6.38），再游离前庭黏膜覆盖下唇创面。
i. 术后效果美观。
j. 8 个月后的下唇功能。

D)（也可用红唇推进方法；图 6.55）。

口角大范围缺损的重建

（图 6.51）

如前述重建方法，在缺损上、下切开一包含肌肉层的不规则四边形皮瓣，翻转黏膜瓣（图 6.51a、b，S）到对应的去表皮区修复红唇（图 6.51a，D)。如果

颊部皮瓣里没有黏膜可取用，那么黏膜瓣可从舌侧切取，或者由残存的红唇推进覆盖创面（图 6.55）。

红唇缺损

（图 6.52）

Goldstein 法（1990）推进红唇（图 6.52），在红唇边缘游离唇瓣修复缺损（图 6.52 a、b)。

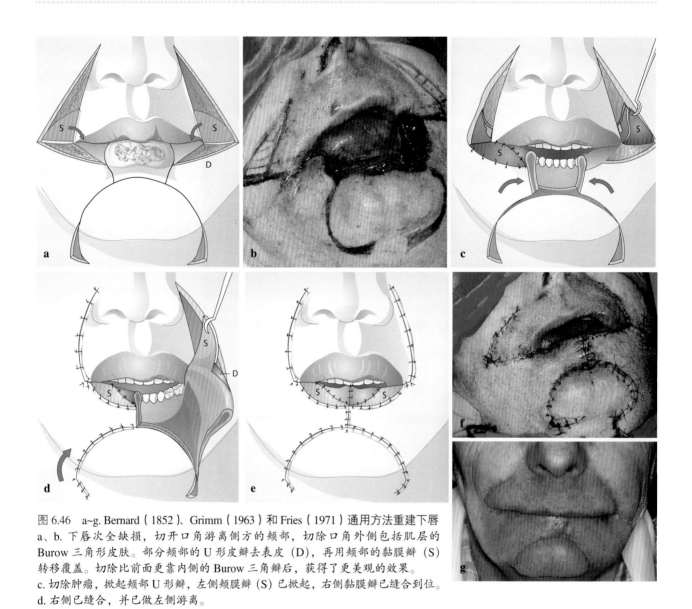

图 6.46　a~g. Bernard（1852）、Grimm（1963）和 Fries（1971）通用方法重建下唇
a、b. 下唇次全缺损，切开口角游离侧方的颊部，切除口角外侧包括肌层的 Burow 三角形皮肤。部分颊部的 U 形皮瓣去表皮（D），再用颊部的黏膜瓣（S）转移覆盖。切除比前面更靠内侧的 Burow 三角瓣后，获得了更美观的效果。
c. 切除肿瘤，掀起颊部 U 形瓣，左侧颊膜瓣（S）已掀起，右侧黏膜瓣已缝合到位。
d. 右侧已缝合，并已做左侧游离。
e、f. 完成重建。
g. 手术结果（如果内侧切口能像图示的那样靠近口角，获得的美容效果会更佳）。

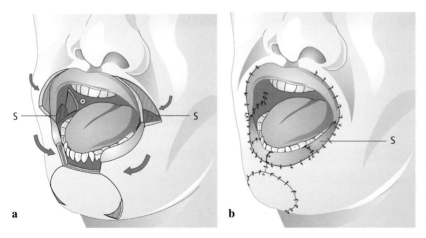

图 6.47　a、b. Meyer 改良法
a. 上唇外侧做三角形切口，切开颊部黏膜，游离修复上唇创面。在颊部皮肤切除 Burow 三角瓣，切开颊部黏膜的翻转皮瓣，覆盖外侧唇红缺损。
b. 完成修复。

图 6.48　a、b. Burow 法
（1855）和 Zisser 法（1970）
（也见图 6.39）唇外侧重建
a. 肿瘤切除后 Burow 三
角瓣。下唇外侧切除全层
Burow 三角瓣再做皮瓣转
位。D，去表皮区。
b. 如前面手术，一个颊部
黏膜瓣（S）用来覆盖去
表皮区。

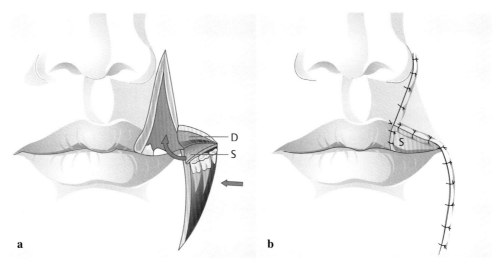

图 6.49　a、b. Brusati 法
口角重建（1979）
a. 切除口角。从颊部切除
2 个 Burow 三角瓣，颊部
U 形皮瓣向内侧推进。口
角处皮瓣小面积去表皮
（D）。
b. 游离唇黏膜，推进到去
表皮区。

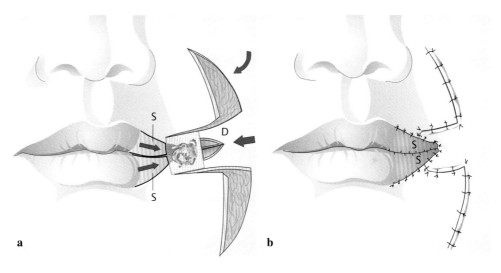

图 6.50　a、b. Fries 法
（1973）和 Brusati 法（1979）
口角重建，如果口腔内黏
膜不能用，那么可以游离
和推进红唇（也见图 6.55）

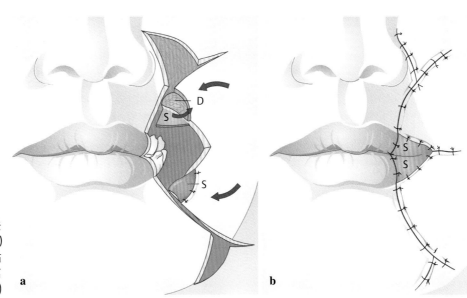

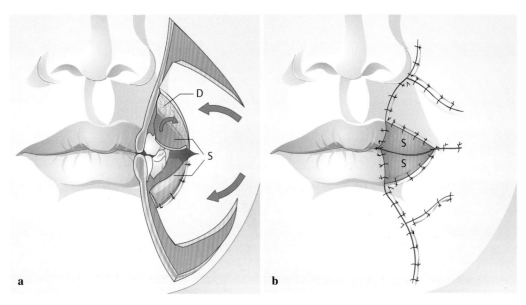

图 6.51　a、b. 双 V-Y 推进口角重建。红唇重建（也见图 6.48~ 图 6.50）。
D，去表皮区；S，颊黏膜

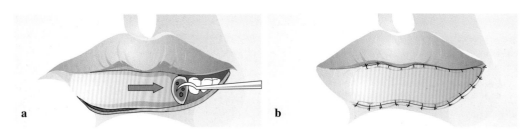

图 6.52　Goldstein 法（1984）推进红唇
a. 沿皮肤－红唇交界全层切开红唇，并保留与唇动脉的连接。
b. 皮瓣推进覆盖缺损，缝合。

下面部复合重建（下唇、颊部、颏部，下颌部的中段）

（图 6.53）

◆ Ⅰ期

一位 74 岁的肿瘤患者，需做下面部切除（图 6.53 a、b）。

下颌骨重建用游离髂骨移植（参见图 15.4），钛板固定重建（图 6.53 c、d）。面颊部、颏部和部分颈部缺损游离胸大肌皮瓣修复（参见第 12 章和第 14 章，图 6.53e）。

◆ Ⅱ期

四周后双侧 Gillies 扇形皮瓣重建下唇（图 6.53f）。

◆ Ⅲ期

口角开大后（图 6.53g、图 6.54），我们随访至 4 年后的效果（图 6.53h）。

口角开大

不同的 Estlander 法和其他方法进行唇重建（图 6.24、图 6.41、图 6.44）引起口裂缩小需要Ⅱ期矫正。

Converse 法（1959）（Weerda 1983）

（图 6.54）

确定唇中央点，在健侧唇测量唇长，双侧开大口角时，取平均值。于口裂外侧水平切开口角，切

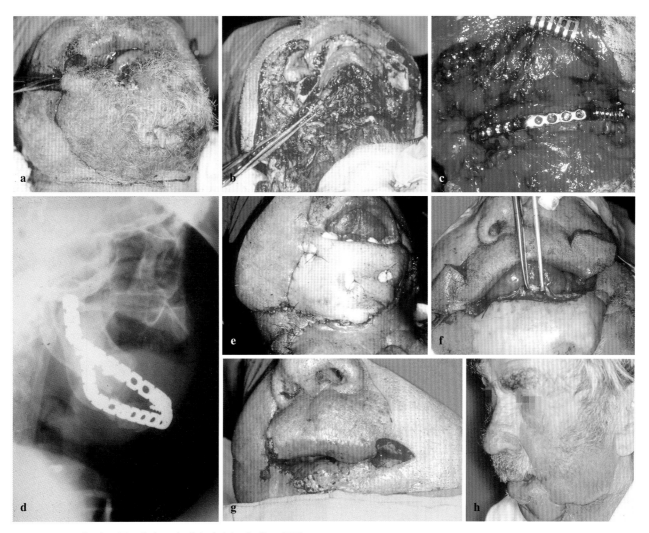

图 6.53　a~h. 切除下唇、颏部、部分颊部以及部分下颌骨

a. Ⅰ期：唇部、颏部和部分颊部肿瘤。

b. 切除肿瘤和部分下颌骨。

c、d. 下颌骨重建。

e. 游离胸大肌皮瓣重建颊部和颏部。

f. Ⅱ期：Gillies 扇形皮瓣（图 6.45）修复下唇。

g. Ⅲ期：口角开大（图 6.54）。

h. 肿瘤切除后 1 年，获得良好的功能恢复。

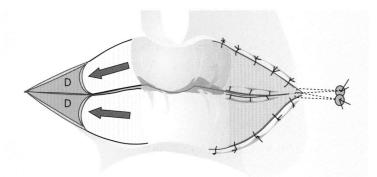

图 6.54　Converse 法（1959）口角开大。在右侧，测量唇长后去表皮。红唇切开并游离。在左侧，缝合创面（D）

口上方皮肤分别去表皮（图 6.54，D，右侧）。游离口腔黏膜瓣，向外侧牵拉口角，并在口角外侧减张固定缝合（图 6.54，左侧）。

Converse 法（1977）

（图 6.55）

测量唇长后，切除同侧口角的皮肤和皮下组织，暴露口腔黏膜（图 6.55a，D）。内侧黏膜部分做横行切开，在口角处做一小的纵行切口（图 6.55b）。产生的 3 个黏膜瓣（图 6.55，S）分别向上、向下和向外侧翻转，用 7-0 单丝线缝合到皮肤边缘（图 6.55 c、d）。

Ganzer 法（1921）

（图 6.26）

如果口角黏膜的游离度足够大，那么在适当的

口角位置切除三角形皮肤，再将整个口角向外侧推进（图 6.56 a、b）。

Gillies 和 Millard 法（1957）

（图 6.57）

按照口角需要开大的程度，设计上唇或下唇红唇瓣（图 6.57a）。口角外侧切除三角形皮肤组织，保留下唇内面的口腔黏膜，随之将其掀起作为黏膜瓣（图 6.57 b、c）。黏膜瓣与去表皮区缝合，重建下唇红唇（图 6.57d）。红唇瓣向外侧旋转修复口角处上唇的红唇。口腔黏膜可能需要向前庭适当多分离。

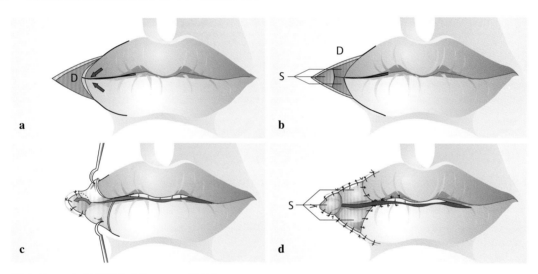

图 6.55　a~d. 口角开大（Converse 1977）
a. 测量唇长，三角形皮肤切除直到口腔黏膜层，保持黏膜完整。切开原口角（箭头）。
b. 在暴露的口腔黏膜做 T 形切开，形成 3 个黏膜瓣（S）。
c. 翻转 3 个黏膜瓣。
d. 完成修复。

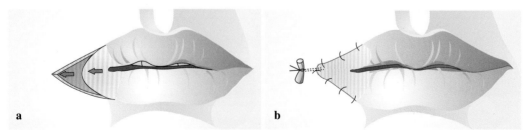

图 6.56　a、b. Ganzer 法（1921）口角开大
a. 测量唇长后在口角做三角形皮肤切除。沿红唇切开口角皮肤和红唇交界处，但不切透到口腔黏膜。
b. 红唇向外侧推进，予以缝合。

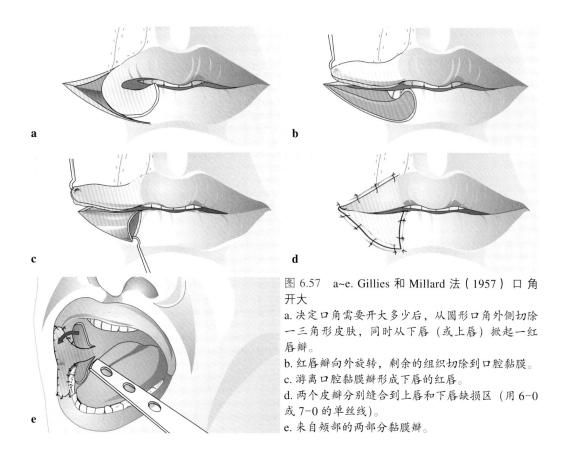

图 6.57　a~e. Gillies 和 Millard 法（1957）口角开大

a. 决定口角需要开大多少后，从圆形口角外侧切除一三角形皮肤，同时从下唇（或上唇）掀起一红唇瓣。

b. 红唇瓣向外旋转，剩余的组织切除到口腔黏膜。

c. 游离口腔黏膜瓣形成下唇的红唇。

d. 两个皮瓣分别缝合到上唇和下唇缺损区（用 6-0 或 7-0 的单丝线）。

e. 来自颊部的两部分黏膜瓣。

第7章

颏部

The Chin

颏部小范围缺损的修复

(也见瘢痕修整相关的图 2.8~图 2.21、图 3.1~图 3.12)

推进皮瓣

(图 7.1)

颏部小范围的缺损可以采用侧面下颏部皮瓣推

进修复（图 7.1）。在下颌缘下切开，于下颌角处切除一 Burow 三角形皮肤以关闭供区缺损。

双叶皮瓣

(图 7.2)

下颌的颏下双叶皮瓣是修复这类缺损的简单方法。

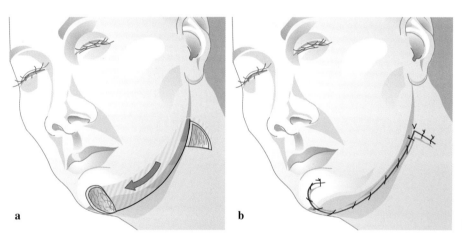

图 7.1　a、b. Burow 法钩形颏部推进皮瓣修复颏部缺损

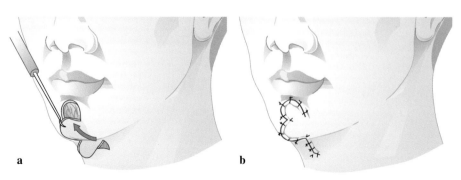

图 7.2　a、b. 颏下双叶皮瓣修复颏部缺损

第8章

面颊部

The Cheek

面颊部内侧缺损

上内侧面颊部

Esser 法颊部旋转皮瓣（1918）

（图 8.1）

Esser 颊部旋转皮瓣可用来修复鼻部缺损和内

侧颊部缺损（参见图 5.52a）。切口从缺损处开始沿下睑向外，再向上到颞部然后转向耳前，如果有必要还可以在耳垂下做一小段回切，切口再向下行于下颌角后向前（图 8.1）。在脂肪层游离设计的皮瓣，向前旋转，将皮瓣固定于下眶缘的骨膜以防止下睑外翻。切除 Burow 三角形皮肤以闭合供区创面。如

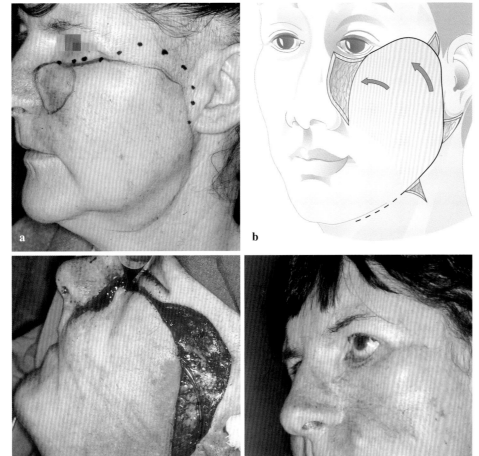

图 8.1　a~f. Esser 颊部旋转皮瓣（1918）

a. 鼻窦和颊部内侧肿瘤，设计颊部旋转皮瓣。

b. 皮瓣在颞部的切口略向上以便为下睑提供足够量的组织（防止下睑外翻）。皮瓣与下眶缘的骨膜固定，游离颊部皮肤（保护面神经分支）。

c. 旋转皮瓣，切除 Burow 三角形皮肤闭合供区创面（见 b 图）。

d. 1 年后的结果，下睑外翻。

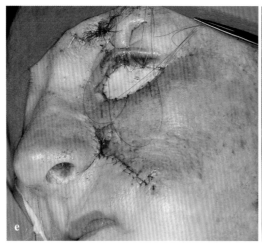

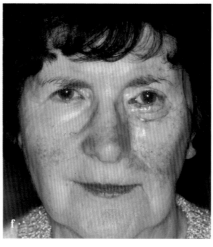

图 8.1 （续）

e. 耳后全厚皮片游离移植矫
正下睑外翻。

f. 修复后 3 年的效果。

果皮瓣需要大范围旋转，那么就延长下颌下缘的切口。不要在脂肪层解剖过深，尤其是在颞部，以保护面神经分支不受损伤。

结合 Esser 法（1918）和 Imre 法（1928）颊部重建（Weerda 1980）

（图 8.2）

对于颊部内侧缺损和下睑区域缺损有必要将 Esser 皮瓣与鼻唇沟推进皮瓣结合运用。我们把 Esser 旋转皮瓣与鼻唇沟新月形皮肤切除结合，取得了很好的面颊部外形和皮肤活动度。

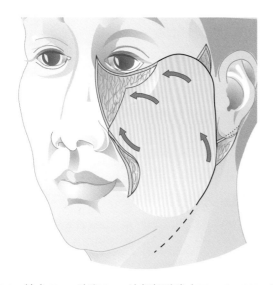

图 8.2　结合 Esser 法和 Imre 法颊部重建（Weerda 1980；图 8.4）。在 Esser 旋转皮瓣的基础上于鼻唇沟增加一新月形皮肤切除（图 8.1）。在脂肪层游离皮瓣以避免面神经损伤（参见图 9.10）

小范围颊部缺损

小范围的缺损由转位皮瓣或旋转皮瓣修复，也可用小的双叶皮瓣（参见图 3.1b、图 3.22）。侧鼻区缺损用 Burow 法颊部推进皮瓣并切除 Burow 三角形皮肤（图 8.3），或者切除一新月形鼻唇沟皮肤（图 8.4）。

Imre 颊部推进皮瓣（参照 Haas 和 Meyer 1973，改良法）

（图 8.4、图 8.5）

内眦部缺损

（图 8.6）

内侧缺损可由 Imre 颊部旋转皮瓣结合额部旋转皮瓣修复（参见图 5.2~图 5.8）。

面颊前中部

（图 8.7）

带蒂双叶皮瓣

蒂部在下的双叶皮瓣特别适合于老年患者（Dean 等 1975，Weerda 1983）。皮瓣第二叶可以放在耳后或者上颈部（图 8.7 a、b）。

以下方或前方为蒂的大范围双叶皮瓣

（图 8.8）

在现代肿瘤外科中，我们常用前臂游离皮瓣修复此类缺损（图 14.1）。有时老年患者用双叶皮瓣（图 8.8a），上颌窦前壁和眶底用颞肌和颞肌筋膜重

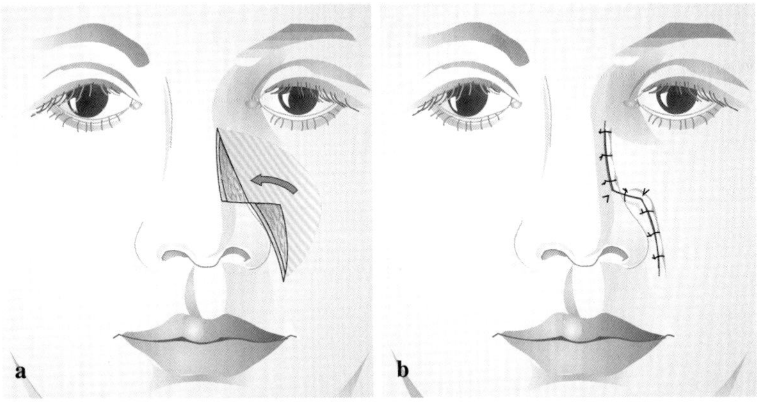

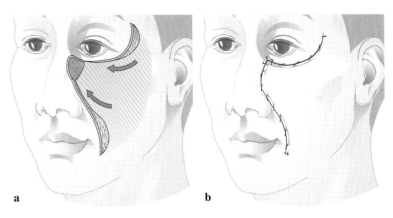

图 8.3　a、b. Burow 法颊部推进皮瓣及其瘢痕
位置
a. Burow 法颊部推进皮瓣。
b. 瘢痕位于鼻侧和鼻唇沟（图 5.22）。

图 8.4　a、b. 改良 Imre 颊部推进皮瓣及其瘢
痕位置
a. 改良 Imre 颊部推进皮瓣。
b. 瘢痕位于面颊部亚单位交界和松弛皮肤张
力线（鼻唇沟）（也参见图 5.48a、b，图 9.10）。

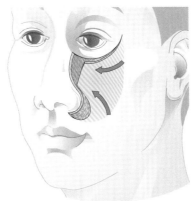

图 8.5　改良 Imre 皮瓣，切口瘢痕位于鼻翼沟
（图 5.51）

建（图 8.8 b~e）。

V-Y 推进皮瓣

（图 8.9，也参见图 3.9）

上颊部和后颊部

Weerda 三叶皮瓣（1979）

（图 8.10）

偶尔，双叶皮瓣修复颊部缺损组织量不够，第

一叶皮瓣需要设计在缺损和耳之间（图 8.10 a、b），
第二叶皮瓣设计在耳后，第三叶皮瓣设计在颈侧面。

正如 Esser 颊部旋转皮瓣，第三叶皮瓣的最下
方切口可以延伸到下颌下方。闭合供区创面要切除
Burow 三角形皮肤（图 8.10 c、d）。

双叶皮瓣

（图 8.11）

累及颊部侧面和耳垂区域的缺损可以用耳后双
叶皮瓣修复（图 8.11a）。在一定程度上比较小的第

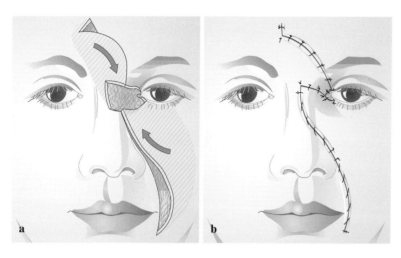

图 8.6　a、b. Imre 颊部旋转皮瓣与额部小皮瓣结合修复累及颊部和内眦区域的缺损（也参见图 5.2~图 5.8、图 8.2）

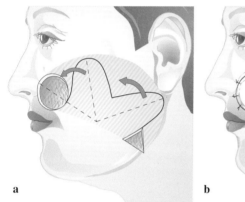

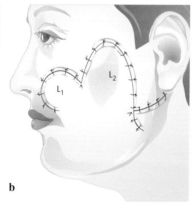

图 8.7　a、b. 蒂部在下的双叶皮瓣

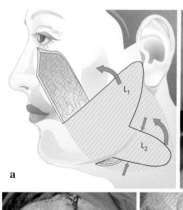

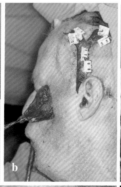

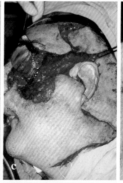

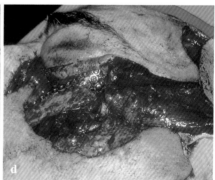

图 8.8　a~g. 蒂部在下的大范围双叶皮瓣
a. 中颊部缺损；设计双叶皮瓣。
b. 为闭合前颊部、上颌窦壁和眶底（见 c 图）的大面积缺损，切取颞肌和颞筋膜瓣（这里是另外一个患者）。
c. 以颊部前方和下方为蒂，切取双叶皮瓣，用肋骨和钛板重建眶底。
d. 前壁和眶底用颞肌覆盖，上颌窦壁用骨来重建。
e. 关闭创面予以缝合。
f. 2 年后的结果。
g. X 线片结果。

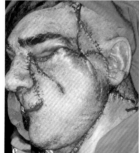

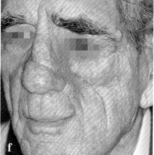

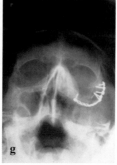

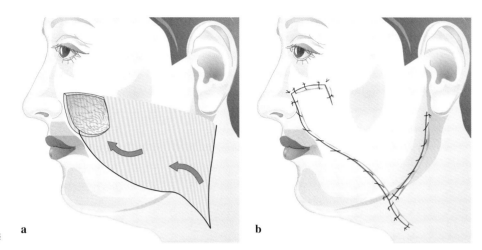

图 8.9　a、b. 颊部 V-Y 推进皮瓣

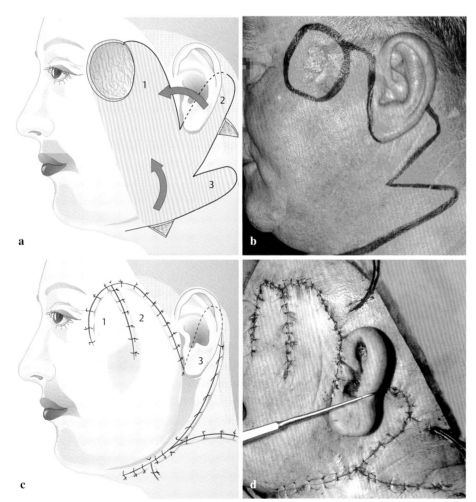

图 8.10　a~d. Weerda 法三叶皮瓣（1979）

a、b. 包含耳前叶（1）、耳后叶（2）和颈叶（3）的三叶皮瓣修复颞部缺损。

c、d. 完成修复。切除 Burow 三角瓣皮肤，游离周围皮肤闭合所有创面。

二叶皮瓣则从颈部侧面掀起（图 8.11b）。

颊部侧面缺损

颊部侧面小范围缺损

这类缺损可用多种皮瓣修复，比如转位皮瓣（图 8.12），Limberg 报道的不对称四边形皮瓣（1967）或称 Dufourmentel 皮瓣（1962）（图 8.13，也参见图 3.24～图 3.27），以及推进皮瓣或者 Z 成形（图 8.14、图 8.15）。

耳前小范围缺损

耳前小范围缺损可通过耳后和颈部区域的推进

皮瓣修复（图 8.16）。

单纯的皮瓣推进和旋转皮瓣（Burow 法）

（图 8.17）

下方侧面面颊部的楔形缺损可以用单纯的 Burow 推进皮瓣修复（图 8.17 a、b）。对于圆形或者椭圆形缺损，用上颈部的旋转皮瓣修复（图 8.17 c、d）。

对偶转位皮瓣

（图 8.18）

如果第一个皮瓣从耳前区域切取（图 8.18a），那么供区缺损用蒂部在下的耳后皮瓣闭合。耳后缺损最后游离周围皮肤（图 8.18）或者中厚皮片游离移植修复（如取自臂部）。

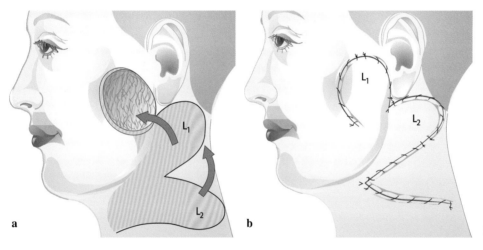

图 8.11　a、b. 颈侧面的双叶皮瓣

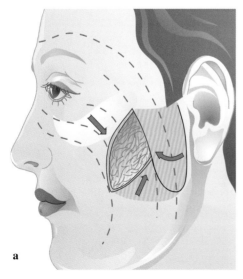

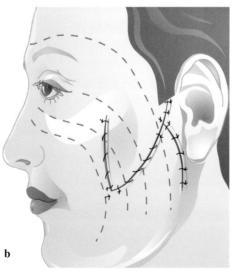

图 8.12　a、b. 小的耳前转位皮瓣（可以比创面略小），可能需要做 II 期瘢痕修整

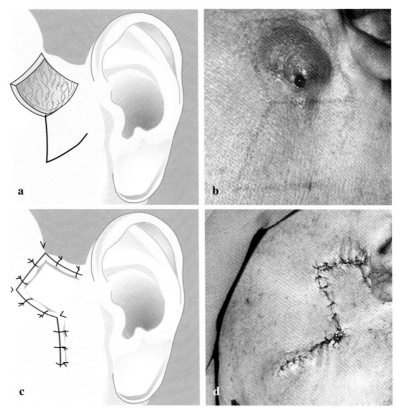

图 8.13 a~d. Limberg 皮瓣
a、b. Limberg 皮瓣（菱形皮瓣，也见图 3.24~
图 3.27）修复耳前颊部缺损。
c、d. 创面闭合。

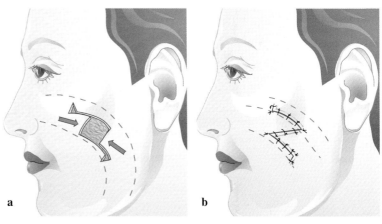

图 8.14 a、b. 双侧推进皮瓣（参见图 3.1）

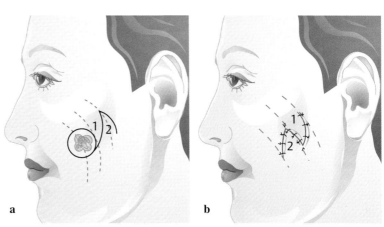

图 8.15 a、b. Z 成形修复小范围颊部缺损

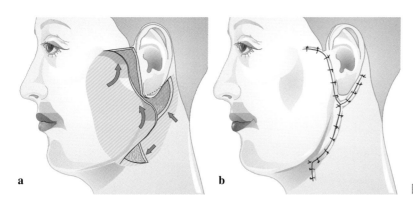

a　b　图 8.16　a、b. 耳后区域的推进皮瓣

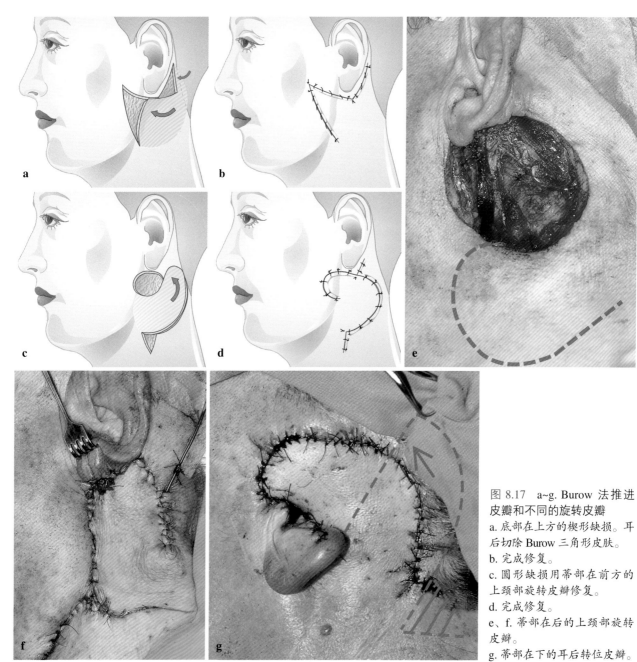

图 8.17　a~g. Burow 法推进皮瓣和不同的旋转皮瓣

a. 底部在上方的楔形缺损。耳后切除 Burow 三角形皮肤。

b. 完成修复。

c. 圆形缺损用蒂部在前方的上颈部旋转皮瓣修复。

d. 完成修复。

e、f. 蒂部在后的上颈部旋转皮瓣。

g. 蒂部在下的耳后转位皮瓣。

累及耳廓的大面积缺损

累及耳廓的大面积缺损可以转移蒂部在后的双叶皮瓣，其中第一叶皮瓣置于下颌下区域（图 8.19）。

Weerda 侧面颊部旋转皮瓣（1980c）

（图 8.20、图 8.21）

中等大小的耳前颊部缺损可以用蒂部在上的颊部旋转皮瓣修复（图 8.20）。转位皮瓣加上 V-Y 推进适用于下外侧颊部区域（图 8.21）。大面积缺损可选择性运用岛状皮瓣（参见第 12 章、第 13 章）

或游离皮瓣修复（参见第 14 章）。

带蒂转位皮瓣

（图 8.22、图 8.23）

对于耳甲腔和耳前区缺损，有时需要修复的皮瓣不一定与皮肤松弛张力线一致，尤其是老年患者，治疗时间短、恢复快是最重要的。在这些病例中，我们设计蒂部在下方（图 8.22）或者以颞部为蒂的转位皮瓣（图 8.23），再用蒂部在前方的颊部旋转皮瓣修复供区创面（图 8.22 和图 8.23）。

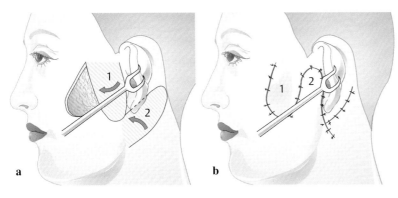

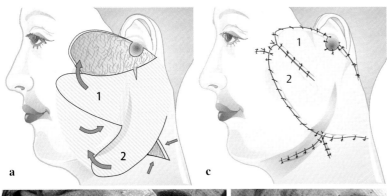

图 8.18　a、b. 对偶转位皮瓣
a. 耳前邻位皮瓣（1）修复颊部缺损。掀起第二个蒂部在下的皮瓣（2）。
b. 完成修复。

图 8.19　a~e. 蒂部在后方的颊部和下颌下区域的双叶皮瓣（Weerda 1978c、1980c）
a、b. 累及后面上颊部和耳廓的大范围缺损。缺损区下方设计第一叶皮瓣（1）。下颌下区域设计第二叶皮瓣。切除 Burow 三角形皮肤闭合供区创面。
c、d. 完成修复。
e. 6 个月后的结果。

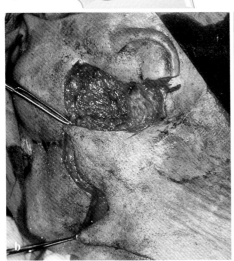

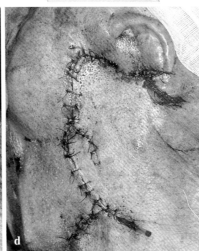

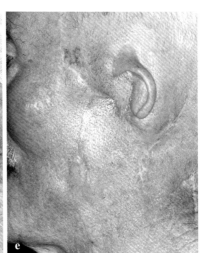

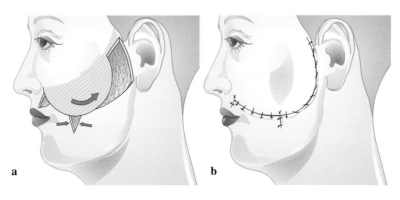

图 8.20　a、b. Weerda 法侧面颊部旋转皮瓣（1980c）

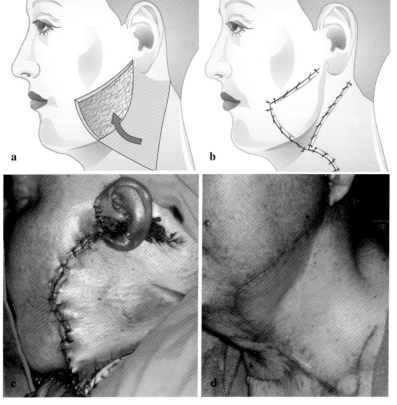

图 8.21　a~d. 颈部转位皮瓣修复高位或低位颊部缺损
a. 蒂部在上的菱形样转位皮瓣。
b、c. V-Y 推进闭合所有创面（做颈部皮肤分离）。
d. 3 周后的结果。

耳前头发缺损

（图 8.24）

耳前缺损可带头发修复，转移以上方为蒂的耳后皮瓣，其上部分携带毛发。设计皮瓣的下部分转移无毛发区到颊部。皮瓣的特殊设计依赖于患者的性别（图 8.18）。

蒂部在下方的耳后转位皮瓣（Weerda 1978b）

（图 8.25）

累及耳廓和耳前区的大面积缺损可通过转移蒂部在下方的耳后皮瓣修复。供区缺损旋转周围皮肤闭合。如果需要，头发可随皮瓣转移。

颈部大面积双叶皮瓣（Weerda 1980b）

（图 8.26）

我们在下颌下方或颈肩部设计蒂部在后方的双叶皮瓣修复下颊部侧面的大范围缺损。对于广泛的缺损，应做皮瓣延迟。对于老年患者我们喜欢用肌皮瓣，比如胸大肌皮瓣或者背阔肌皮瓣。有经验的团队可用显微外科游离移植前臂桡动脉皮瓣修复受区缺损（参见图 14.1）。

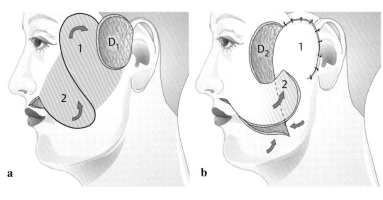

图 8.22　a、b. 耳前上区缺损（D_1）
a. 蒂部在下的转位皮瓣（1）。
b. 供区创面（D_2）由颊部外侧旋转皮瓣修复（2）。

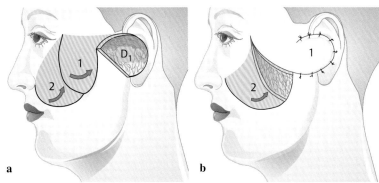

图 8.23　a、b. 累及耳部的缺损（D_1）
a. 蒂部在上的耳前皮瓣（1）。
b. 供区创面由颊部外侧旋转皮瓣修复（2）。

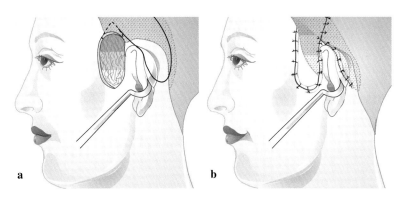

图 8.24　a、b. 耳前头发缺失由蒂部在上方的耳后转位皮瓣修复
a. 设计邻位皮瓣，带头发区位于皮瓣外侧。
b. 完成修复。

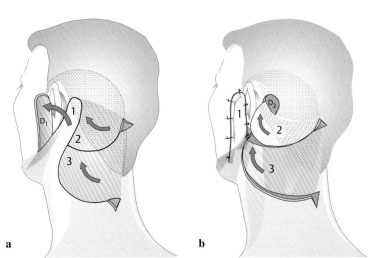

图 8.25　a、b. 使用多个皮瓣闭合颊部侧面大面积缺损（D_1），以蒂部在下方的颈部侧面邻位皮瓣（1）与旋转皮瓣（2）结合修复缺损

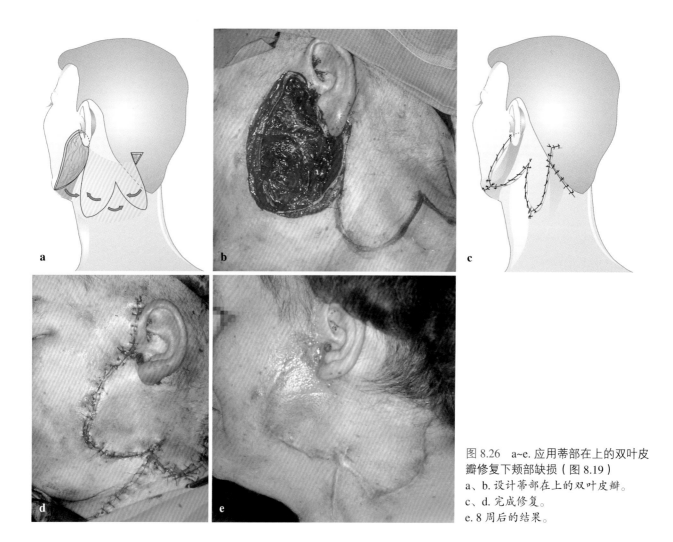

图 8.26　a~e. 应用蒂部在上的双叶皮
瓣修复下颊部缺损（图 8.19）
a、b. 设计蒂部在上的双叶皮瓣。
c、d. 完成修复。
e. 8 周后的结果。

第9章

眼睑
The Eyelids

上眼睑

直接缝合法

（图 9.1）

直接缝合法适用于达 1/4 睑缘的缺损（约 8 mm）（半圆形皮瓣缝合法，图 9.1）。

Beyer-Machule 和 Riedel 的半圆形皮瓣缝合法（1993）

（图 9.2）

当缺损较大达到睑缘的一半时可通过向中央推进半圆形皮瓣闭合伤口（图 9.2a）。首先缝合睑缘（图 9.1），用薇乔 6-0 号线（Ethion，Hamburg-Norderstedt，Germany）依次缝合睑板以及眼轮匝肌，

皮肤则用 7-0 号单股缝线进行间断缝合（图 9.1 a、b）。

睑缘通过 3 针固定缝合线对合，其中 2 针缝深（靠近眼球）而另一针比较靠前（Beyer-Machule 和 Riedel 1993）。较大的上眼睑缺损罕见，应仅限于有丰富眼睑手术经验的外科医师来实施。

交叉皮瓣

（图 9.3）

类似 Abbé 唇交叉瓣，皮瓣可从下眼睑旋转至上眼睑全层缺损区修复累及睑缘长度 1/4 的缺损（图 9.3 a、b）。眼睛本身由专用角膜保护覆盖以防角膜损伤。

在上眼睑受区伤口分别做两针连续缝合之后（图 9.3 b），下眼睑供区缺损直接用 6-0 号尼龙线连

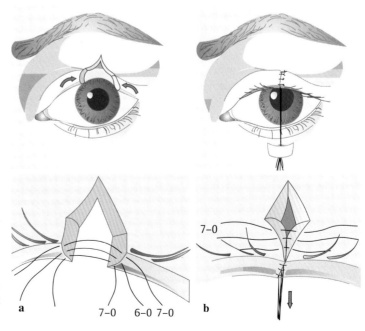

图 9.1 a、b. 直接缝合运用于达到睑缘长度 1/4 的上眼睑缺损（约 8 mm）
a. 睑缘用 6-0 号或 7-0 号 PDS 线缝合。睑板以及眼轮匝肌用 6-0 号可吸收线间断缝合。
b. 7-0 号单股线连续缝合。相邻的深部睑缘缝线的末端固定于前方睑缘以避免刮伤眼球。牵引缝线留长并贴于脸颊。

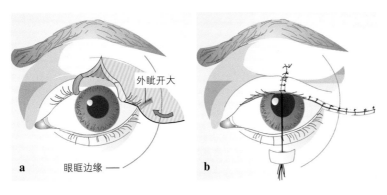

图 9.2　a、b. 半圆形上眼睑外侧皮瓣修复长达睑缘 1/4~1/2 上眼睑缺损
a. 做外眦切开离断上睑韧带以利于推进侧方皮肤。
b. 缝合所有的伤口 (图 9.1)，同一方法也适用于下眼睑。

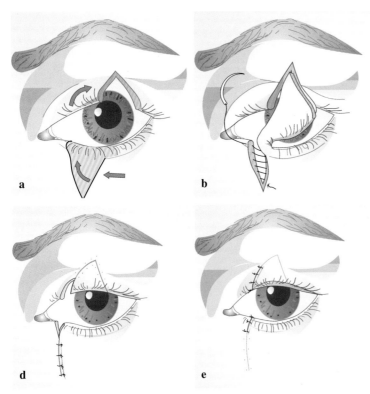

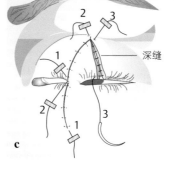

图 9.3　a~e. Mustardé 方法应用于以外侧为蒂的下眼睑全层皮瓣重建上眼睑 (按照 Beyer-Machule 和 Riedel 1993)
a. 设计以外侧为蒂的下眼睑全厚皮瓣。
b. 皮瓣转移至上眼睑缺损区，下眼睑供区缺损缝合。
c. 每个伤口一针连续加三针间断缝合、分别闭合，并且把缝线末端固定于皮肤。
d、e. 大约 3 周后，皮瓣断蒂并闭合缺损。

续缝合 (图 9.3 c)。

Fricke 和 Kreibig 法上眼睑重建

(图 9.4)

大范围的上 (以及下) 眼睑缺损可用从眉上切取的宽度较窄转位皮瓣进行修复，皮瓣蒂位于眉外侧。

也可用耳后中厚皮片移植。

双叶皮瓣

(图 9.5)

位于偏内侧的上眼睑缺损可用额部双叶皮瓣进

行修复。皮瓣第二叶应略大于第一叶。第二叶皮瓣旋转有可能造成皮肤皱褶需要二次手术修整 (图 9.5 b)。也可以应用 V-Y 推进皮瓣 (参见图 5.2~图 5.7)。

Mustardé 两步法全上眼睑重建 (Beyer-Machule 和 Riedel 1993)

(图 9.6)

与交叉皮瓣类似 (图 9.3)，整个下眼睑皮瓣以外侧为蒂掀起 (图 9.6a)。半圆形下眼睑皮瓣从内侧转位向上旋转至上眼睑 (图 9.6b)。下眼睑用取自鼻中隔的软骨黏膜复合组织移植物重建 (图 9.7)。皮瓣 3 周后断蒂 (图 9.3 d、e)。

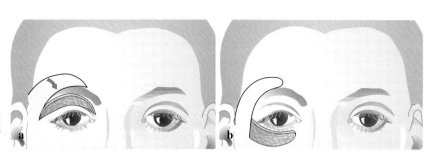

图 9.4　a、b. Fricke 和 Kreibig 报道的额部转位皮瓣重建上眼睑（a）和下眼睑（b）

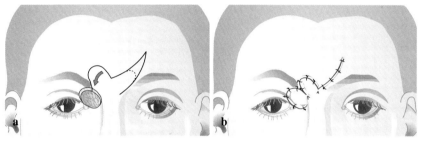

图 9.5　a、b. 双叶皮瓣闭合内侧上眼睑缺损（参见图 5.3~图 5.7、图 5.24）

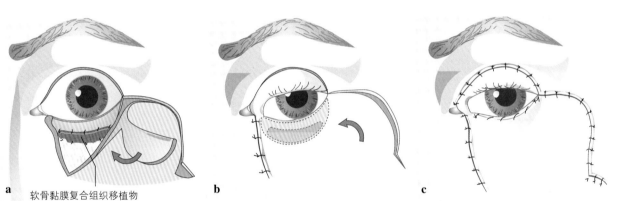

软骨黏膜复合组织移植物

图 9.6　a~c. Mustardé 两期法全上眼睑重建
a. 以外侧为蒂的下眼睑半圆形皮瓣重建上眼睑（图 9.2）。从鼻中隔切取软骨黏膜复合组织移植物。该移植物黏膜部分的大小是软骨部分的 2 倍。
b. 复合组织移植物用于重建下眼睑。
c. 缝合所有伤口。3 周后皮瓣断蒂并植入期望的位置（图 9.3 d、e）（按照 Beyer-Machule 和 Riedel 1993）。

下眼睑重建

下眼睑小范围缺损的重建

下眼睑的小缺损有时可通过直接缝合法闭合（图 9.1b）或者用上眼睑转位皮瓣修复（图 9.3），类似 Abbé 交叉唇瓣。

大范围缺损

（图 9.6、图 9.7）

如同上眼睑修复，Mustardé（1980）旋转-推进皮瓣法可用于下眼睑较大缺损的闭合。切口始于外眦，弯曲向上，终止于耳前区。在浅层平面做皮瓣分离，并把眼睑的缺损修整为尖部向下的楔形切口（图 9.7a）。取自鼻中隔的软骨黏膜复合移植物用作眼睑内层衬里。软骨部分应略小于黏膜部分。用 11 号刀片或者特殊的软骨刀将鼻中隔软骨削薄至 1~1.5 mm。在上述复合移植物缝合到位之后（黏膜向内），眼睑皮肤缺损通过侧面的面颊部皮瓣旋转-推进闭合（图 9.7b）。应特别注意，要考虑泪管重建（图 9.7c）。

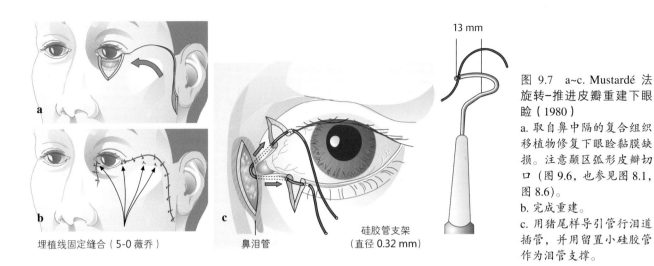

图 9.7　a~c. Mustardé 法旋转-推进皮瓣重建下眼睑（1980）

a. 取自鼻中隔的复合组织移植物修复下眼睑黏膜缺损。注意颞区弧形皮瓣切口（图 9.6，也参见图 8.1，图 8.6）。

b. 完成重建。

c. 用猪尾样导引管行泪道插管，并用留置小硅胶管作为泪管支撑。

埋植线固定缝合（5-0 薇乔）　鼻泪管　硅胶管支架（直径 0.32 mm）

13 mm

下眼睑外翻的重建

转位皮瓣

（图 9.8、图 9.9）

蒂部在上方的下眼睑外侧转位皮瓣（如 von Langenbeck 于 1855 年所述）非常适合于修复下眼睑缺损，也可以矫正瘢痕引起的下眼睑外翻（图 9.8）。稍大的皮瓣可从内侧切取（图 9.9）。耳后全层皮肤移植，或者 Imre 颊部旋转皮瓣，也是这种类型重建的良好选择（图 9.10，也参见图 8.2、图 8.6）。

也有一些病例另外需要用到鼻中隔软骨或者鼻中隔软骨黏膜复合组织物（图 9.6）。

全下眼睑重建

（图 9.11、图 9.12）

整个下眼睑可以通过上眼睑转位皮瓣（图 9.11a、b）或者上眼睑（Tripier 皮瓣）双蒂皮瓣（肌皮瓣，图 9.12a、b）进行重建。如在其他修复方法中，鼻中隔的软骨黏膜移植物用作下眼睑衬里（图 9.6、图 9.7）。在后期手术中下眼睑外侧和内侧皮瓣断蒂，并做修整。

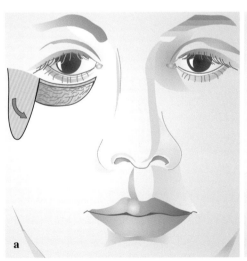
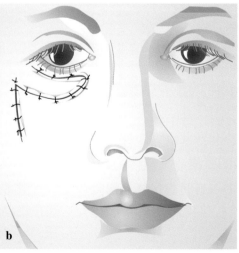

图 9.8　a、b. von Langenbeck（1855）转位皮瓣修复下眼睑缺损并矫正下眼睑外翻

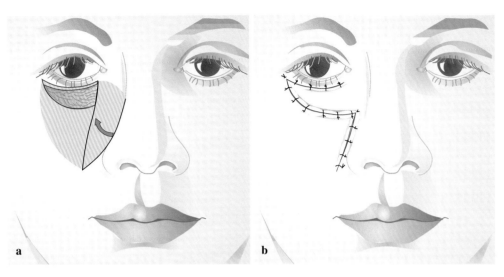

图 9.9 a、b. 面中部鼻旁的鼻唇沟皮瓣修复下眼睑缺损或者矫正下眼睑外翻

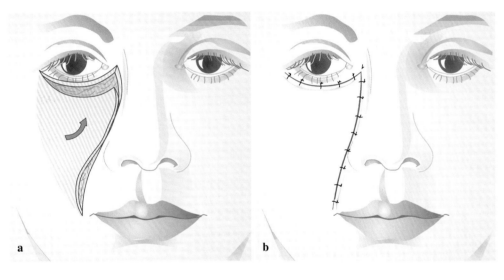

图 9.10 a、b. Imre 颊部推进皮瓣修复下眼睑缺损或者矫正下眼睑外翻（参见图 8.2）

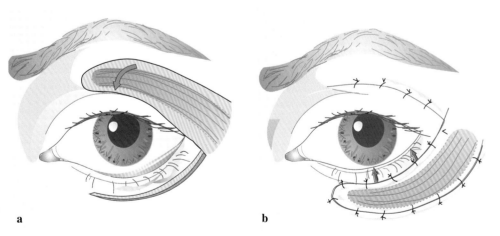

图 9.11 a、b. 单纯上眼睑肌皮瓣转位（Tripier 皮瓣）矫正下眼睑外翻

内眦的重建

（图 9.13、图 9.14，也参见图 5.2~ 图 5.7）

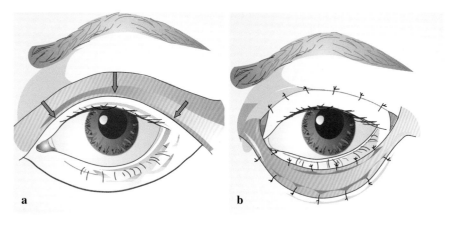

图 9.12　a、b. 设计成双蒂皮瓣的双侧 Tripier 皮瓣
a. 上眼睑肌皮瓣的设计。
b. 皮瓣转位消除下眼睑外翻。大约 3 周后皮瓣外侧与内侧断蒂并缝合到正常位置（图 9.3 d、e）。

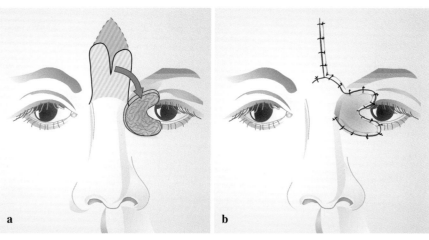

图 9.13　a、b. 额部双叶皮瓣修复内眦缺损（图 9.5，也参见图 5.3~ 图 5.7）

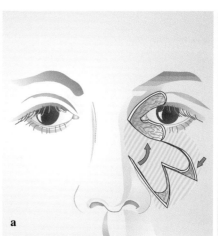
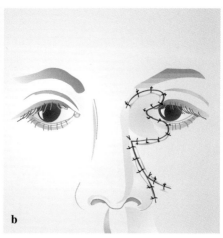

图 9.14　a、b. 上内侧蒂双叶颊部皮瓣修复内眦缺损（图 9.5、图 9.13，也参见图 5.3~ 图 5.7）

第10章

耳廓

The Auricular Region

耳廓缺损的分类（表10.1）和美学亚单位

（图10.1）

尽管耳廓缺损的分类难免会出现重叠，但我们仍然认为这是有价值的，为了便于教学，我们可以提供一个系统化的耳廓再造术式（Weerda 1980b，1984，1987，1989c，1994d，2001；Weerda 和 Siegert 1999a；Mellette 1991）（表10.1）。并不一定总是考虑耳的美学亚单位（图10.1），耳廓重建需要根据手术的具体需要进行（见 Weerda 2004，第1章）。

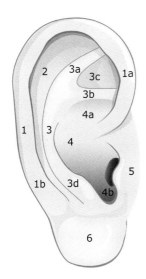

图10.1 耳廓美学单位和亚单位（Weerda 1980，2001；Melette 1991；也可参阅 Sherris and Larrabee 2009）

1. 耳轮（耳轮缘）。   c. 三角窝。
a. 耳轮前部（耳轮脚）。   d. 对耳轮尾部：对耳屏（图10.8）。
b. 耳轮下部（耳轮尾部）。   4. 耳甲腔
2. 舟状窝   a. 耳甲艇。
3. 对耳轮   b. 耳屏间切迹
a. 对耳轮上部：对耳轮上脚。   5. 耳屏区
b. 对耳轮下部：对耳轮下脚。   6. 耳垂

表10.1　耳廓缺损的分类（Weerda1980、1987）

耳廓缺损的分类
1. 中央缺损
• 耳甲缺损
• 对耳轮缺损以及复合中部缺损
2. 周围缺损
• 耳轮重建同时缩小耳廓
• 耳轮重建不缩小耳廓
3. 耳廓部分重建
• 耳廓上 1/3 缺损
– 耳廓重建同时缩小耳廓
– 耳廓重建不缩小耳廓
• 耳廓中 1/3 缺损
– 耳廓重建同时缩小耳廓
– 耳廓重建不缩小耳廓
• 耳廓下 1/3 缺损
4. 耳垂重建
• 创伤性耳垂裂
– 不保留耳孔的修复
– 保留耳孔的修复
• 耳垂缺损
• 耳垂缺失
5. 耳后缺损
• 耳廓背面缺损
• 耳后区缺损（乳突区）
• 耳廓背面与耳后区复合缺损
6. 耳廓次全缺损
7. 耳廓的损失
• 新鲜撕脱伤
• 全耳断离后重建
• 耳廓、耳廓区皮肤损失或烧伤后的重建
• 耳廓部分或全部离断后耳廓区缺损的重建

耳廓中央缺损：推荐的缺损修复方法

（图 10.2）

耳甲缺损

应用全厚皮片移植修复

（图 10.3）

由于耳甲的大部分毗邻乳突区，因此可选择全厚皮片修复。全厚皮片移植修复耳甲见图 10.3a~h。

转位皮瓣和 U 形推进皮瓣

（图 10.4）

若缺损位置较高，延伸到对耳轮，或者达外耳道，可应用蒂在上或蒂在下的转位皮瓣，在皮瓣通

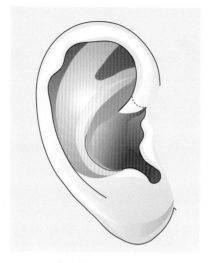

图 10.2　中央缺损：耳甲对耳轮复合缺损

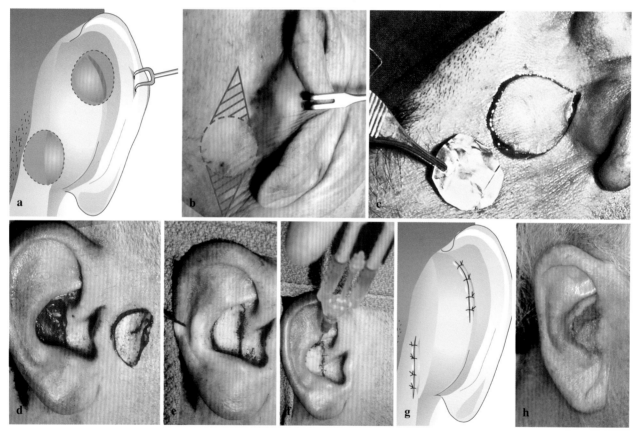

图 10.3　a~h. 全厚皮片修复耳廓中央缺损

a~c. 按照铝箔（c）（缝合线包裹材料）或手术手套纸做成的模板在耳后沟和乳突区设计并切取全厚皮片。

d. 耳廓中央缺损区和全厚皮片。

e、f. 皮片用 6-0 单丝线缝数针，并用纤维蛋白黏合剂固定。

g. 供区伤口一期缝合。

h. 结果。

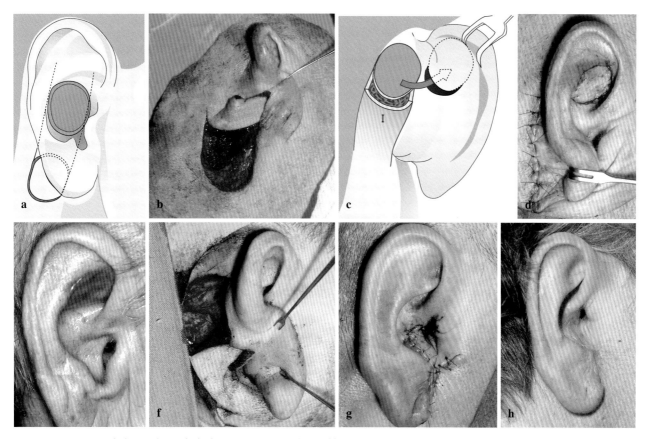

图 10.4　a~h. 耳甲腔（a、b）、三角窝或耳甲艇（c~e）的双层缺损，用蒂在上（a）或在下（c）的转位皮瓣修复
a、b. 耳后蒂在上的转位皮瓣，皮下隧道的穿行部分是去表皮区（图 c，I）。
c. 蒂在下的转位皮瓣（a 的替换术式）。
d. 皮瓣转移插入到缺损区，闭合耳后供区。
e. 术后 6 周断蒂。
f. 蒂在下的转位皮瓣修复耳甲腔下部和外耳道（图 c）。
g. 转移插入皮瓣。
h. 术后 1 年。

过隧道拉向前方时，穿行在隧道内的皮瓣部分去表皮（拉出法；图 10.4c）。

岛状皮瓣修复

（图 10.5~ 图 10.7）

"真正"岛状皮瓣有动脉供应但与周围组织分离（Kazanjian 1958；Weerda 1999b，2004）。应用术式如下。

- 应用蒂在后的耳后动脉岛状皮瓣进行双层缺损修复（Krespi 等 1983，Weerda 和 Siegert 1999a，Weerda 2001；图 10.5 a~f）。
- Zong-ji 和 Chao（1990）也用了蒂在后的耳后动脉岛状皮瓣。

- 基于真皮蒂的大面积岛状皮瓣（Masson 1972，Renard 1981，Koop-mann 和 Coulthard 1982，Jackson 1985b；图 10.6 a~g）。
- Park 等报道的岛状皮瓣（1988；图 10.7 a、b）。

Park 和 Chung（1989）指出，皮瓣转移插入后血流方向是逆向的。供区移植用中厚皮片或全厚皮片修复。

对耳轮缺损和合并中央型缺损

（图 10.8、图 10.9）

如前所述，以耳后皮肤为蒂的耳后转位皮瓣或者以耳后动脉为蒂的岛状皮瓣（图 10.4~ 图 10.6）特别适用于修复对耳轮区域缺损（图 10.8 a、b）或

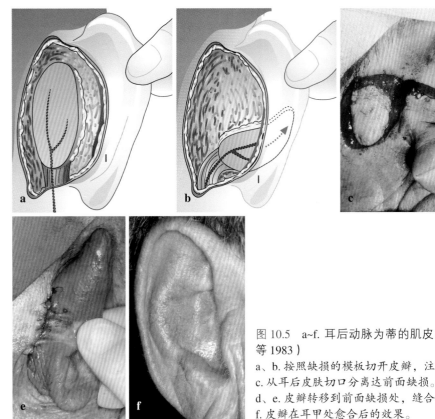

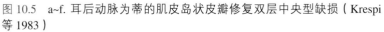

图 10.5　a~f. 耳后动脉为蒂的肌皮岛状皮瓣修复双层中央型缺损（Krespi 等 1983）

a、b. 按照缺损的模板切开皮瓣，注意保护其中的血管与肌肉蒂。l，隧道。

c. 从耳后皮肤切口分离达前面缺损。

d、e. 皮瓣转移到前面缺损处，缝合耳后供区创口。

f. 皮瓣在耳甲处愈合后的效果。

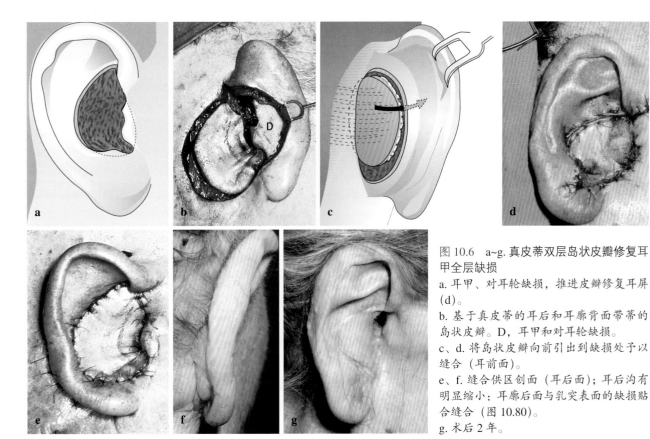

图 10.6　a~g. 真皮蒂双层岛状皮瓣修复耳甲全层缺损

a. 耳甲、对耳轮缺损，推进皮瓣修复耳屏（d）。

b. 基于真皮蒂的耳后和耳廓背面带蒂的岛状皮瓣。D，耳甲和对耳轮缺损。

c、d. 将岛状皮瓣向前引出到缺损处予以缝合（耳前面）。

e、f. 缝合供区创面（耳后面）；耳后沟有明显缩小；耳廓后面与乳突表面的缺损贴合缝合（图 10.80）。

g. 术后 2 年。

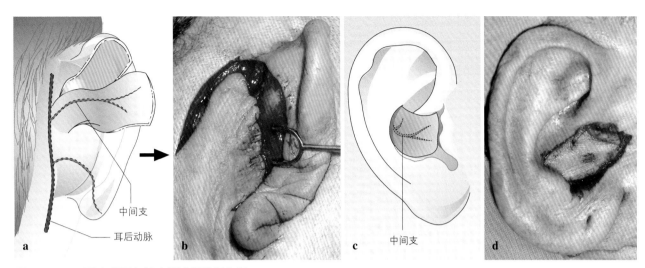

中间支

耳后动脉

中间支

图 10.7　a~d. 耳廓背面岛状皮瓣进行缺损修复
a、b. Park 等描述的耳廓背面岛状皮瓣修复耳廓前面的缺损（1988）。
c、d. 用多普勒超声血管定位，掀起皮瓣，向前引出皮瓣然后缝合到缺损处。

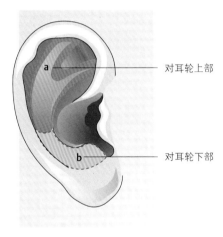

对耳轮上部

对耳轮下部

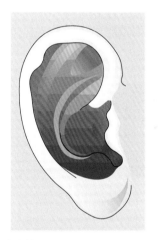

图 10.8　a、b. 对耳轮缺损（图 10.1）
转位皮瓣：见图 10.4，图 10.11；岛状皮瓣：见图 10.6；U 形
推进皮瓣：见图 10.12。
a. 对耳轮上部。
b. 对耳轮下部。

图 10.9　复合型中央缺损
用于修复耳甲和对耳轮缺损的皮瓣可用于此型（图 10.1、图
10.6、图 10.14）。

者范围更大的中央缺损（复合中央缺损；图 10.9）。

Converse 和 Brent 法（1977）三期重建对耳轮全层缺损

（图 10.10）

可将皮瓣延伸到耳廓背面皮肤，覆盖耳甲和对耳轮的大缺损（Jackson 1985b，图 10.6）。

蒂在上方和蒂在下方的转位皮瓣

（图 10.11，也见图 10.4）

◆ Ⅰ期
根据缺损面积的大小，掀起蒂在上方的较大耳

后转位皮瓣，皮瓣可延伸至颈部（图 10.11a）。

将皮瓣穿过隧道的部分去表皮，然后转移到缺损区（图 10.11c）。在耳后，皮瓣也可以用来修复耳廓背面的缺损（Weerda 1994b，图 10.4）。

◆ Ⅱ期
3 周后皮瓣断蒂。将蒂部剩余部分皮肤修薄，修复乳突区缺损创面，伤口做双层缝合。

范围不是太大的耳后缺损可由中厚或全厚皮片修复。双叶旋转（也见图 10.88）或者转位-旋转皮瓣（也见图 10.61、图 10.86、图 10.87）可用

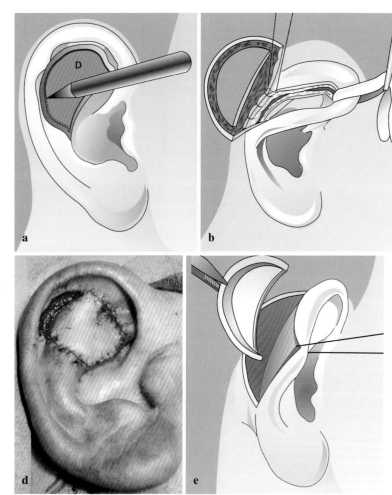

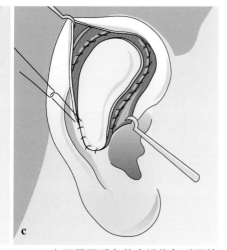

图 10.10　a~e. 大面积耳后岛状皮瓣修复对耳轮缺损和合并中央型缺损（Converse 和 Brent 1977）

Ⅰ期：

a. 乳突区皮瓣供区标出缺损范围（D）

b. 沿皮瓣边缘环形切开，皮瓣边缘和乳突区皮肤稍做分离（皮瓣蒂仍与乳突相连）。将乳突区皮瓣与耳廓背部缺损处的皮肤缝合。

c、d. 将岛状皮瓣与耳廓前面缺损处的皮肤边缘缝合（图 10.4e）。

Ⅱ期：

3 周后将皮瓣掀起植入耳廓支架。

e. 切取同侧或者对侧耳甲腔软骨或肋软骨。

Ⅲ期：

再经过 3~4 周后将支架和包裹的纤维组织层一起掀起，创面用中厚或全厚皮片覆盖（参见图 10.48 d~f）。

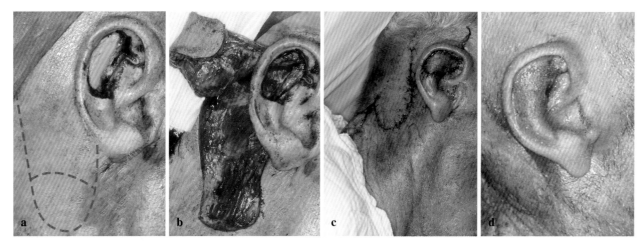

图 10.11　a~d. 应用蒂在上的耳后转位皮瓣Ⅰ期修复大范围耳廓中央型缺损

a、b. 设计蒂在上的耳后转位皮瓣，将皮瓣向前引出，穿越隧道的部分去表皮。

c. 皮瓣已转移至缺损区（图 10.4），供区伤口拉拢缝合。

d. 结果。

于一期修复特别大的中央缺损。

Gingrass 和 Pickrell 法 U 形推进皮瓣（1968）

（图 10.12）

3 周后断蒂，缝合耳后创面。此皮瓣也适用于外耳道后壁和对耳屏缺损的修复。

Weerda 转位皮瓣和暂时性耳轮转位修复方法

（图 10.13，Weerda 1984）

Weerda 法双叶皮瓣可作为转位-旋转皮瓣

（图 10.14，Weerda 和 Münker 1981）

将在后面详述，双叶皮瓣（图 10.14b、c）也可用于修复较大的全层对耳轮-耳甲腔缺损（图

10.14a）。皮瓣在耳轮下方穿过部分需要去表皮，并用软骨支撑（图 10.14d）。

Weerda 法 U 形推进皮瓣再造耳舟

（图 10.15）

◆ 耳前皮瓣

很多临床医师用耳前皮瓣修复较小的耳廓中央型缺损。

Tebbetts 法蒂在上方的耳前皮瓣修复三角窝（1982）

（图 10.16）

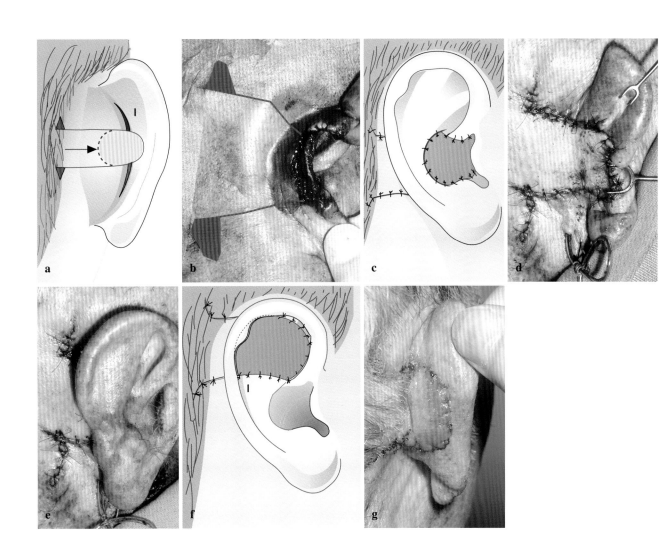

图 10.12　a~g. Gingrass 和 Pickrell 报道的 U 形推进皮瓣（1968，也见图 10.57、图 10.59）

a~c. 耳舟缺损，U 形皮瓣前移覆盖缺损并切除 Burow 三角瓣；l，隧道。

d、e. 修复耳甲腔缺损。

f. 修复三角窝、舟状窝及对耳轮上部。

g. 修复后耳廓后面观。

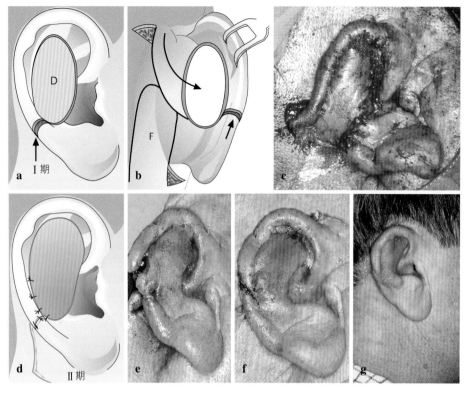

图 10.13　a~g. 双层或全层大面积耳廓缺损暂时性耳轮转位修复方法（Weerda 1984，Weerda 和 Siegert 1999a）

Ⅰ期：

a. 缺损范围（D）和耳轮在下方与耳垂离断（箭头）。

b. 蒂在下的转位皮瓣（F）覆盖耳廓前面，旋转皮瓣覆盖后面（此处也可用厚中厚皮片移植）。

c. 皮瓣已转位到缺损区。

Ⅱ期：

d~f. 3 周后转位皮瓣断蒂，耳轮恢复原位。

g. 愈合后外观。

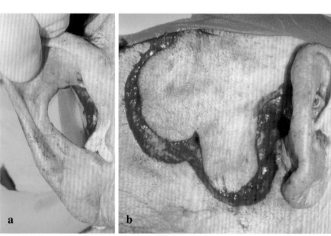
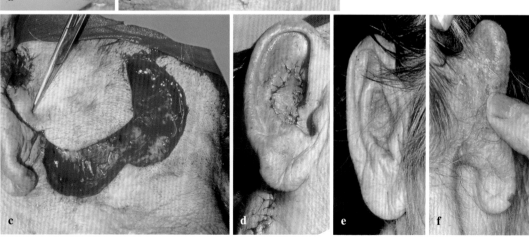

图 10.14　a~f. 双叶皮瓣修复大面积耳廓完全缺损（转位-转旋皮瓣；Weerda 和 Münker 1981，Weerda 2001）

a. 缺损。

b. 切开发际外的转位皮瓣（重建皮瓣 1）和包含部分毛发区的旋转皮瓣（转移皮瓣 2）切口。

c、d. 耳轮下方的皮瓣部分去表皮后将皮瓣向耳廓前面转移，插入软骨支架，缝合原切口和供区创面。

e. 结果的前面观。

f. 后面观。

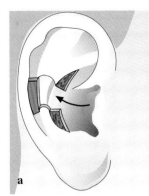
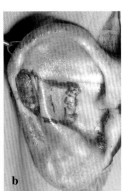
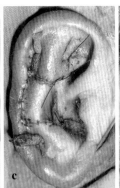
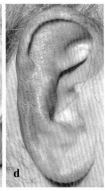

图 10.15　a~d.Weerda 法应用耳甲腔 U 形推进皮瓣修复耳舟缺损

a、b. 耳舟缺损，对耳轮上做皮肤切口、在耳甲腔切除 Burow 三角瓣，从耳甲腔切取软骨支架。

c. U 形推进皮瓣闭合耳舟缺损；对耳轮做褥式缝合使皮瓣减张（5-0 单丝尼龙线，P3 或 PS 3 针），缝合线在小棉条垫上打包固定。

d. 术后情况。

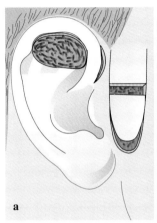
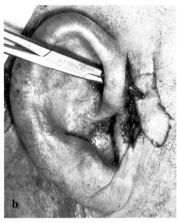
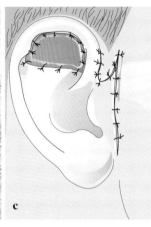

图 10.16　a~c.Tebbetts 法（1982）蒂在上方的耳前皮瓣修复三角窝缺损

a、b. 掀起皮瓣，穿越隧道部分的皮瓣去表皮。

c. 完成皮瓣转移。

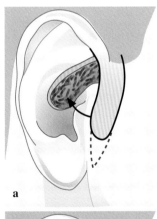
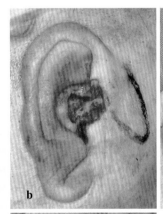
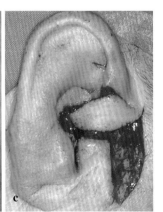
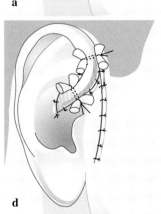
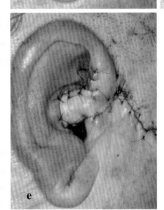

图 10.17　a~e. 耳轮脚重建（Weerda 1999a，2004，2007）

a、b. 皮瓣设计，拟在邻近耳轮脚缺损处掀起皮瓣。

c. 皮瓣转位。

d、e. 缝合切口。

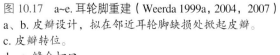

Mellette 法（1991）以上方耳轮脚为蒂的耳前皮瓣

（图 10.17）

此方法也适用于耳轮脚的再造。皮瓣以耳轮脚升支为蒂，可用于修复耳甲腔和外耳道入口处的缺损。有时需要二期手术进一步改善耳轮脚外形（Weerda 和 Siegert 1999a，2001）。

Barron 和 Emmett 法皮下蒂皮瓣（1965）

（图 10.18）

蒂在下方的耳前皮瓣

（图 10.19）

蒂在下方的耳前皮瓣可用于修复耳屏间切迹、耳甲腔、耳屏后面和外耳道侧壁。

耳廓外周缺损

（图 10.20）

耳廓外周缺损特指位于耳轮部分的缺损（图 10.20；也见图 10.1）。

缩小耳廓的耳轮重建

纠正巨耳畸形的耳廓缩小术式也非常适用于治疗肿瘤切除或创伤后继发的耳轮缺损。（参见例如，Di-Martino 1856，Joseph 于 1931 年引用；Trendelenburg 1886，Joseph 于 1931 年引用；Cocheril 1894，

Tanzer 等于 1977 年引用；Joseph 1896，1931）。如果患者年龄和一般情况许可，部分此类手术可以局麻下在门诊进行。

推荐的耳廓缺损修复方法
推荐楔形切除并用耳轮推进皮瓣修复。
单纯耳廓楔形切除

（图 10.21）

对于耳轮小范围病变或者小缺损，单纯扩大楔形切口足以达到满意美观的效果（参见图 5.41）。

耳廓楔形切除和 Burow 三角瓣

（图 10.22 a~j）

因为单纯耳廓楔形切除可导致耳廓形状和轮廓的不规则改变，所以 Trendelenburg（1886，Joseph 于 1931 年引用）建议同时切除 Burow 三角瓣。从那时开始此手术方法已经多次改进（参见例如，Trendelenburg 1886，Joseph 于 1931 年引用；Joseph 1896；Goldstein 1908；Lexer 1933）。如果可能，将 Burow 三角瓣置于耳舟内（图 10.22e），或沿耳甲腔与对耳轮交界处（图 10.22a，Converse 和 Brent 1977）。

Gersuny 法（1903）耳轮转位闭合缺损

（图 10.23）

Gersuny 在一例患有耳轮病变的女性患者耳舟上行新月形全层切除，然后将耳轮转位至切除后形成的缺损区（图 10.23 a、b）。这种巧妙的修复方法已经改良成多种不同的术式（图 10.24、图 10.29、

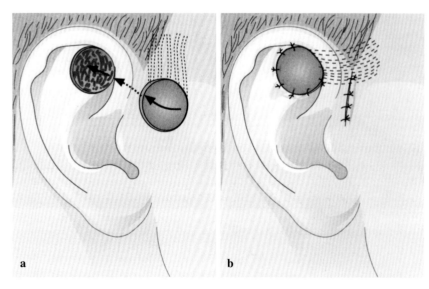

图10.18　a、b. Barron 和 Emmett 法（1965）皮下蒂岛状皮瓣
a. 掀起皮瓣并做皮下隧道。
b. 皮瓣转移至缺损区，闭合供区创面（Weerda）。

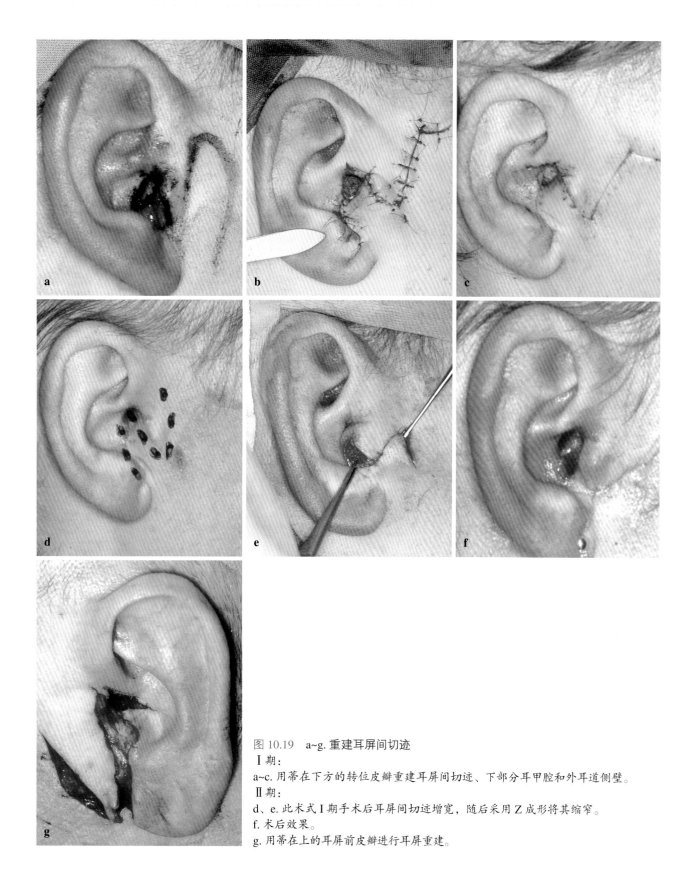

图 10.19　a~g. 重建耳屏间切迹

Ⅰ期：

a~c. 用蒂在下方的转位皮瓣重建耳屏间切迹、下部分耳甲腔和外耳道侧壁。

Ⅱ期：

d、e. 此术式Ⅰ期手术后耳屏间切迹增宽，随后采用 Z 成形将其缩窄。

f. 术后效果。

g. 用蒂在上的耳屏前皮瓣进行耳屏重建。

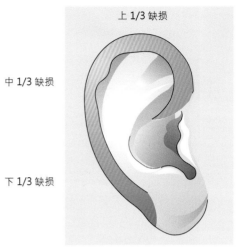

上 1/3 缺损

中 1/3 缺损

正面缺损

下 1/3 缺损

图 10.20　耳廓外周缺损：耳轮缺损（参见图 5.41）

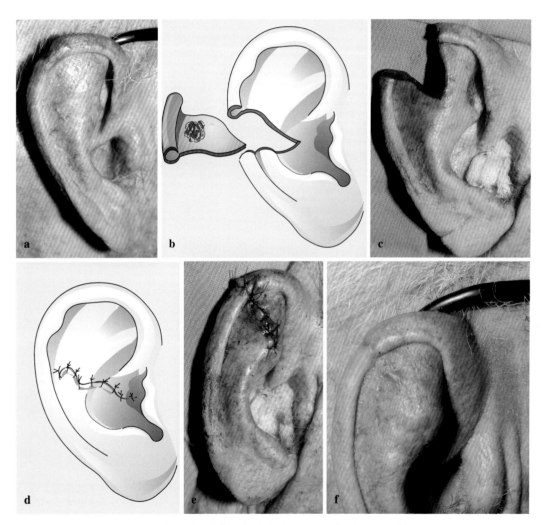

图 10.21　a~f. 不用 Burow 三角瓣的耳廓楔形切除术（适用于不超过 1 cm 的缺损）
a. 耳轮肿瘤。
b、c. 耳廓楔形切除。
d、e. 伤口缝合。
f. 术后效果。

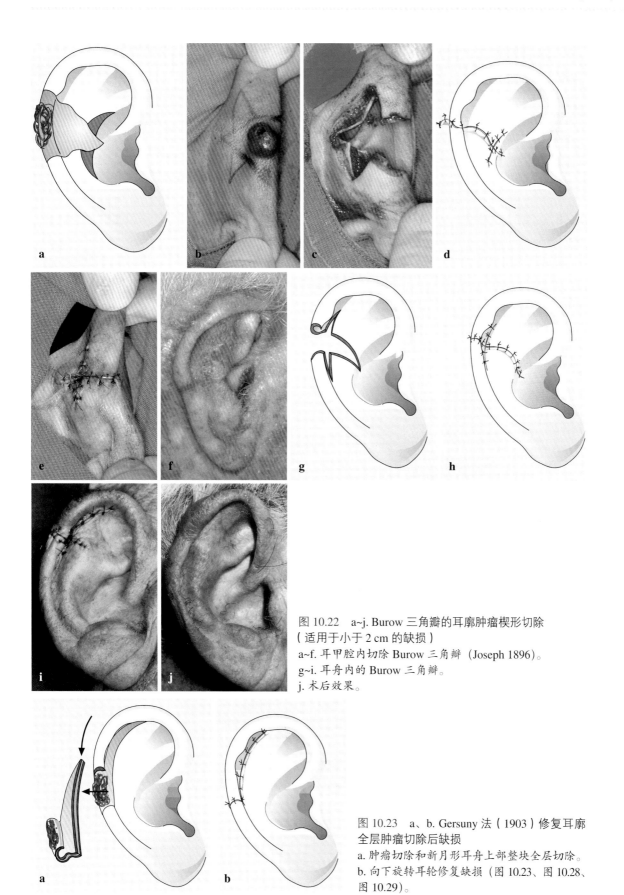

图 10.22　a~j. Burow 三角瓣的耳廓肿瘤楔形切除
（适用于小于 2 cm 的缺损）
a~f. 耳甲腔内切除 Burow 三角瓣（Joseph 1896）。
g~i. 耳舟内的 Burow 三角瓣。
j. 术后效果。

图 10.23　a、b. Gersuny 法（1903）修复耳廓
全层肿瘤切除后缺损
a. 肿瘤切除和新月形耳舟上部整块全层切除。
b. 向下旋转耳轮修复缺损（图 10.23、图 10.28、
图 10.29）。

图 10.30)。

Gersuny 法 Weerda 和 Zöllner（1986）的改良术式

（图 10.24）

类似于 Antia 和 Buch（1967）以及 Antia（1974），但与 Gersuny 相反（1903；图 10.23），在切除肿瘤并分离耳廓背面的皮肤后，我们仅在耳舟做新月形双层切除（图 10.24 b、d、e）。

Antia 和 Buch 游离耳轮脚的改良法

（图 10.25；Antia 和 Buch 1967, Antia 1974）

改良后适用于较大耳廓缺损，另外做耳轮脚切口（保留后上方的耳轮脚蒂）。

Lexer 改良法（1933）

（图 10.26）

这种改良方法是肿瘤切除后行耳舟和对耳轮边缘的新月形全层切除。耳廓背面皮肤略靠上方切开并掀起皮瓣。缺损边缘相互滑行对合，通过缝合软骨和皮肤缩小耳廓（图 10.26b，Ginestet 等 1967）。

Argamaso 和 Lewin 法（1968）耳廓缩小和缺损修复

（图 10.27）

对于较小的缺损可行 Z 成形将下部分的软骨皮瓣（图 10.27c）转到上方（图 10.27 a、b）。

Meyer 和 Sieber 改良法（1973）

（图 10.28）

耳甲腔或者耳前缺损可以与耳轮升支的肿瘤同时治疗（图 10.28 a~d，Argamaso 1989）。

Tenta 和 Keyes 法（1981）切除三角窝缩小耳廓

（图 10.29）

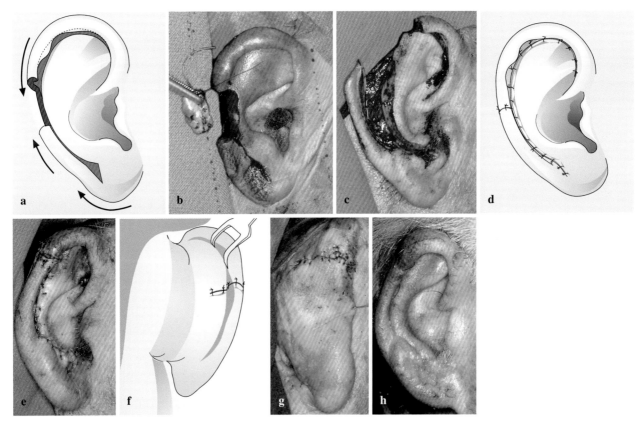

图 10.24　a~h. 切除耳轮小范围小缺损并用 Gersuny 法（1903）闭合缺损，后被 Antia 和 Buch（1967）、Antia（1974）、Weerda 和 Zöllner（1986）改良

a、b. 切除肿瘤，在耳舟行新月形双层组织切除，去除的 Burow 三角瓣位于耳垂。

c~e. 将整个耳轮从耳廓背面皮肤层全部游离并缝合创面。

f、g. 切除耳廓后面的皮肤猫耳朵并缝合。

h. 术后效果。

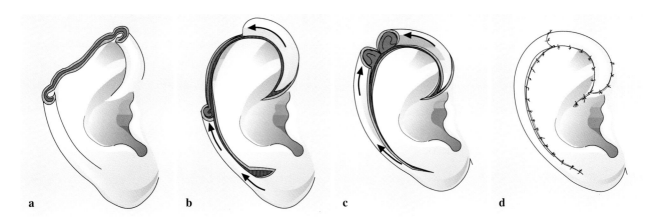

图 10.25　a~d. 耳轮小范围缺损修复（Antia 和 Buch 1967，Antia 1974）
a. 创缘清创。
b. 沿耳轮脚做切口，分离耳廓背面皮肤，保留后上方的耳轮脚为蒂；耳舟内的切口下达耳垂，在耳垂切除一块小的 Burow 三角瓣。
c、d. 耳轮脚转位以封闭全层缺损，耳廓缩小（图 10.25）。

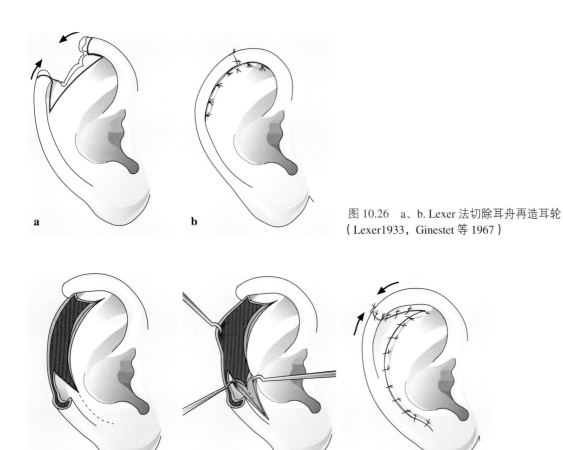

图 10.26　a、b. Lexer 法切除耳舟再造耳轮
（Lexer1933，Ginestet 等 1967）

图 10.27　a~c. 应用 Argamaso 和 Lewin 法缩小耳廓（缺损修复）（1968）
a. 切除肿瘤，从耳舟切除新月形双层组织（对耳轮）。
b. 掀起耳廓背面皮肤，向耳垂方向切除软骨。
c. 缝合所有伤口，切除耳垂和耳廓背面皮肤的猫耳朵。

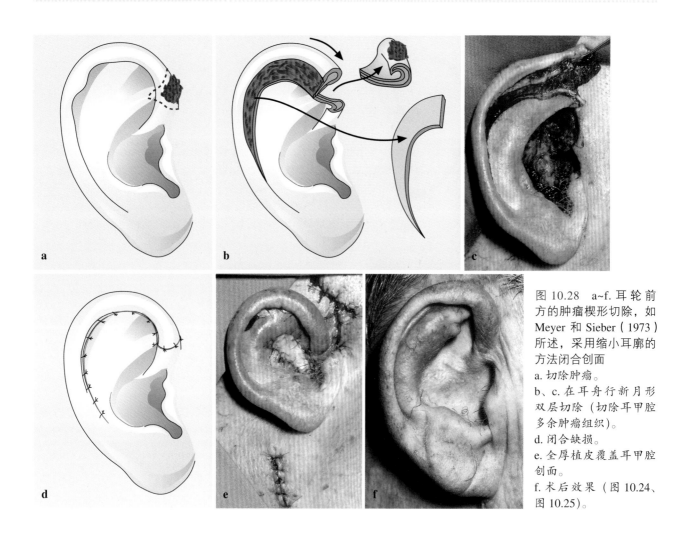

图 10.28　a~f. 耳轮前方的肿瘤楔形切除，如 Meyer 和 Sieber（1973）所述，采用缩小耳廓的方法闭合创面
a. 切除肿瘤。
b、c. 在耳舟行新月形双层切除（切除耳甲腔多余肿瘤组织）。
d. 闭合缺损。
e. 全厚植皮覆盖耳甲腔创面。
f. 术后效果（图 10.24、图 10.25）。

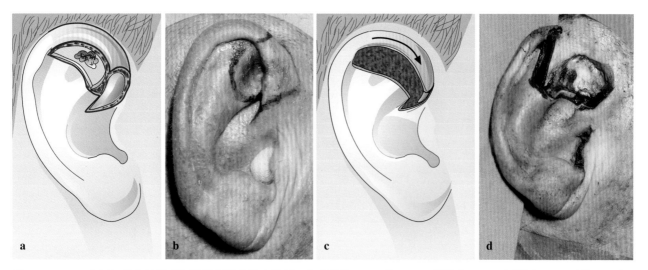

图 10.29　a~g. 位于三角窝的肿瘤切除后行耳廓缩小修复，此方法为 Tenta 和 Keyes 报道（1981；也见图 10.30、图 10.42）
a、b. 三角窝肿瘤切除。
c、d. 切除肿瘤后方皮肤，包括部分耳轮脚。

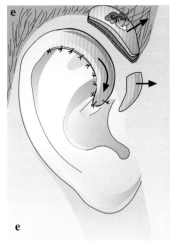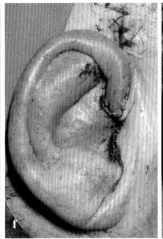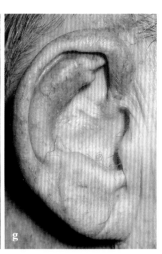

图 10.29 （续）
e、f. 缝合所有缺损。
g. 修复术后 1 年的效果。

如 Gersuny 法（1903）；切除三角窝全层组织后（图 10.29a），旋转耳轮覆盖缺损（图 10.29c）（图 10.29b；也见图 10.30，图 10.42）。

◆ 点评：

这里应该指出的是，保留耳廓正常大小的方法应该优先考虑。

上述修复耳甲腔和对耳轮缺损的方法也适用于较大耳甲腔和对耳轮复合缺损。

Weerda 和 Zöllner 法（1986）修复耳轮脚与耳前缺损

（图 10.30；Weerda 和 Zöllner 1986，Weerda 1988d；也见图 10.43）

可以整个耳轮旋转向前修复前方耳轮升部、耳轮脚、耳前区肿瘤切除后的缺损，耳前缺损随后由 Dufourmentel 菱形皮瓣覆盖（参见图 3.24）。

不推荐使用的耳廓缺损修复方法

Pegram 和 Peterson 法（1956）应用对侧全厚耳廓复合组织游离移植修复

（Pegram 和 Peterson 1956，也参见"耳廓中 1/3"相关章节内容）

Even Körte（1905）和 Lexer（1910）曾应用复合组织移植修复耳廓。Day（1921）、Melchior-Breslau（1928，Joseph 于 1931 年引用）、Wachsberger（1947）、Pegram 和 Peterson（1956）、Nagel（1972）、Brent（1975）、Converse 和 Brent（1977）也报道过类似修复耳廓部分缺损的方法：修剪皮肤边缘形成新鲜创面或切除肿瘤，从对侧耳切取一块相当于缺损处一半大小的楔形全厚耳廓复合组织移植插入缺损处，5-0 编织线缝合软骨，6-0 或 7-0 单丝尼龙线缝合皮肤。

同样的方法缝合对侧耳供区楔形缺损。

◆ 点评：

这些方法如果选用的话，可能适合修复小范围的耳廓缺损（参见图 3.16），因为较大的复合组织游离移植不能保证足够的营养供应。尤其对于经验不足的临床医师，应用以上方法移植失败率很高（见 Weerda 2007）。

无需缩小耳廓的耳轮修复

由于缺损常累及不止一个区域（图 10.21），在其他章节的文字叙述和图例中会有同样的修复方法可供参阅。

耳廓前部缺损：耳轮脚与耳轮升支

（图 10.31、图 10.32）

耳轮升支以及耳轮脚缺损可由小的 U 形推进皮瓣（图 10.31）、旋转皮瓣（图 10.32a、b），或上蒂或下蒂的耳前转位皮瓣修复（图 10.32）耳轮中上 2/3。

蒂在上的耳后转位皮瓣

（图 10.33；Weerda 和 Siegert 1999a，Weerda 2007）

按照铝箔模板设计后，在耳后沟掀起蒂在上的耳后皮瓣（Pennisi 等 1965，Tebbetts 1982，Mellette 1991，Weerda 和 Siegert 1999a，Weerda 2001）并插入软骨支撑（图 10.33 a~f），二期断蒂之后可以获得较好的效果（图 10.33 d、g、h）。

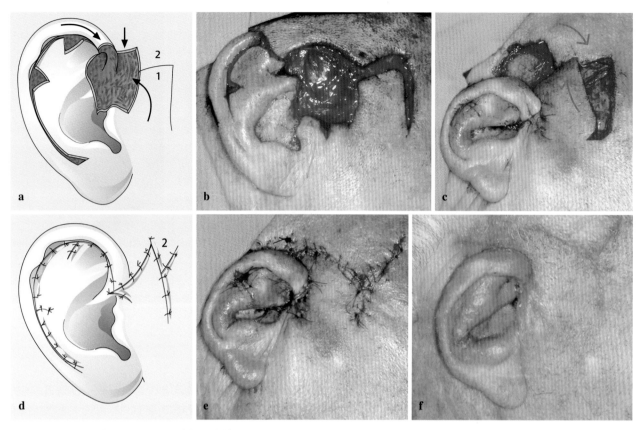

图 10.30　a~f. 耳前区、耳轮脚和前部耳轮缺损

a、b. 掀起耳前 Dufourmentel 皮瓣（菱形皮瓣），用 Gersuny 成形方法使耳轮向前转位（参见图 3.26）。

c~e. 缝合所有缺损。

f. 术后效果（也参见图 10.28）。

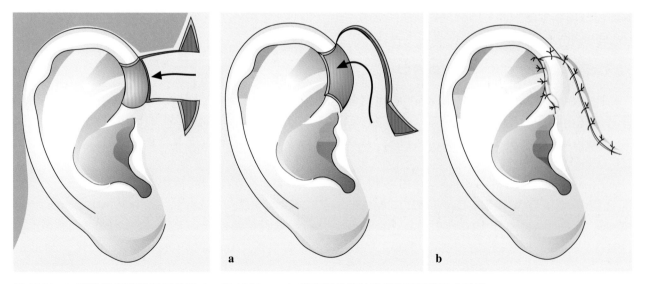

图 10.31　U 形推进皮瓣修复耳轮升支　图 10.32　a、b. 蒂在下的旋转皮瓣覆盖耳轮升支缺损
缺损

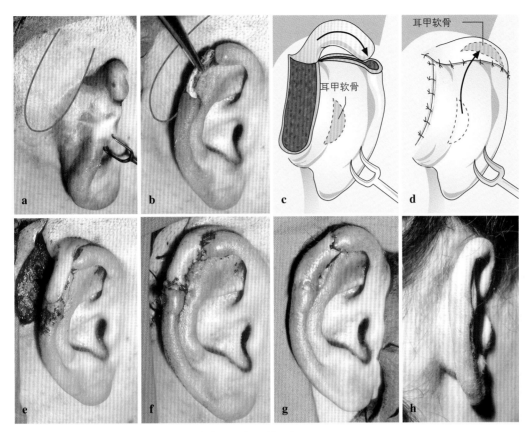

图 10.33　a~h. 应用蒂在上后方的转位皮瓣修复耳轮上部

Ⅰ期：

a、b. 设计蒂在上转位皮瓣的轮廓，以耳甲软骨支撑耳轮。

c~f. 皮瓣转移到缺损处。

Ⅱ期：

g. 经过至少 3 周后，将皮瓣蒂部以鱼嘴样形式插入耳轮（图 10.38、图 10.39）。

h. 术后 2 年的效果。

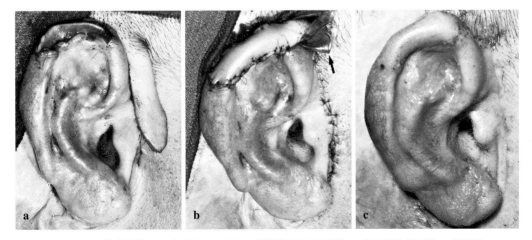

图 10.34　a~c. 耳前皮瓣修复耳轮上部，图示为撕脱伤后全耳再造，术后继发的耳轮上部坏死

a. 全耳再造术后耳轮上部坏死：耳轮上部的缺损已用来自对侧耳甲腔的软骨重建，并已切开耳前管状皮瓣（一定要有足够长度，见图 10.38~ 图 10.40）。

b. 将皮瓣转移到缺损处并做鱼嘴形对合；用小硅胶膜（箭头）保护皮瓣起始部的创面。

c. 3 周后皮瓣蒂部插入耳轮后的效果。

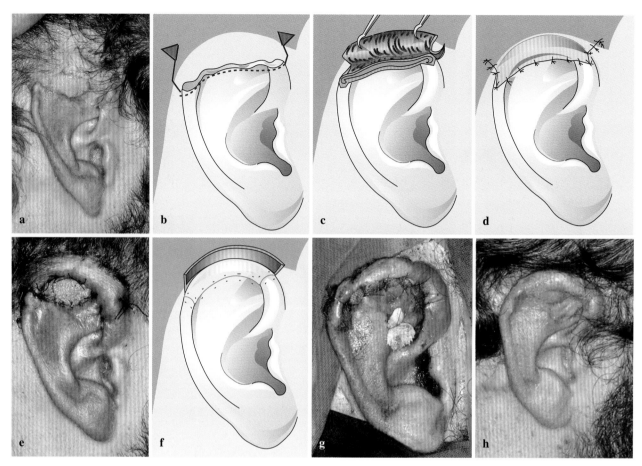

图 10.35　a~h. Smith 应用蒂在上、宽蒂耳后皮瓣修复耳轮上、中、下缺损（1917）

a. 由撕脱伤后裸露的耳廓软骨插入皮下被吸收。

Ⅰ期：

b. 设计皮瓣。

c. 切开剥离。

d、e. 以鱼嘴形式将软骨支架（粉红色）植入耳轮。（图 10.38d）

Ⅱ期手术：

f、g. 3 周后，从乳突皮肤离断，皮瓣耳后缝合，乳突区缺损移植中厚皮片覆盖（Nagata 1994 a~d）。

h. 4 个月后效果。

耳前转位皮瓣

（图 10.34）

与耳后皮瓣相同，设计好的耳前皮瓣用于重建耳轮上部。

Smith 法耳后皮瓣（1917）

（图 10.35）

用宽基底、蒂在上的耳后皮瓣修复耳轮上（中）1/3 缺损（图 10.57）。

管状皮瓣

（图 10.36）

耳前、耳后和耳廓后管状皮瓣可用来修复耳轮的所有部位，通常已不再推荐采用颈部管状皮瓣（图 10.36a；Pierce 1925，Hamblen-Thomas 1938，McNichol 1950，Converse 1958，Cosman 和 Crikelair 1966，Pitanguy 和 Flemming 1976，Davis 1987），因为颈部供区易留明显的增生瘢痕（图 10.36b）。锁骨上区的"迁移"皮瓣更好。

耳轮上、中、下 1/3 的缺损可由耳后沟处、蒂在上或蒂在下的桥式皮瓣（双蒂）、管状皮瓣修复（图 10.37；Streit 1914，Troha 等 1990，Dujon 和 Bowditch 1995）。

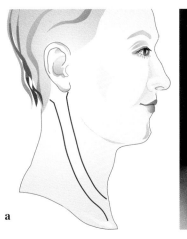
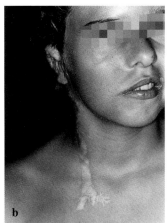

图 10.36　a、b. McNichol 法（1950）颈部管状皮瓣
（此方法现已弃用）：应用颈部管状皮瓣耳轮再造术
a. 应用颈部管状皮瓣修复耳轮。
b. 本人于 20 世纪 70 年代早期采用此方法修复耳廓后，
颈部供区留有一难看的瘢痕。

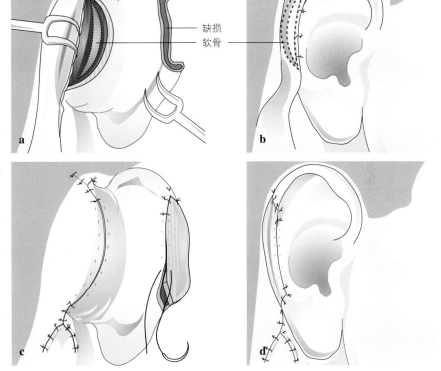

缺损
软骨

图 10.37　a~d. 分三期应用双蒂管
状、桥式皮瓣修复较长范围的耳轮
上部缺损（见正文；Steffanoff 1948，
Weerda 和 Siegert 1999a，Weerda
2001）

Ⅰ期：
a. 经耳后沟双蒂皮瓣的供区切口入路
切取耳甲腔软骨。
b. 缝合软骨支架后，修剪皮瓣创缘形成
新鲜创面，再将复合皮瓣与缺损缝合。
Ⅱ期：
c. 修复术后 3 周皮瓣断蒂，将皮瓣与
耳轮缺损以锐角对合。多余的管状
皮瓣回复原位，乳突表面缝合。（图
10.38，图 10.39）
d. Ⅱ期手术后的效果。

耳廓缺损的推荐修复方法

管状皮瓣再造耳轮上部
（图 10.37，也参见图 10.34）

修复耳轮上部的管状皮瓣也可用作管状双蒂
（桥式）皮瓣（图 10.38）。

应用双蒂管状皮瓣修复的耳轮上、中 1/3 缺损
（图 10.38、图 10.39）

应用管状皮瓣分三期修复耳轮中 1/3 缺损
（图 10.39；Steffanoff 1948，Converse 和 Brent 1977，Weerda
和 Siegert 1999a，Weerda 2001）

与应用桥式皮瓣的修复不同（也见图 10.37a），

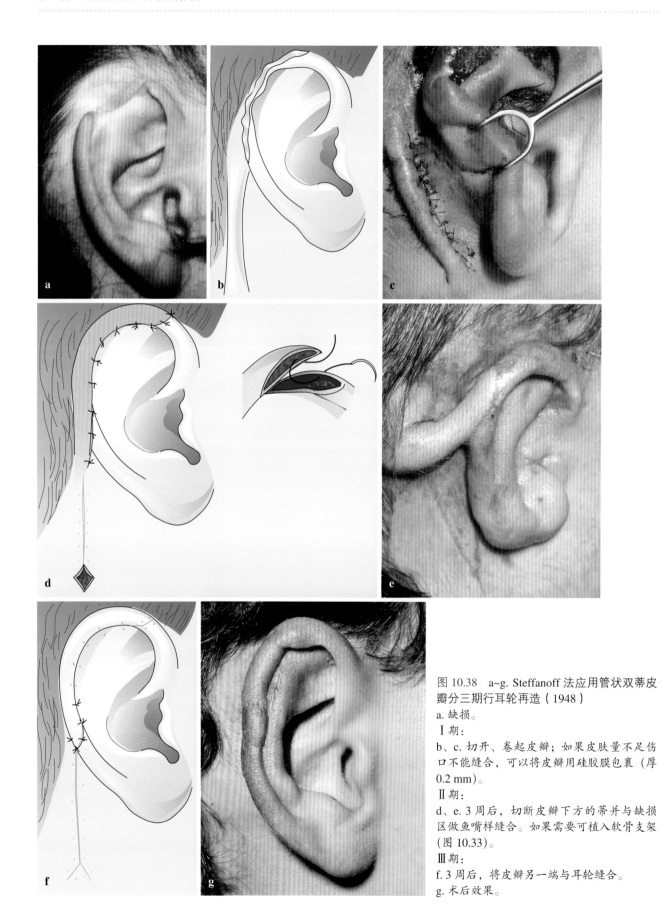

图 10.38　a~g. Steffanoff 法应用管状双蒂皮瓣分三期行耳轮再造（1948）

a. 缺损。

Ⅰ期：

b、c. 切开、卷起皮瓣；如果皮肤量不足伤口不能缝合，可以将皮瓣用硅胶膜包裹（厚0.2 mm）。

Ⅱ期：

d、e. 3 周后，切断皮瓣下方的蒂并与缺损区做鱼嘴样缝合。如果需要可植入软骨支架（图 10.33）。

Ⅲ期：

f. 3 周后，将皮瓣另一端与耳轮缝合。

g. 术后效果。

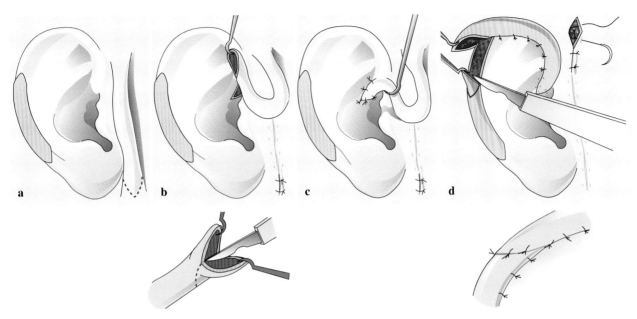

图 10.39　a~d. Converse 和 Brent 法管状带蒂皮瓣修复整个耳轮（1977）

Ⅰ期手术：

a. 再造后部耳轮（图 10.37），可同期掀起耳前双蒂管状皮瓣。

Ⅱ期手术：

b、c. 将皮瓣游离端转移作为耳轮脚。

Ⅲ期手术：

d. 最早 3 周后，将皮瓣的另一端（图 10.38d）与下方的耳轮对合（用与Ⅱ期手术类似的皮瓣掀起方法，见图 10.34a、b）。

这里首先是将皮瓣掀起并卷成管状（图 10.39 b、c）。如果皮瓣皮肤不足以行管状缝合，用断层皮片覆盖创面，或者将裸露管状皮瓣的剩余创面用硅胶片包裹（也见图 10.33b）。

Converse 和 Brent 法耳前管状带蒂皮瓣（1977）修复耳轮

（图 10.39）

类似于之前描述的皮瓣，耳前管状带蒂皮瓣可用来重建前方、上方耳轮和耳轮脚（Berson 1948，Converse 1958，Converse 和 Brent 1977）。

蒂在上的耳后皮瓣再造耳轮

（图 10.33b）

下部耳轮

下部耳轮再造与上、中 1/3 的耳轮再造类似，更多的重建方法将在"下部缺损"中讨论（图 10.63~图 10.66）。

部分耳廓重建

尽管大多数耳廓上、中 1/3，也包括部分下部耳廓缺损，以及次全和完全缺损的再造术式相似和相同，但上部、中部和下部耳廓重建的方法还是各有不同，以便术者在处理复杂的病例时根据情况做出选择。如果需要，可以参阅本书其他章节相关的

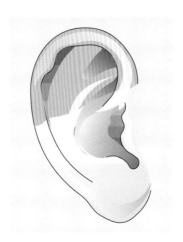

图 10.40　耳廓上 1/3

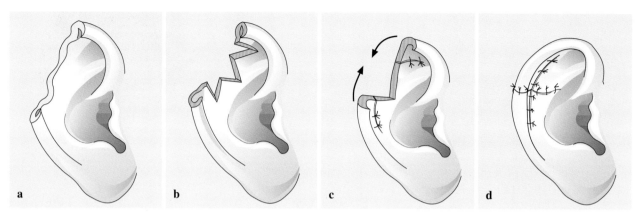

图 10.41　a~d. 应用楔形组织切除和 Burow 三角瓣缩小耳廓实现耳轮重建（也见图 10.22）
a. 缺损范围。
b. 耳舟 Burow 三角瓣。
c、d. 缝合缺损（图 10.23）。

重建术式。

耳廓上 1/3 缺损

（图 10.40）

通过缩小耳大小修复耳廓
　　缩小耳大小以修复耳廓仅适用于极少数病例，例如老年患者的耳廓缺损，或非常大的耳廓。
　　楔形切除术
　　（图 10.41；见缩小耳廓法再造耳轮，图 10.21 和图 10.22）

Antia 和 Buch 法耳轮滑动皮瓣（1967）

（图 10.42、图 10.43）

　　此法需缩小耳廓达到重建效果（图 10.25），可视为 Gersuny 术式改良法（1903；见图 10.23、图 10.24）。

Pegram 和 Peterson 法切取对侧耳全厚复合组织移植（1956）

　　此方法是用对侧耳的全厚复合移植物修复楔形耳轮缺损。

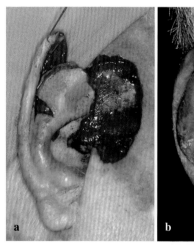
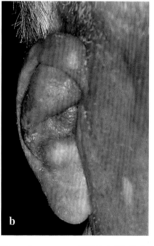

图 10.42　a、b. 耳轮滑行皮瓣和 Dufourmentel 菱形皮瓣（也参见图 3.24，图 10.28~ 图 10.30）
a. 耳前和耳廓前上方缺损。
b. 耳轮滑行皮瓣和菱形皮瓣修复缺损，耳廓明显缩小（图 10.28、图 10.29）。

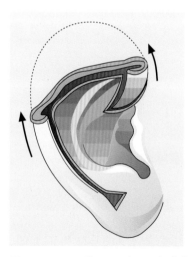

图 10.43　Antia 和 Buch（1967）改良法，应用下方和前方的耳轮滑行皮瓣（Gersuny 法）修复耳廓上部缺损。耳舟双层切开，向上延续环耳轮脚切开，向下在耳垂设计 Burow 三角瓣，并游离耳廓背面皮肤（详见图 10.25）。

◆ 点评：

此术式存在复合组织不能存活和造成健侧耳畸形的风险。

不缩小耳大小的耳廓修复

历史回顾

尽管有关耳廓再造尝试的记载可追溯至古代和中世纪（Goedecke 1995），实际上直到 Tagliacozzi于 1597 年，Dieffenbach 于 1845 年和 Szymanowski于 1870 年才首先报道了耳廓再造的方法。但几乎可以肯定，这些早期再造结果都存在比较严重的耳廓挛缩。

Schmieden（1908）是第一个应用自体软骨重建的人，他将来自同侧手臂的正方形带蒂皮瓣与缺损边缘缝合来重建部分耳廓。然而，这种远位皮瓣无论颜色、质地都难以匹配（Mündnich 1962；Toplak 1986；Goedecke 1995）。

Gillies（1920）首次报道了应用自体肋软骨雕刻成支架行耳廓再造。

推荐的耳廓再造方法

应用肋软骨或耳甲腔软骨支架和皮肤囊袋耳廓再造（图 10.48）。

◆ 知情同意：

在耳廓再造术前，患者应签署详尽知情同意书。

◆ 定位：

患者仰卧位，对侧耳需要常规消毒准备。术中有切取全厚皮片和（或）耳甲腔软骨（图 10.46）的可能，需要包含在知情同意书中。

◆ 制作模板：

在手术之前需要用透明胶片材料（未曝光的 X线胶片或厚的透明箔片，见图 10.44）制作一个健侧耳的模板。

用记号笔描出耳廓轮廓，剪下并反过来。将反过来的模板置于损伤耳之上画出缺损边缘。通常通过残耳的位置可以精确定位耳廓位置，这就是为什么制作健侧耳大小的模板并以此描出缺损范围就足够了（图 10.96）。

◆ 肋软骨的切取：

我们由第二组医师切取肋软骨。雕刻的肋软骨支架要比要重建的耳廓部分小 2~3 mm（图 10.45，

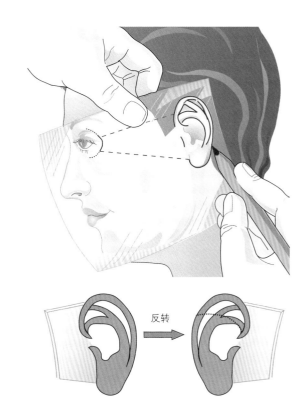

图 10.44 透明材质（例如 X 线胶片）基于健侧耳制作模板。将胶片置于眶缘，描出耳廓轮廓，剪去模板上相当于耳舟、三角窝和耳甲腔的部分（单纯一个耳廓模板足够用于部分缺损）。在模板上标记缺损的大小（虚线）（也见图10.90）

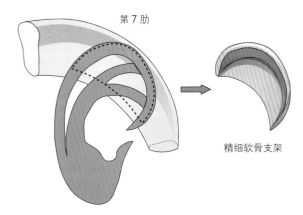

第 7 肋

精细软骨支架

图 10.45 仿照模板雕刻精细的软骨支架（第 6、第 7 或第 8肋）。模板是反方向的（也见图 10.44），软骨支架需要比再造的耳廓部分小 2~3 mm（也见图 10.47a，参见第 11 章）

参见第 11 章）。

◆ 耳廓支架的制作：

第二个模板比第一个模板小 2~3 mm，雕刻后用作支架。支架应尽量做得精致（参见第 11 章），

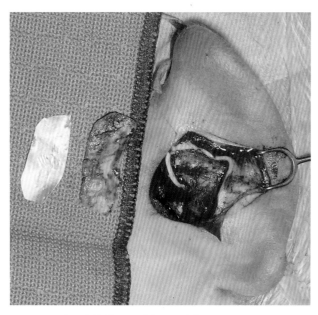

图 10.46　参照模板切取对侧耳甲腔软骨（也见图 10.44、图 10.45、图 11.3）

由一块完整的肋软骨（图 10.45）形成，辅以适当器械雕刻，直到乳突表面的皮肤腔隙分离好，且在准备植入之前，需保持支架湿润。

* 耳甲腔软骨的获取：

（图 10.46；也参见图 2.23、图 10.33b、图 10.49c）。耳后沟切口入路切取耳甲腔软骨（图 10.46）。

* Ⅰ期植入软骨支架：

Ⅰ期手术见图 10.47a~h（也见图 10.57）。

* 可能出现的错误：

重要的是重建耳廓轮廓，软骨支架必须与残存的耳廓良好对接，以确保支架植入皮肤袋时不会有折叠。因此，皮肤袋必须足够大，耳廓残存部分可能需要后置并固定于乳突表面。

* Ⅱ期掀起耳廓（图 10.48a~e）：

在 6~8 周后（有些甚至更晚）将耳廓掀起。为了能掀起耳廓，Nagata（1994；图 10.59）建议于耳轮缘和发际上向耳轮方向掀起约 8~10 mm 宽的中厚皮瓣，在耳轮软骨（图 10.48a）上保留部分纤维结缔组织。以此完全暴露耳廓背面，支架上保留一层纤维和肉芽组织。最后用取自胸部、腹股沟区或臀部供区的中厚或全厚皮片覆盖耳廓背面和乳突表面。（图 10.48b~e，图 10.49，图 10.50；

Ombredanne 1931；Cronin 1952；Converse 1958；Musgrave 和 Garrett 1967；Converse 和 Brent 1977；Weerda 1984a，2001；Weerda 和 Siegert 1999a）。

扩张器植入法耳廓再造

若耳廓区域局部没有足够的皮肤或是源自烧伤缺损，可植入一个 35 ml 的扩张器（图 10.50 a、b），每星期注水 2 次，持续扩张 8 周，然后用扩张的皮肤行耳廓再造（图 10.50c）。

Crikelair 法应用蒂在前上方的耳后皮瓣再造耳廓

（图 10.51、图 10.52）

耳廓前后面的缺损可由 Crikelair 描述的蒂在上、包括乳突和耳廓背面的皮瓣修复（图 10.51）。对于缺损较大且没有足够皮肤的病例，Ⅰ期手术只需重建耳廓的前面，在 6~8 周后的Ⅱ期手术中掀起后面，然后以中厚皮片游离覆盖耳后缺损（图 4.66 d~f）。

文献中报道的耳廓再造方法

初始处理包括将残耳皮肤与乳突区皮肤缝合（图 10.47；也参见"耳廓中 1/3 再造"内容）。

Crikelair 皮瓣修复大范围耳廓缺损

（图 10.52）

此皮瓣同样可以应用于上部耳廓缺损的修复（图 10.51a），用软骨作支撑（图 10.33、图 10.45、图 10.47、图 10.81）。

切取胸部全厚皮片

（图 10.53）

在耳前或耳后区切取全厚或者中厚皮片（图 10.51），如果之前曾经取过肋软骨，我们就从胸部获取皮片（图 10.52a）。

应用以耳轮为蒂的耳后皮瓣行二期耳廓再造（Ombredanne 1931）

（图 10.54）

应用颞浅筋膜瓣再造部分耳廓（扇形皮瓣）

（图 10.62）

筋膜皮瓣修复耳廓上部将在后面详细叙述。这种皮瓣尤其适用于烧伤后或者前期手术失败后局部皮肤不可用时（Park 和 Suk Roh 2001），也可切取对侧颞浅筋膜瓣进行游离移植。

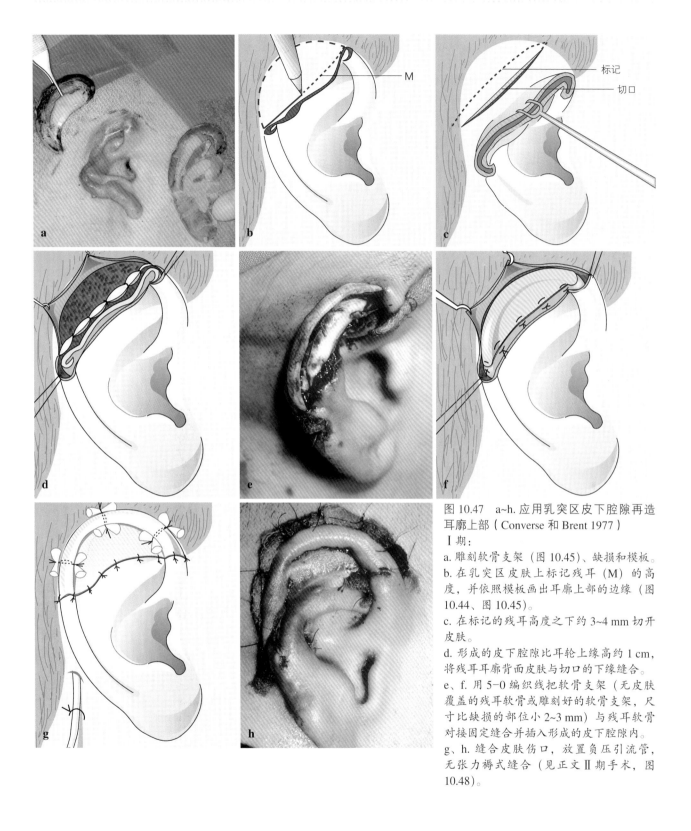

图 10.47　a~h. 应用乳突区皮下腔隙再造耳廓上部（Converse 和 Brent 1977）

Ⅰ期：

a. 雕刻软骨支架（图 10.45）、缺损和模板。

b. 在乳突区皮肤上标记残耳（M）的高度，并依照模板画出耳廓上部的边缘（图 10.44、图 10.45）。

c. 在标记的残耳高度之下约 3~4 mm 切开皮肤。

d. 形成的皮下腔隙比耳轮上缘高约 1 cm，将残耳耳廓背面皮肤与切口的下缘缝合。

e、f. 用 5-0 编织线把软骨支架（无皮肤覆盖的残耳软骨或雕刻好的软骨支架，尺寸比缺损的部位小 2~3 mm）与残耳软骨对接固定缝合并插入形成的皮下腔隙内。

g、h. 缝合皮肤伤口，放置负压引流管，无张力褥式缝合（见正文Ⅱ期手术，图 10.48）。

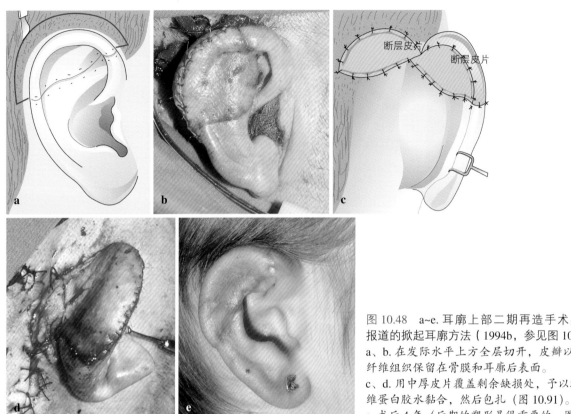

图 10.48　a~e. 耳廓上部二期再造手术：如 Nagata 报道的掀起耳廓方法（1994b，参见图 10.91）

a、b. 在发际水平上方全层切开，皮瓣以耳轮为蒂，纤维组织保留在骨膜和耳廓后表面。

c、d. 用中厚皮片覆盖剩余缺损处，予以缝合并用纤维蛋白胶水黏合，然后包扎（图 10.91）。

e. 术后 4 年（后期的塑形是很重要的，图 10.96）。

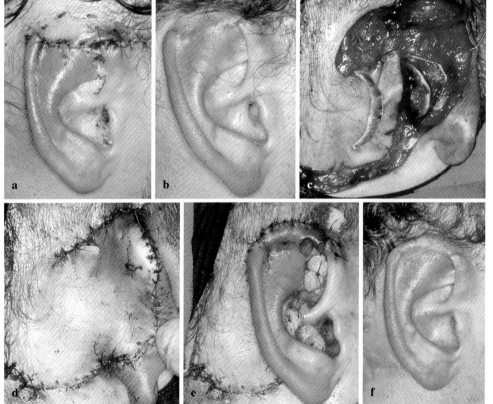

图 10.49　a~f. 用耳甲腔软骨（c）和耳后旋转皮瓣修复上部耳廓的缺损（也见图 10.81q）

Ⅰ期：

a、b. 耳廓外伤修复术后软骨吸收（图 10.45、图 10.46）。

c~e. 用大小、形状相同的耳甲腔软骨（c）和耳后旋转皮瓣（c~e）修复耳廓。

f. 术后效果。

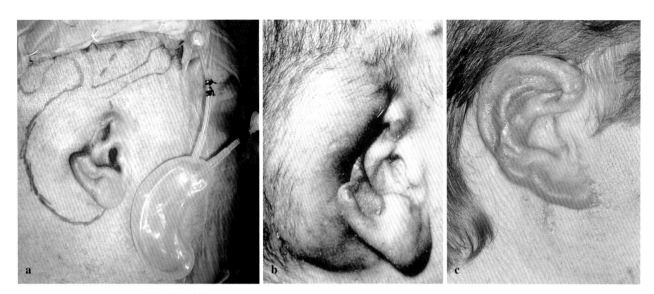

图 10.50　a~c. 耳廓再造前额外皮肤扩张

a. 画出 35 ml 扩张器轮廓。

b. 扩张器植入（通过发际缘切口入路）和扩张后效果。

c. 再造耳的外观（图 10.51）。

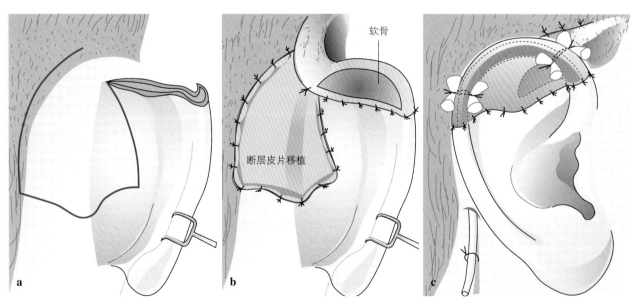

图 10.51　a~c. Crikelair 报道（1956）的应用蒂在前上方的耳后转位皮瓣行耳廓再造

a. 掀起皮瓣。

b. 植入仿照模板制作的软骨支架，以中厚皮片覆盖供区缺损。

c. 褥式缝合以实现耳廓塑形并放置引流管。

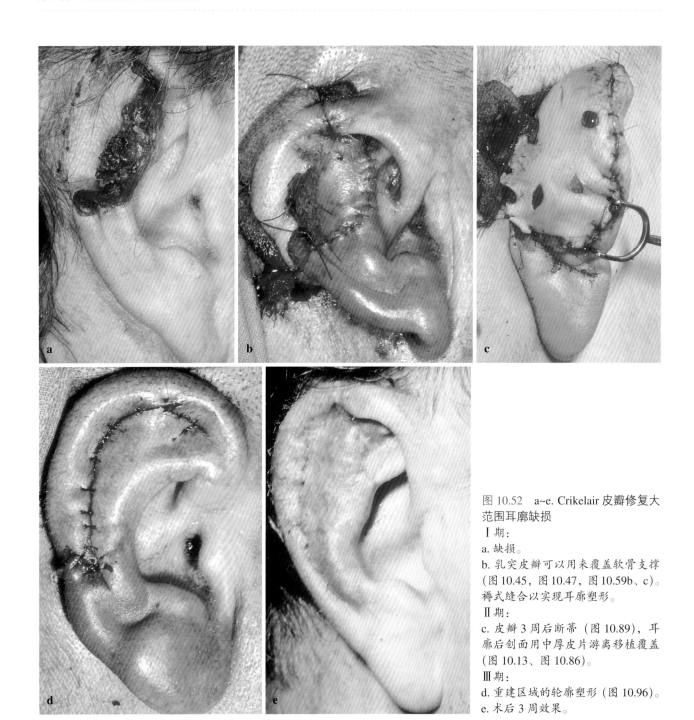

图 10.52　a~e. Crikelair 皮瓣修复大范围耳廓缺损

Ⅰ期:

a. 缺损。

b. 乳突皮瓣可以用来覆盖软骨支撑（图 10.45，图 10.47，图 10.59b、c）。褥式缝合以实现耳廓塑形。

Ⅱ期:

c. 皮瓣 3 周后断蒂（图 10.89），耳廓后创面用中厚皮片游离移植覆盖（图 10.13、图 10.86）。

Ⅲ期:

d. 重建区域的轮廓塑形（图 10.96）。

e. 术后 3 周效果。

耳廓中 1/3 缺损的修复

（图 10.55）

缩小耳廓的修复方法

耳廓上部缺损的修复方法也可用于耳廓中央 1/3 缺损的修复。

应当注意的是:

- 用 Burow 三角瓣切除法修复楔形耳廓缺损（图 10.41）。

- Antia 和 Buch（1967）报道的方法（图 10.25）。

- 除 Day（1921）、Pegram 和 Peterson（1956），还有其他作者报道的方法。

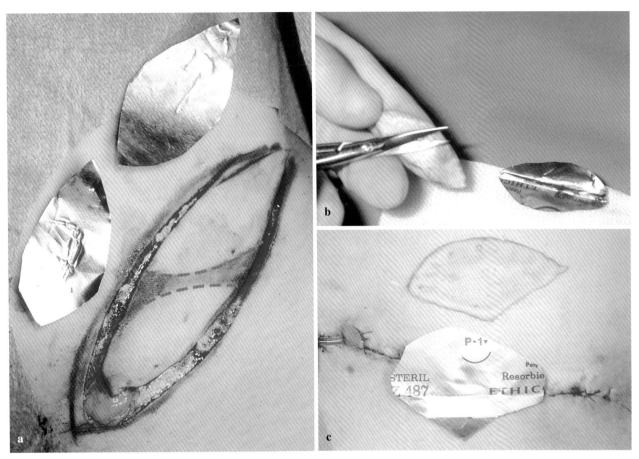

图 10.53　a~c. 切取胸部全厚皮片（前期手术曾切取过肋软骨）
a. 全厚皮片移植的模板（铝箔纸）。
b. 用精细的弯剪刀或尖剪刀去除脂肪和结缔组织。
c. 术后效果，供区直接缝合。

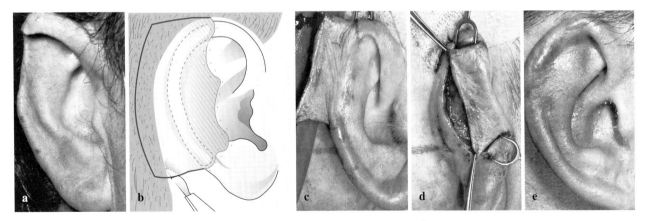

图 10.54　a~e. 应用以耳轮为蒂的耳廓背面皮瓣二期耳廓再造（Ombredanne 1931）
a. 缺损外观。
b、c. 从耳后掀起皮瓣，蒂在瘢痕上。植入由肋软骨或耳甲腔软骨雕刻的支架。
d. 缝合皮瓣覆盖软骨。用 U 形推进皮瓣（参见图 4.64b）或中厚皮片移植闭合剩余创面（参见图 4.64f）。
e. 术后效果（术者为 R. Katzbach）。

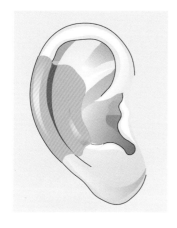

图 10.55　耳廓中 1/3 缺损

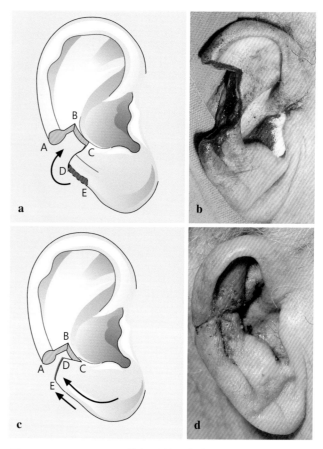

图 10.56　a~d. Templer 等报道的耳廓中 1/3 再造（1981）
a、b.修剪缺损边缘和耳轮下方的区域以形成新的创面（D, E）。
c. 旋转下方的耳廓至缺损处。
d. 术后效果。

Templer 等（1981）报道的耳廓中 1/3 或下 1/3 修复方法

（图 10.56）

作者修剪创缘以形成新鲜创面，并旋转耳廓缺损下部到缺损处，达到耳廓轮廓的恢复（图 10.56）。如果有必要，可以通过 Gersuny 法缩小对侧耳廓（图 10.24）。

耳廓没有缩小的耳廓修复

推荐的修复方法

耳后推进和转位皮瓣最为常用，偶尔会超过耳后沟扩大至耳廓背面（图 10.57）。

耳后 U 形 Burow 法推进皮瓣

（图 10.57）

◆ I 期（图 10.57b~e）：

耳轮中 1/3 缺损可由较宽的、蒂在后的耳后皮瓣修复。术前应行较大范围剃发（图 10.57b）。

软骨缝合后软骨的高度应比缺损处低 2~2.5 mm，用 4-0 或 5-0 编织线将其与软骨残端缝合（图 10.57），然后将皮推进至皮瓣缺损处，缺损前面和后面皮肤分别用 6-0 单丝尼龙线缝合。用两针深层衬式缝合塑造耳轮形状（图 10.57d~f）。

◆ II 期（图 10.57g）：

3 周后，将皮瓣与缺损后面的皮肤蒂部断离，皮瓣游离缘与耳廓背面创缘缝合。修剪创缘并将 U 形皮瓣还原至原来位置，剩下的创面用中厚皮片移植覆盖（图 10.57 g、h；Nelaton 和 Ombredanne1907；Ombredanne 1931；Berson 1948；Musgrave 等 1967；Converse 和 Brent 1977；Weerda 1981，1999a，2001；

Jackson 1985；Weerda 和 Siegert 1999a）。

撕脱耳可以剥去皮肤保留耳廓软骨，像取自对侧耳的耳甲腔软骨一样作为软骨支架使用（图 10.39a~d，图 10.40；Musgrave 和 Garrett 1967）。

Scott 和 Klaassen 法蒂在上和蒂在下的转位皮瓣（1992）

（图 10.58，也见图 10.59、图 10.78）

Joseph（1931）首先报道了蒂在上的转位皮瓣。掀起皮瓣时应有足够的长度（图 10.79c）。

应用皮下腔隙或 U 形推进皮瓣

（图 10.59；也见图 10.47、图 10.48）

这种方法用于耳廓上 1/3 和中 1/3 的较大缺损。

◆ I 期：

与之前叙述的关于小范围耳廓缺损的修复一样，此方法切开耳后和耳廓背面的皮肤，向发际方

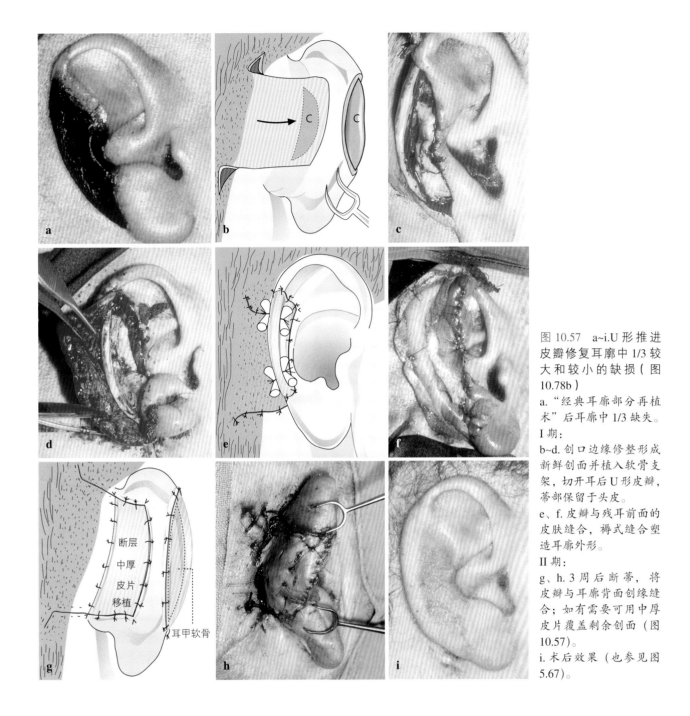

图 10.57　a~i.U 形推进皮瓣修复耳廓中 1/3 较大和较小的缺损（图 10.78b）

a."经典耳廓部分再植术"后耳廓中 1/3 缺失。

I 期：

b~d. 创口边缘修整形成新鲜创面并植入软骨支架，切开耳后 U 形皮瓣，蒂部保留于头皮。

e、f. 皮瓣与残耳前面的皮肤缝合，褥式缝合塑造耳廓外形。

II 期：

g、h. 3 周后断蒂，将皮瓣与耳廓背面创缘缝合；如有需要可用中厚皮片覆盖剩余创面（图 10.57）。

i. 术后效果（也参见图 5.67）。

向分离。仿照对侧健康耳制作模板，画出缺损范围。根据模板雕刻肋软骨支架，其大小比预期的再造耳廓小 2~3 mm。将负压引流管用缝合线固定保留 6 天（图 10.59b、c；也见图 10.57c、d）。

◆ II 期：

按照 Nagata 的建议，在 3~4 周后将中厚皮片厚度的皮瓣在软骨支架后缘外 1 cm 处与之平行掀起，但不要暴露软骨（图 10.91f~k）。

在后期手术中塑形耳舟，还可行进一步的手术改善耳廓总体形状和轮廓（图 10.96d~i，图 10.97c）。

应用桥式皮瓣结合皮下腔隙行耳廓再造

（图 10.60；Millard 1966；Converse 和 Brent 1977；Weerda 1980、1991）

在耳廓外伤和部分撕脱伤后，将残端与头皮缝合（图 10.49）。

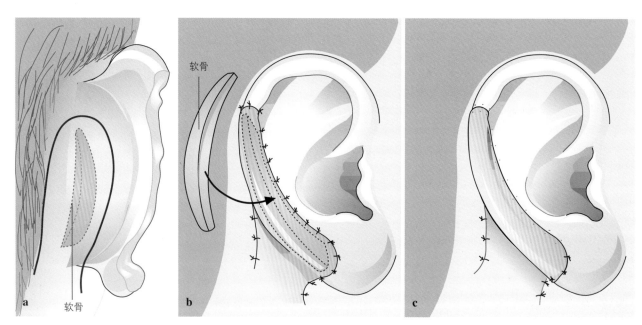

图 10.58　a~c. Scott 和 Klaasen 报道的蒂在上方或下方耳后-耳廓背面的转位皮瓣（1992）（也见图 10.66）
a. 掀起设计好的皮瓣，从耳甲腔和前面的对耳轮切取软骨支架。
b. 植入软骨支架，用 4-0 或 5-0 的可吸收编织缝线固定缝合，将转位皮瓣与修整后的创口边缘缝合。
c. 3 周后断蒂，完成皮瓣转位。

◆ Ⅰ期：

做 2 个小切口（图 10.60 b~e）于头皮瓣下分离形成皮下隧道。牵拉软骨支架进入隧道腔隙。此术式可追溯到 20 世纪 70 年代，而现在我们直接将软骨支架植入残存耳廓的全厚皮肤里（图 10.57c）。缝合切开，采用褥式缝合塑形耳轮（图 10.60 f、g）。

◆ Ⅱ期：

（图 10.59 d~f）

约 5~6 周后将再造的耳廓部分断蒂，应用 Nagata 法分离耳廓后面，可减少继发的缺损面积。残留的创面用中厚皮片移植覆盖（图 10.60h）。

◆ 注意：

瘢痕组织过薄和血供不良可能造成皮肤坏死。

◆ 点评：

如果是增生性瘢痕则予以切除，用如图 10.59b 所示的步骤。残存的耳廓软骨端与软骨支架的衔接不一定总是令人满意的。

旋转皮瓣耳廓再造

（图 10.61）

同样地，如果发际线位置不允许用 U 形推进皮瓣，那么蒂部在上的旋转皮瓣可用于耳廓的修复。在修复手术前，用一个模型精确确定皮瓣的大小非常重要。

Weerda 法旋转-转位皮瓣

用这个皮瓣只需要一次手术就可以修复缺损（图 10.61 a~e；Weerda 1980, 1984, 1991, 2007；Weerda 和 Siegert 1999a）。

通常不需要二期手术，不过一期手术完成 3~4 周后可根据需要做进一步精细调整（图 10.61f）。

◆ 点评：

这种手术方法涉及更广泛的皮肤游离，并增加了瘢痕形成。因此近年来我们仅有极少数情况使用，特别是在肿瘤外科（图 10.103）。

文献报道的其他类型皮瓣

蒂在瘢痕组织的耳后皮瓣

（也参见图 10.52、图 10.53；Navabi 1964；Millard 1966；Davis 1987）

这种皮瓣适用于耳廓中间 1/3 缺损，耳廓背面皮肤有瘢痕粘连时。按照耳廓缺损的大小掀起以瘢痕为蒂的耳廓背面皮瓣，延伸到耳后沟并向上分

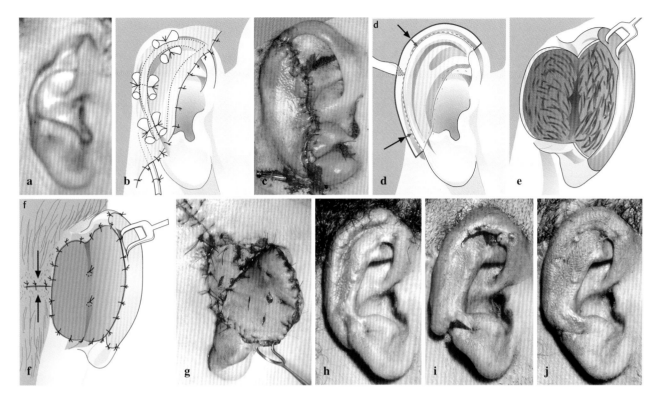

图 10.59 a~j. 应用皮下腔隙（或 U 形推进皮瓣）修复大范围耳廓上 1/3、中 1/3 缺损

Ⅰ期：

a. 修剪创缘使之形成新鲜创面，植入精致的软骨支架（图 10.57c、图 10.66c）。

b、c. 游离缺损周边皮肤与耳廓残端前面皮肤缝合，放置负压引流，并塑造耳廓的形状（如有需要可用 U 形推进皮瓣，参见图 4.64b、d）。

Ⅱ期：

d. 软骨支架边缘后 1~1.5 cm 处切开，用 15 号刀片分离中厚皮片厚度的皮瓣到接近耳轮边缘（参考文献 Nataga 1994a~d 报道，图 10.90）。

e. 细心分离新形成的耳廓背面，保留一层纤维组织在软骨支架上。将分离的中厚皮片厚度的皮瓣覆盖在耳轮后面暴露的创面。

f、g. 缝合乳突区的创面（箭头），剩余创面用中厚皮片游离移植覆盖（取自头皮，腹股沟，臀部，或者胸部原有的瘢痕处），并用纤维蛋白胶水黏附，用 6-0 单丝尼龙线缝合皮肤，用 P3 针 5-0 缝合线耳后沟塑形（Weerda 和 Siegert 1999a；Weerda 2007）。

如有需要，做最后的完善：

h. 在重建的耳轮上缘和向耳垂过渡之处可见小的缺损。

i. 耳轮上缘缺损处填充软骨支撑（上方），靠近耳垂处行 Z 成形（下方）。

j. 4 周后的效果。

离。通过游离周围皮肤修复供区缺损。

扇形皮瓣（颞浅筋膜瓣）耳廓再造

（图 10.62）

这些皮瓣和它们的应用将在图 10.93 中做详细的介绍。

管状皮瓣耳廓再造

这些皮瓣在耳廓上部 1/3 的再造术中有详细介绍（图 10.38）。

耳廓下 1/3 缺损

（图 10.63）

推荐的修复方法

蒂在上和蒂在下的转位皮瓣

（图 10.64）

◆ Ⅰ期：

与耳廓中央缺损（图 10.11）或上部缺损（图

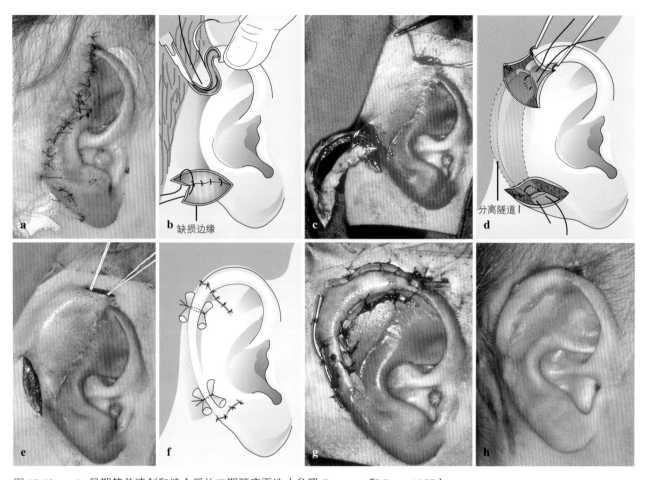

图 10.60　a~h. 早期简单清创和缝合后的二期耳廓再造（参照 Converse 和 Brent 1977）
a. 残耳创缘一期和头皮进行缝合。
b. 伤口愈合后，在耳廓缺损边缘略上方和略下方各做一小切口，分离出一个皮下隧道，使之刚好超过发际线。
c~e. 隧道内植入由肋软骨（耳甲软骨）精细雕刻而成的软骨支架，用 4-0 或 5-0 编织线将软骨支架与残耳软骨断端固定缝合。
f、g. 用 6-0 单丝尼龙线缝合所有创口，褥式缝合塑形耳轮。
h. 术后 6 周的效果（图 10.59d~j）。

10.51）再造相同，耳廓下 1/3 的缺损也可以采用蒂在上或者蒂在下的转位皮瓣分 2 期修复。也可在耳廓下部植入取自同侧或对侧的耳甲腔软骨，或肋软骨以防止明显的皮瓣挛缩（图 10.64 a~e）。

◆ Ⅱ 期：
皮瓣最早于 3 周后断蒂完成转移（图 10.64 f~i）。

Gavello 皮瓣再造耳廓下部

（图 10.65；Gavello 1907，引自 Nelaton 和 Ombredanne 1907；Weerda 1989d）

重建耳垂的皮瓣最早由 Gavello 设计，之后 Szymanowsky（1870）曾提及过。我们对 Gavello 皮瓣稍做改进。为防止重建的耳廓下部术后挛缩，

可以把从肋软骨雕刻的软骨支架插入耳廓下端及耳垂缺损部位。待创缘清创形成新鲜创面后，用 4-0 编织线将肋软骨支架与耳廓软骨残端对缝。掀起设计好的皮瓣，将皮瓣与耳廓残端皮肤的前、后面分别缝合（图 10.65b、c）。耳垂背面缝线不宜过紧，以达到耳垂前面良好的曲度。要取得良好圆润的耳垂形态，切开用作前面耳垂覆盖的皮瓣，其曲度要略大于第二个用于形成后面耳垂的皮瓣曲度。应用此方法可获得良好的效果（图 10.65e）。

改良 Gavello 皮瓣

（图 10.66；Weerda 和 Siegert 1999a，Weerda 2001）

如果除了耳垂缺损，还有部分耳轮缺失，

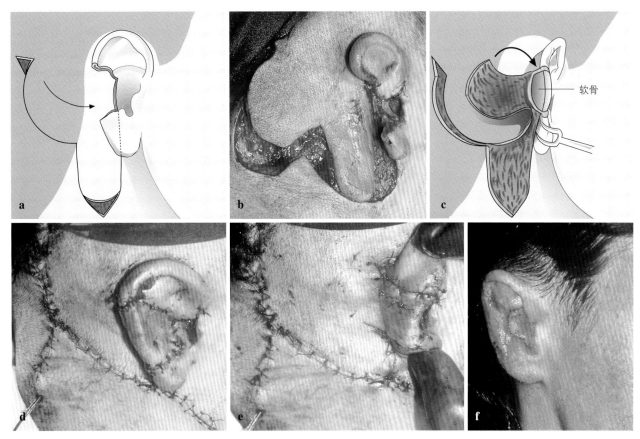

图 10.61　a~f. 一步法 Weerda 旋转 – 转位皮瓣修复耳廓中 1/3 大范围缺损（1978, 1981）
a、b. 设计旋转 – 转位皮瓣。无发区的耳后转位皮瓣
（重建皮瓣）借助带毛发的旋转皮瓣（转运皮瓣）转位至正确的耳后位置。
c. 转位皮瓣目前位于缺损后。软骨支架横跨耳廓缺损，其高度短于缺损 3 mm。
游离供区缺损周围的皮肤。
d、e. Ⅰ期耳廓重建术后的前面和后面观（伤口缝合线与发际线一致）。
f. 术后效果（稍微肿胀，建议后期耳轮塑形）。

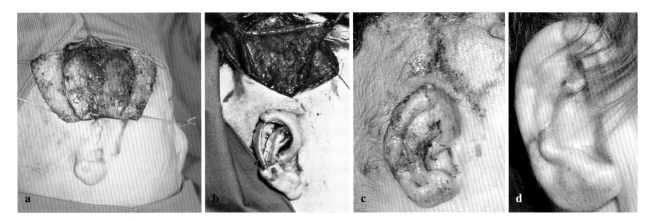

图 10.62　a~d. 应用颞浅筋膜皮瓣（扇形皮瓣）再造耳廓中 1/3（也见图 10.93）
a. 暴露颞浅筋膜，嵌入软骨支架。
b. 掀起带血管蒂的颞浅筋膜。
c. 皮瓣完成转移，并切取对侧耳后的全厚皮片移植覆盖（供区缺损用中厚皮片覆盖）。
d. 愈合后效果（术者为 R. Siegert；也见图 10.93）。

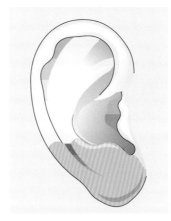

图 10.63　下 1/3 耳廓

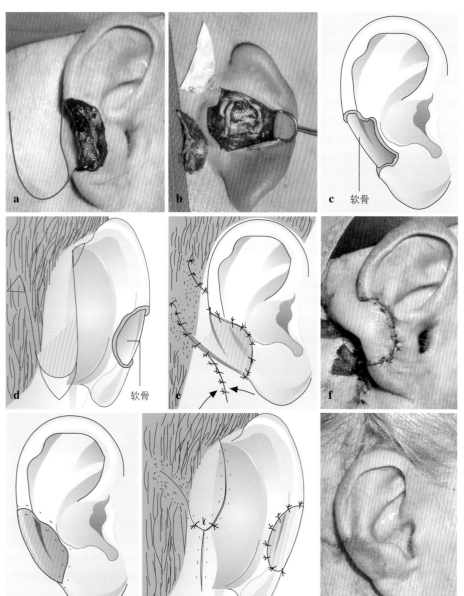

图 10.64　a~i. 应用蒂在上或蒂在下的转位皮瓣再造耳廓下 1/3（也见图 10.13、图 10.33）

Ⅰ 期：

a. 缺损范围与皮瓣设计。

b. 切取软骨支架。

c. 按照模板切取同侧或者对侧耳廓软骨，作为软骨支架植入缺损处，见 i 图。

d. 转位皮瓣。

e、f. 皮瓣转位覆盖软骨支架。

Ⅱ 期：

g、h. 大约 3 周后，皮瓣断蒂，皮瓣游离缘与耳廓背面创缘缝合，皮瓣基底部缝合。

i. 术后效果。

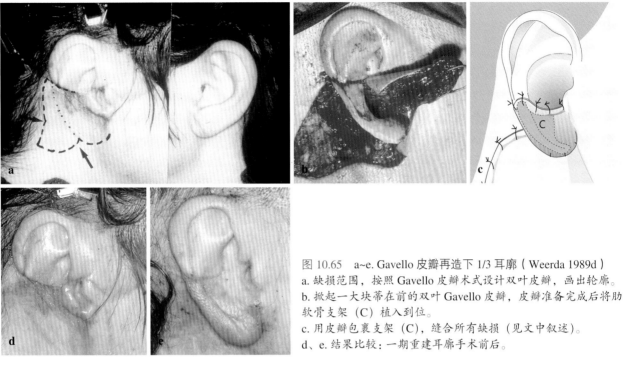

图 10.65　a~e. Gavello 皮瓣再造下 1/3 耳廓（Weerda 1989d）
a. 缺损范围，按照 Gavello 皮瓣术式设计双叶皮瓣，画出轮廓。
b. 掀起一大块带在前的双叶 Gavello 皮瓣，皮瓣准备完成后将肋软骨支架（C）植入到位。
c. 用皮瓣包裹支架（C），缝合所有缺损（见文中叙述）。
d、e. 结果比较：一期重建耳廓手术前后。

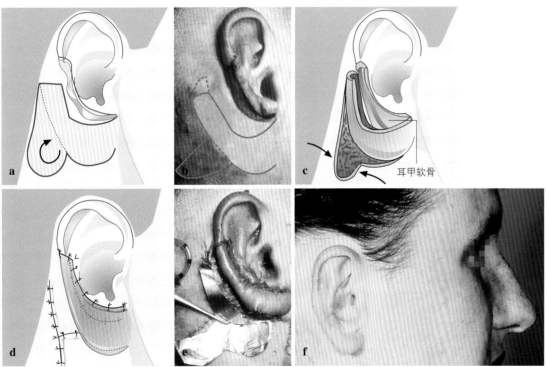

图 10.66　a~f. 改良 von Szymanowsky–Gavello 皮瓣（1870，1907）一期再造初期重建失败的耳轮及耳廓下部
a、b. 缺损外观。画出皮瓣大小，皮瓣设计基于前期准备的模板（e 图；也见图 10.73：因为前期在其他医疗机构已行耳后、耳下中厚植皮，因此插入的双叶瓣位置设计得比较靠下）。
c. 修剪创缘以形成新鲜创面，掀起皮瓣，用 4-0 或 5-0 可吸收编织线将从对侧耳切取的耳甲腔软骨塑形后（或精细雕刻的肋软骨支架）与耳廓软骨残端缝合。
d、e. 缝合所有缺损。e 图为模板形状。
f. 术后 1 年的效果。

那么后者可以采用改良 Gavello 皮瓣修复（图
10.66 a~e）。在仿照模板完成肋软骨支架雕刻或
者切取对侧耳廓软骨支架后，创缘清创形成新鲜
创面，将软骨支架与耳廓软骨残端用 4-0 编织
线缝合。然后，掀起的 Gavello 皮瓣覆盖包裹支
架，分别与残耳耳廓前面和后面的创缘缝合，到
此完成了耳垂和耳轮的重建。得益于耳垂前面的
皮瓣稍大，耳垂的曲度在一定程度上显现得更
好。游离供区周围皮肤，所有创面直接拉拢缝
合。这种重建方法曾用于一例女性患者，其耳后
区之前已经在其他医疗机构行中厚皮移植（图

10.66b）。

改良 Gavello 双蒂皮瓣的耳廓重建

（图 10.67；Gavello 皮瓣，1907 年；由 Szymanowski 于 1870 年
首先报道）

耳廓背面的创面也可以用厚中厚皮片移植修复。

耳垂重建

（图 10.68）

因为耳垂不像耳廓下 1/3，它不包含任何软骨，

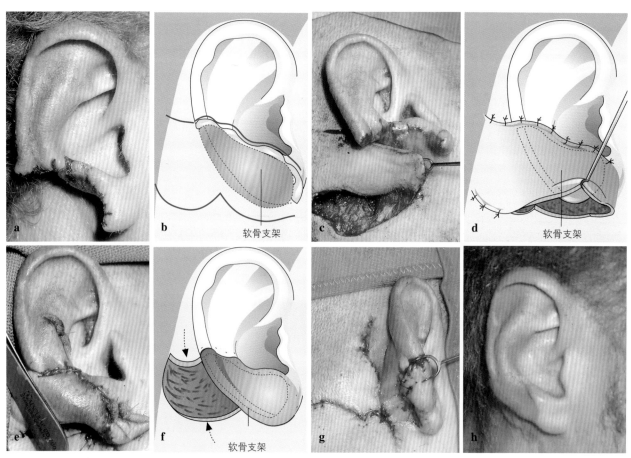

图 10.67　a~h. 改良的 Gavello 双蒂皮瓣

Ⅰ期：

a. 缺损外观。

b. 设计以前面和后面为蒂的皮瓣，残耳缺损创缘清创形成新鲜创面，按照模板雕刻的软骨支架用 4-0 编织线缝合至断端（图
10.65b）。

c~e. 切开皮瓣，将皮瓣与耳廓残端前方皮肤缝合。

Ⅱ期：

f、g. 3 周后，后部皮瓣断蒂，修复后部创面，缝合供区创面（也见图 10.65）。

h. 重建术后一段时间后的结果。

因此耳垂重建的方法也不同于耳廓下 1/3。以下介绍耳垂撕裂伤的修复及耳垂再造的方法。

外伤性耳垂裂口

示例：耳环撕脱伤。

◆ 历史回顾：

在不同文化中，人们都有佩戴耳环的传统，有时候戴的耳环很重，或者把大块珠宝嵌进耳垂中（图 10.69）。因此，Celsus（公元前 25~ 前 30 年，引自 Zeis 1863）记载："如果因耳垂上佩戴较重的饰品导致耳垂上的洞很大，那么就将剩余的连接皮桥断离，用小刀修剪洞的边缘形成新鲜创面。然后缝合创缘并敷上促进愈合的药物（Goedecke 1995）"。

不保留耳洞的再造术

与 2000 年前 Celsus 的做法类似，McLaren（1954）也修剪裂开的耳垂缺损边缘形成新鲜创面，并逐层缝合。

Passow 法

（图 10.70，引用于 Mündnich 1962）

耳垂撕脱伤后，伤口边缘切成阶梯状（图 10.70b），随后重建耳垂。

保留耳洞的耳垂修复

为了以后能佩戴耳环需要重建耳洞。

Pardue（1973）耳垂重建

（图 10.71）

在耳洞中切开蒂在上的表皮瓣（图 10.71g），对

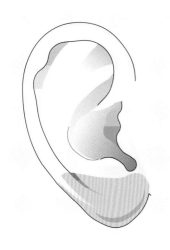

图 10.68　耳垂

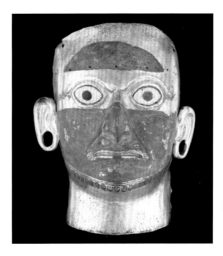

图 10.69　莫希文化中国王的面具上耳垂缺损，秘鲁北部公元 300~400 年（Linden 博物馆，Stuttgart Germany；摄影：A. Dreyer）

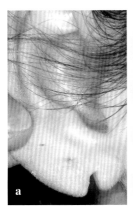
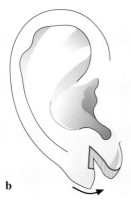
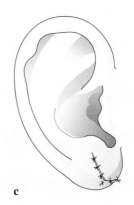
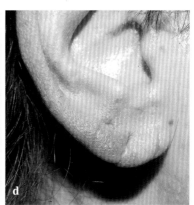

图 10.70　a~d. Passow 法修复耳垂裂（Mündnich 1962）
a. 撕脱伤后耳垂缺损。
b. L 形修剪耳垂创缘。
c. 不保留耳洞缝合。
d. 轻微的耳垂 L 形瘢痕。

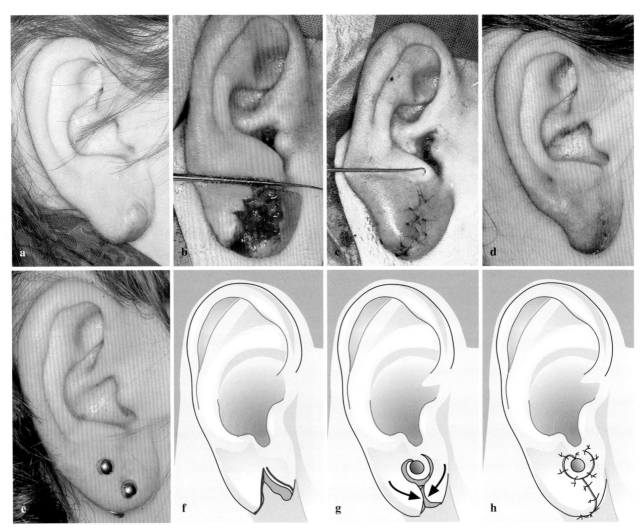

图 10.71　Pardue 报道的（1973）不保留耳洞的耳垂修复（a~e）和保留耳洞的耳垂修复（f~h）
a. 耳垂增生性瘢痕。
b. 瘢痕切除并做 W 成形使切开瘢痕交错。
c. 伤口闭合。
d. 术后 14 天（注射类固醇激素）。
e. 术后 1 年，有新耳洞和耳钉。
f. 设计和准备表皮瓣，并修整创缘形成新鲜创面。
g、h. 表皮瓣向上自卷形成耳洞，伤口用 6-0 或者 7-0 单丝尼龙线缝合。

侧面去表皮，皮瓣向上自卷形成耳洞（图 10.71h）。
然后缝合缺损（图 10.71i）。

耳垂缺损

采用局部皮瓣再造耳垂。

耳垂缺失

外伤引起的耳垂缺失、瘢痕疙瘩，耳垂发育不全或发育不良。

◆ 历史回顾：

Sushruta（公元 1000 年，引自 Zeis 1883；Meyer 和 Sieber 1973；Davis 1987）报道了耳垂重建的方法，并且此方法可能沿用了几千年。

"外科医师修复耳垂缺失是通过割下患者一片面颊部的活组织来实现的，方式是组织的一端与面颊部相连。然后拟再造耳垂的部位应稍作牺牲切除一点组织，再把面颊部的活组织与其缝合"（Celsus 于公元 25 年）。

Celsus 首先描述了在缺损区附近用带蒂皮瓣修复的方法，从那时起称作"印度方法"（Goedecke 1995）。1597 年，Tagliacozzi 也报道了耳廓下部分缺损的修复（Mündnich 1962）。

Dieffenbach（1845）提出了类似的耳垂重建方法。在缺损的耳垂缘形成新鲜创面后，切开耳下的皮肤，掀起皮瓣，缝合至耳垂部位。3 周后，皮瓣断蒂，折叠覆盖于耳垂后。

von Szymanowski（1870）在他的"全耳再造"中沿耳垂周围切开，运用的方法类似于 Gavello 皮瓣。

这种皮瓣非常适合耳垂和耳廓下部分缺损的修复，作者曾在大量的创伤病例中应用此方法（图 10.65j、图 10.66、图 10.67、图 10.72）。

推荐的耳垂再造术式

Gavello 法耳垂再造（1907，图 10.65、图 10.66）

（图 10.73，引用在 Nelaton 和 Ombredanne 1907；von Szymanowski 1870）

同前述耳廓下部分缺损再造一样，我们经常

运用 Gavello 报道的双皮瓣法行耳垂再造（也见图 10.63~图 10.67），von Szymanowski（1870）早期对此法曾有描述。在缺损耳垂缘形成新鲜创面后，皮瓣按照铝箔或相似材料做成的模板设计掀起，然后折叠。

为此，前叶皮瓣（图 10.73a、b，1）要比后叶皮瓣设计得稍大些，以保证下面伤口的缝合线在新形成的耳垂背面。

皮瓣掀起后的供区创面可通过游离周围皮肤拉拢缝合。较大的缺损需要切取同侧或对侧的耳甲腔软骨作为软骨支架支撑，将其与皮瓣缝合（图 10.64、图 10.68）。

1968 年，Bethmann 和 Zoltan 报道了翻转皮瓣（图 10.74a）。

耳背侧缺损

如果软骨膜或骨膜完整，最简单的方法就是厚中厚皮或全厚皮移植修复（图 10.86）。

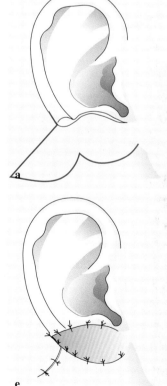
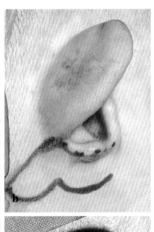
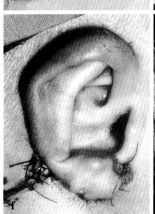
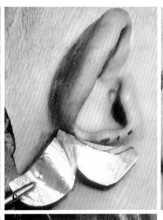
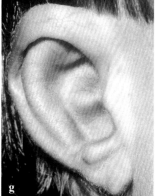
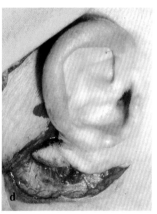

图 10.72　a~g. 双叶皮瓣再造耳廓下部（相当于 Gavello 皮瓣，1907 年；见图 10.66 耳垂发育不良；von Szymanowski 1870）

a~c. 皮瓣设计和模板。

d. 依设计线切开。

e、f. 皮瓣折叠形成耳垂，闭合创面。

g. 术后效果（另行耳成形术后）。

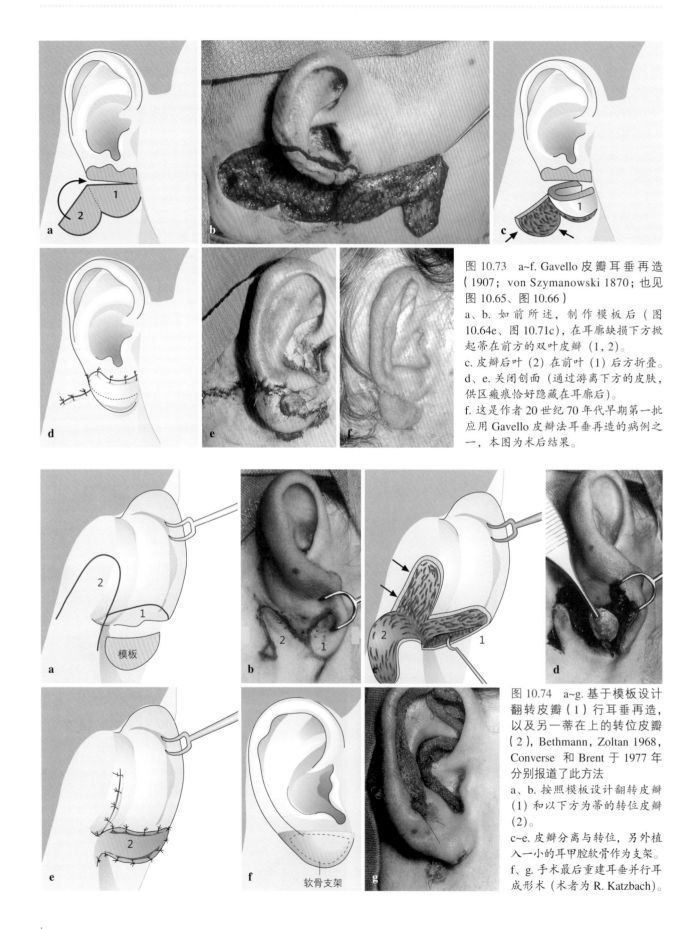

图 10.73　a~f. Gavello 皮瓣耳垂再造（1907；von Szymanowski 1870；也见图 10.65、图 10.66）

a、b. 如前所述，制作模板后（图 10.64e、图 10.71c），在耳廓缺损下方掀起蒂在前方的双叶皮瓣（1，2）。

c. 皮瓣后叶（2）在前叶（1）后方折叠。

d、e. 关闭创面（通过游离下方的皮肤，供区瘢痕恰好隐藏在耳廓后）。

f. 这是作者 20 世纪 70 年代早期第一批应用 Gavello 皮瓣法耳垂再造的病例之一，本图为术后结果。

图 10.74　a~g. 基于模板设计翻转皮瓣（1）行耳垂再造，以及另一蒂在上的转位皮瓣（2），Bethmann、Zoltan 1968，Converse 和 Brent 于 1977 年分别报道了此方法

a、b. 按照模板设计翻转皮瓣（1）和以下方为蒂的转位皮瓣（2）。

c~e. 皮瓣分离与转位，另外植入一小的耳甲腔软骨作为支架。

f、g. 手术最后重建耳垂并行耳成形术（术者为 R. Katzbach）。

耳廓背侧缺损

（图 10.75）

推荐的修复方法如下：

小皮瓣

（图 10.76、图 10.77）

面积较小的两层缺损可以通过下方或前方为蒂的旋转皮瓣（图 10.76）或者转位皮瓣来修复。额外的岛状皮瓣适用于小面积的全层耳廓背面缺损（图 10.77）。

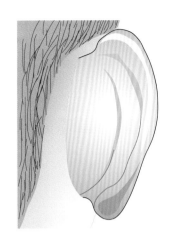

图 10.75　耳廓背面缺损

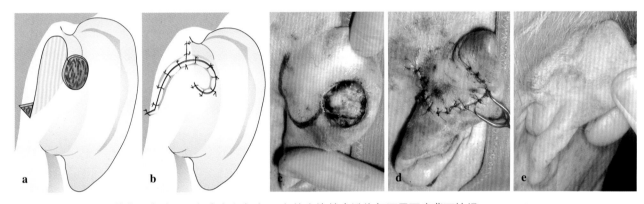

图 10.76　a~e. 采用蒂在下方（a、b）或在上方（c~e）的小旋转皮瓣修复两层耳廓背面缺损
a、b. 切开下方为蒂的旋转皮瓣覆盖缺损创面。
c. 切开上方为蒂的旋转皮瓣。
d. 关闭创面。
e. 术后结果。

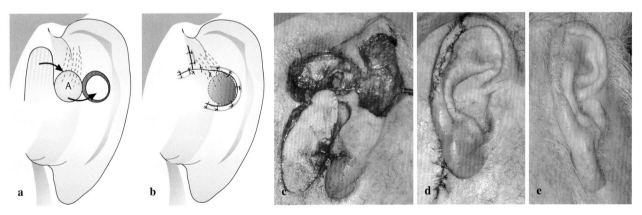

图 10.77　a~e. 岛状皮瓣和转位皮瓣修复耳廓背侧全层缺损
a. 掀起需要旋转的岛状皮瓣（A）及转位皮瓣。
b. 闭合缺损（也见图 10.76）。
c. 以上方为蒂的大面积岛状皮瓣（图 10.5）适用于耳廓背面及耳轮的重建。
d. 闭合全部缺损。
e. 修复术后 1 年的效果。

U 形推进皮瓣

（图 10.78）

推进皮瓣同样适合修复大多数双层缺损（图 10.78a~d），同我们前面遇到的部分耳缺损修复一样（图 10.57）。

V-Y 推进皮瓣

（图 10.79）

取皮后遗留创面的修复

（图 10.80）

肿瘤切除术后，取皮，供区掀起岛状皮瓣，或类似情况遗留下的创面可以得到一期修复，尤其在耳后沟的部位（图 10.80a、b）。

在切除整个耳后方和耳廓背面的皮肤后，遗留的创面可以用中厚皮片移植修复（图 10.86），或者将耳廓缝至乳突区皮肤（图 10.80c、d），耳轮保持原来游离缘的形态（图 10.80d）。

Weerda 双叶皮瓣

头皮转位皮瓣修复缺损后方掀起皮瓣的供区创

面（图 10.81、图 10.87、图 10.88、图 10.103）。

Weerda 旋转-转位皮瓣

（Weerda 和 Münker 1981，Weerda 1983，Weerda 和 Siegert 1999；图 10.81）。

如果没有足够的皮肤设计转位或旋转皮瓣，那么可用以头皮旋转皮瓣为蒂的转位皮瓣作为双叶瓣修复缺损。

Weerda 双旋转皮瓣

（图 10.81，Weerda 1983a）

如前所述皮瓣，双旋转皮瓣用于修复大面积耳后缺损（图 10.81a~d）。

耳后缺损

（图 10.82）

如果一期缝合无法修复乳突区缺损，那么可以采用中厚皮或全厚皮移植到"耳后阴影区"（图 10.86）。小面积和中等大小的缺损可以通过多个皮瓣选择修复。

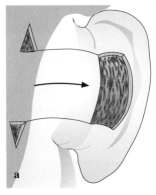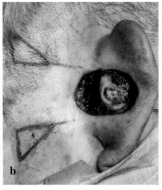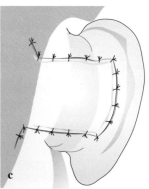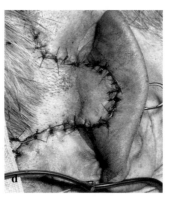

图 10.78　a~d. U 形 Burow 推进皮瓣修复双层耳廓背侧缺损（1853 年，Weerda 在 1991 年引用）
a、b. 掀起皮瓣并在发际内切除 Burow 三角瓣。
c、d. 闭合缺损。

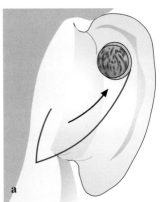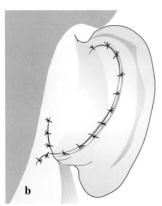

图 10.79　a、b. V-Y 推进皮瓣修复双层耳廓背面缺损（Petres 和 Rompel 1996）

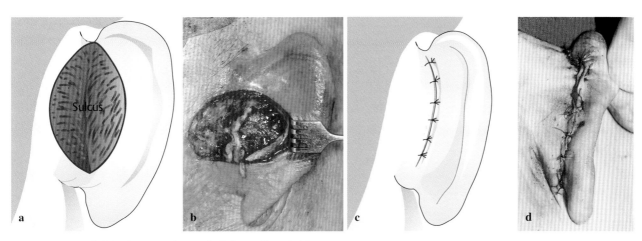

图 10.80　a~d. 肿瘤切除后，取皮，耳廓缝合后一期闭合创面

a、b. 肿瘤切除后的缺损，或全厚皮片切除后遗留的创面（图 10.94b）。

c. 关闭全部耳廓创面（结果会缩小耳后沟）。注意耳轮背侧面保持游离缘。

d. 术后效果（耳后沟减小，耳轮保持原有形态）。

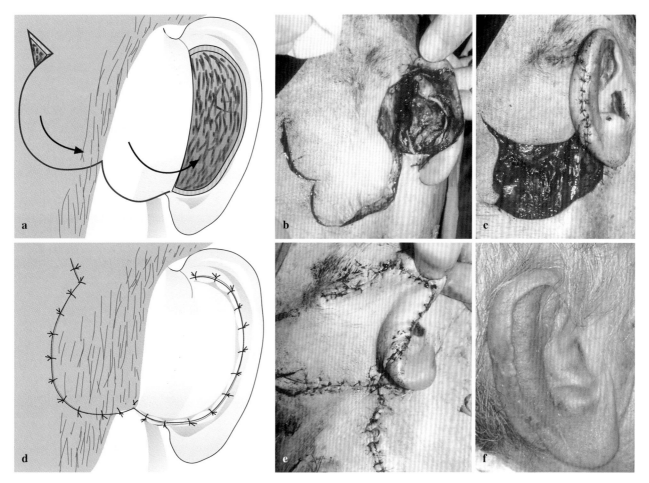

图 10.81　a~f. Weerda 法双旋转皮瓣进行耳廓背侧缺损的一期修复（1983）

a、b. 缺损外观；设计不带毛发用于修复耳部创面的皮瓣和头皮转位皮瓣。

c~e. 皮瓣游离转位，闭合缺损。

f. 耳轮部分再造（见 c、e 图）的效果。

椭圆形或 W 形切除，一期缝合

（图 10.83）

耳前转位皮瓣

（图 10.84）

用耳廓背面皮肤与耳后创缘缝合修复创面，同时外耳道向后旋转

（图 10.80）

耳廓背侧和耳后复合缺损

（图 10.85）

采用中厚或全厚皮片游离移植修复（图 10.86），也可采用如前所述的皮瓣。

更广泛的缺损处理方法见下文"次全耳缺损"。

游离皮片移植

（图 10.86）

对于较大的创面或修复面部缺损，我们采用胸部、腹部、腹股沟、大腿的中厚或者全厚皮片移植覆盖。

次全耳缺损

根据缺损的部位，次全耳缺损修复可按照耳廓上部、耳廓中 1/3，或者耳廓下部缺损的再造方法。

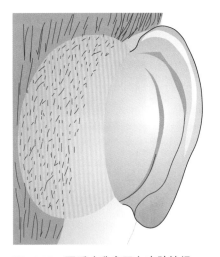

图 10.82　耳后（乳突区）皮肤缺损

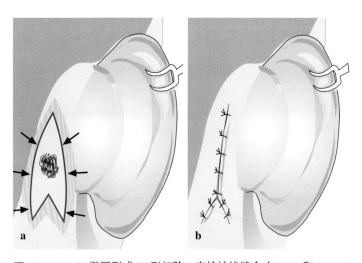

图 10.83　a、b. 椭圆形或 W 形切除，直接拉拢缝合（Petres 和 Rompel 1996）

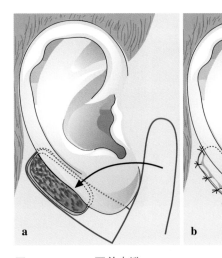

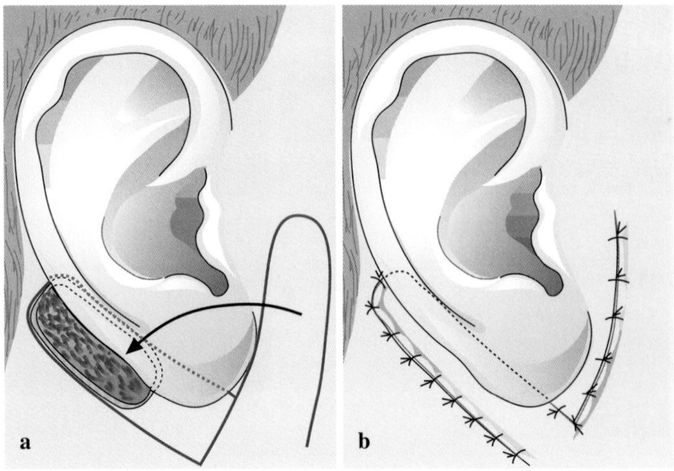

图 10.84　a、b. 耳前皮瓣
a. 蒂在下方的耳前转位皮瓣。
b. 缝合后外观（Pennisi 等 1965）。

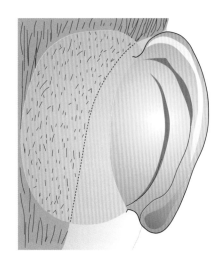

图 10.85　耳后耳廓背侧复合缺损

特殊的重建方法

这种特殊的重建方法适用于耳轮和耳垂完好的耳廓缺损。

Weerda 法双叶皮瓣用于易位-旋转皮瓣的一期耳廓再造

（图 10.87，图 10.61；Weerda，Münker 1982；Weerda 和 Siegert 1999；Weerda 2001）

对于耳廓全层次全缺损伴有乳突区皮肤缺失，但耳轮及耳垂完好（图 10.87a~e），首先依照通常方式制备软骨支架（参见第 11 章）。接下来，采用旋转-转位皮瓣，耳轮下方用于重建耳廓的皮瓣，其中一部分去表皮，该皮瓣通过与旋转皮瓣联动转移到缺损区（旋转皮瓣在此称作运输皮瓣）。这样一次手术即有可能修复所有缺损。

两个无毛发的转位皮瓣用作修复耳廓的重建皮瓣（图 10.87a，1 和 2），包括修复第一个皮瓣的供

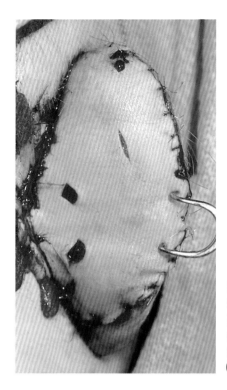

图 10.86　全厚皮游离移植修复耳廓背侧和耳后缺损，皮肤缝合加纤维蛋白黏合剂（图 5.52c）

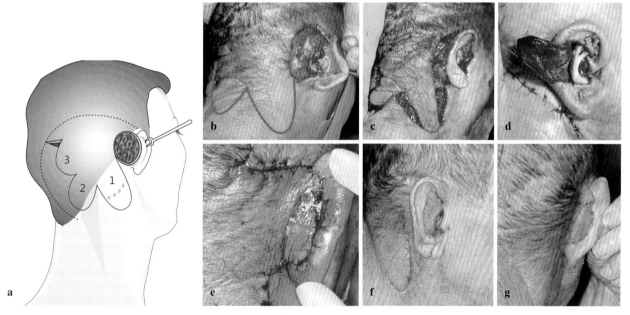

图 10.87　a~g. 耳廓次全缺损的一期重建，耳后乳突区缺损采用 Weerda 二叶或三叶皮瓣修复（Weerda，Münker 1982）

a、b. 皮瓣设计。

c. 切开和游离皮瓣。

两处无毛发的转位皮瓣（1 和 2，重建皮瓣）越过软骨支架（d）用于耳廓重建（1）并覆盖供区缺损。旋转皮瓣（3，运输皮瓣）将转位皮瓣移到正确的位置（见 a 图）。

d. 皮瓣原位缝合，转位皮瓣在向前穿过隧道的下方处去表皮（1）（a 图中的虚线部分）。软骨支架放入原位，皮瓣 1 通过缺损牵拉拉向前面。

e. 闭合耳后区域缺损。在耳后缺损的上方切除 Burow 三角瓣后予以缝合。

f、g. 再造耳外观及耳后修复的区域。

区缺损。这两个皮瓣通过头皮旋转皮瓣联动转送到缺损处（图 10.87a~e）。皮瓣 1 需去除部分表皮。

双叶皮瓣一期修复前面的耳廓缺损

（图 10.88）

切除侵犯耳廓软组织、岩骨、周围皮肤的肿瘤。患者只剩下由耳轮、耳垂、耳屏组成的耳廓框架（图 10.88b、c）。此巨大的缺损由双旋转皮瓣修复，且缺损区放置软骨支架（图 10.88d、e）。术后

耳廓外形具有很好的美学效果（图 10.88 f、g）。

耳廓缺失

新鲜撕脱伤

显微外科耳廓再植

如若可能，撕脱耳应尽量进行显微外科再植（Pennington 等 1980），其成功率为 23%（Weerda

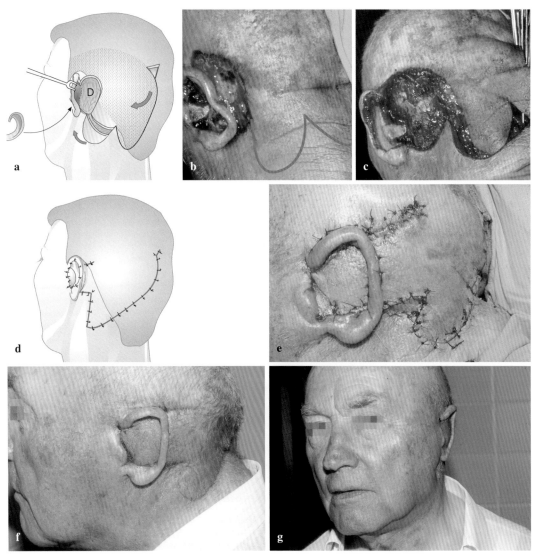

图 10.88　a~g. 耳廓次全缺损。双叶皮瓣一期重建耳廓前面缺损，此病例耳廓支架保存完好，同时存在耳旁皮肤大面积缺损

a~c. 肿瘤切除后乳突区和耳廓中央缺损。耳轮、耳屏及耳垂完整，皮瓣设计见图（a、b）。掀起双叶皮瓣（c）。

d、e. 皮瓣转移到位，软骨支架植入皮瓣后的外观，皮瓣在跨越耳轮缘下方处去表皮。

f、g. 该患者 80 多岁，术后侧面和半侧面观美学效果良好。

和 Siegert 1998，Weerda 2007）。

耳廓软骨再植

与肋软骨耳廓再造的方法类似，去除撕脱伤耳的皮肤，然后将耳软骨植入缺损上方和后方分离好的皮下腔隙中（图 10.47、图 10.52，Weerda 2007）。将植入的软骨缝合到耳廓软骨残端并放入皮下腔隙，再将腔隙的皮肤创缘与残存耳廓的皮肤缝合（图 10.89）。

Mladick 等报道（1971）的再植技术

在此方法的操作过程中，用金刚石或者金刚砂轮磨削处理断耳部分，然后将其植入耳后腔隙，缝合到残耳断端，方法同耳软骨再植。4 周后，打开皮肤腔隙，牵出已大部分上皮化的断耳部分，再将腔隙皮肤固定在耳后沟。通过 Mladick 方法再植小范围耳段的成功率约为 65%（Weerda 和 Siegert 1998）。

Baudet（1972）和 Arfai 法耳廓再植（Spira 1974）（Weerda 1980）

（图 10.89）

耳廓部分再植在大部分病例中注定失败（Weerda 等 1986）。整体成功率的文献报道约 40%（Weerda 2007）。

◆ Ⅰ 期：

撕脱耳应该用湿纸巾包裹或放置在特殊的容器中保持低温和清洁，以转运到手术室。小块耳廓复合组织即使在 24 小时后也能够成功再植，但是随着再植耳廓部分的大小增加和暴露在室温时间的延长，耳廓组织坏死率也会增加。Baudet（1972）和稍后的 Arfai（Spira 1974，图 10.89）报道的方法增加了乳突区域创面面积，而且通过在再植入软骨上凿孔促进了向前的再血管化（图 10.89a~c）。

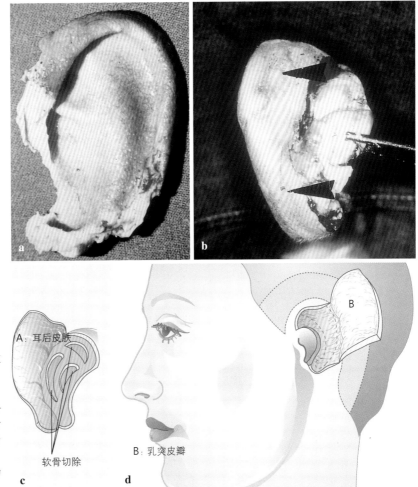

图 10.89　a~l. Baudet 法（1972）撕脱耳廓再植，后由 Arfai 改良（Spira，1974）
a. 耳廓完全撕脱。
b、c. 撕脱耳廓的背侧面准备。皮肤以全层皮瓣向耳轮缘分离（A）。耳廓软骨打洞开窗，窗内去除组织直到耳廓前面的软骨膜。
d、e. 乳突区受床的准备。皮瓣（B）向头皮分离，形成一个大的新鲜创面。

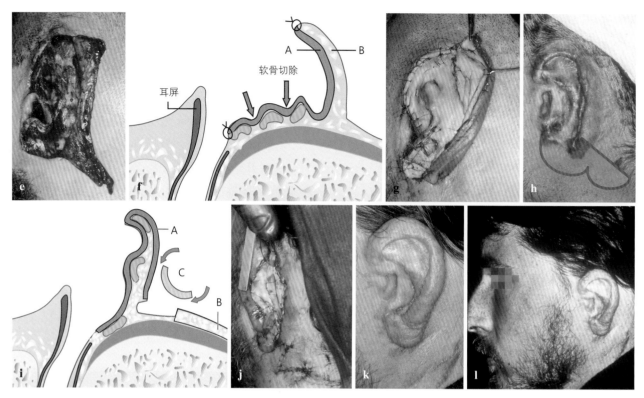

图 10.89 （续）

f、g. Ⅰ 期：将开窗的软骨缝合，并用生物胶黏附到受区。用缝合线和生物胶将耳廓后皮瓣（A）与乳突皮瓣（B）贴合在一起（g）。

h~j. Ⅱ 期：5 周后（图 10.89h）将耳后皮瓣（A）从乳突皮瓣（B）分离，然后将两个皮瓣回归到原本的位置。两者之间剩余创面用断层移植中厚皮片修复（C）。以 Gavello 皮瓣再造耳垂（图 10.73），如 h 图所示。

k、l. 1 年后效果。

♦ Ⅱ 期（图 10.89d）：

4~8 周后，耳廓皮瓣与乳突皮瓣离断（图 10.89a，A）（图 10.89b、c，B）。与全耳再造一样，从乳突平面将耳廓竖起，将皮瓣回复到原来位置。用厚中厚皮片或者全厚皮片移植覆盖残余创面（图 10.89d）。文献报道的成功率约为 40%（Weerda 和 Siegert 1998）。如果耳垂缺失，则以 Gavello 法再造（图 10.89h，也见图 10.72、图 10.73）。

全耳离断后的耳廓再造

（图 10.90、图 10.91、图 10.92；Weerda 1983c, 1987, 1997；Weerda 和 Siegert 1998）

由于意外创伤或肿瘤手术导致整个耳廓缺失时，通常会留足够的皮肤行再造。否则，将局部可用的皮肤通过植入 20~35 ml 组织扩张器扩张约 8 周（Siegert 和 Weerda 1994，参见图 4.4、图 5.50）。

♦ Ⅰ 期：

首先，仿照健侧耳制作模板并拓制到放射线胶片或者其他透明材料上（图 10.90d；也参见图 3.8，图 11.1d、f）。将耳廓模型镜像翻转，精确确定新耳廓的再造位置（图 10.90a），再向后分离形成一个跨过发际的皮下腔隙（图 10.90b）。皮肤剥离应该尽量厚薄适度，既呈现底部支架又保持充足的血供。在切取肋软骨后（参见图 11.1），将同侧或对侧第 6 肋和第 7 肋软骨结合处的软骨雕刻成支架。支架在所有维度上应比预期的耳廓小 3 mm（参见图 11.3，图 10.90c、d）。

一般而言，第 8 肋软骨用于再造耳轮，其至少应有 8~10 cm 长（参见图 11.3）。剩余的肋软骨应重新回植到胸部伤口以备 Ⅱ 期手术用。软骨支架植

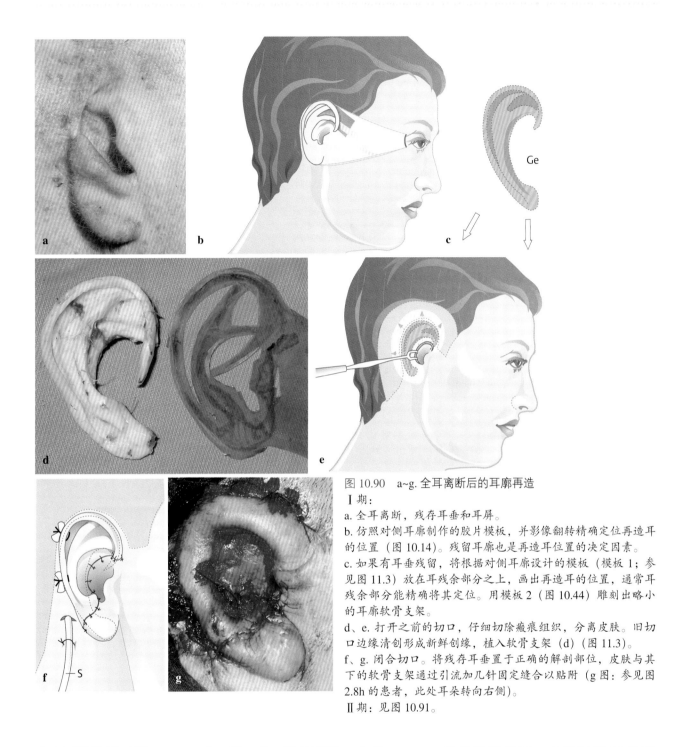

图 10.90　a~g. 全耳离断后的耳廓再造

Ⅰ期：

a. 全耳离断，残存耳垂和耳屏。

b. 仿照对侧耳廓制作的胶片模板，并影像翻转精确定位再造耳的位置（图 10.14）。残留耳廓也是再造耳位置的决定因素。

c. 如果有耳垂残留，将根据对侧耳廓设计的模板（模板 1；参见图 11.3）放在耳残余部分之上，画出再造耳的位置，通常耳残余部分能精确将其定位。用模板 2（图 10.44）雕刻出略小的耳廓软骨支架。

d、e. 打开之前的切口，仔细切除瘢痕组织，分离皮肤。旧切口边缘清创形成新鲜创缘，植入软骨支架（d）（图 11.3）。

f、g. 闭合切口。将残存耳垂置于正确的解剖部位，皮肤与其下的软骨支架通过引流加几针固定缝合以贴附（g 图：参见图 2.8h 的患者，此处耳朵转向右侧）。

Ⅱ期：见图 10.91。

入皮下腔隙后（图 10.90 e~g），用 1 或 2 根引流管持续负压引流并固定缝合以便皮肤与软骨支架良好贴附。加固缝线留置 6~8 天（图 10.90g）。术后第 6 天或第 7 天前不要拔除引流管。

◆ Ⅱ期（Brent 1992，Weerda 1996，Weerda 等 1996，Weerda 2007；图 10.91）：

大约 12~24 周后，在植入的软骨支架边缘后上方约 1~1.5 cm 处做弧形切口，在浅层用 15 号刀片锐性分离中厚皮片厚度的皮瓣到软骨边缘（图 10.89）。支架本身不要暴露，值得注意的是，在软骨支架背侧保留足够的结缔组织以保证软骨的营养供应（图 10.91a、b、f、i，也参见图 10.89d、e）。

将第一次手术中放在胸部伤口备存的肋软骨雕刻为 35~40 mm 长、10~12 mm 高、大约 8 mm 厚的

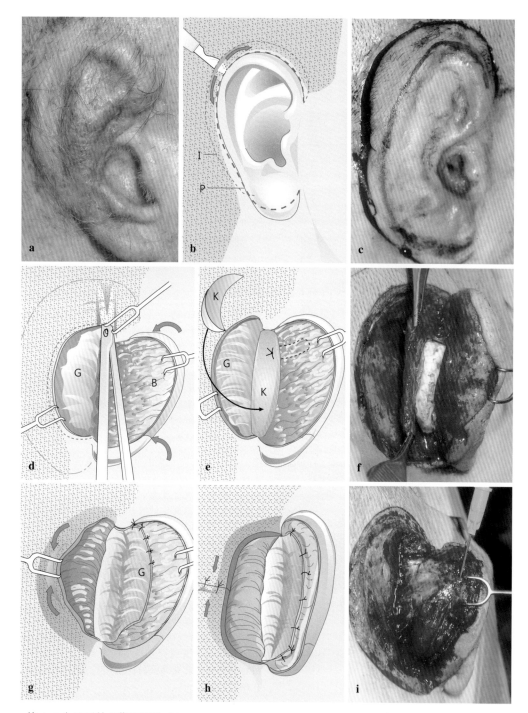

图 10.91　a~o. 约 4~6 个月后的 Ⅱ 期耳再造（Nagata 1999，Weerda 1999，Weerda 2007）

a. Ⅰ 期手术 4 个月后的外观（图 10.90）。

b、c. 在支架后上方平行于软骨支架方向 1~1.5 cm 处切开（I）。在毛囊上平面用 15 号刀片分离全厚皮片厚度的皮瓣；一直分离到软骨支架。P，解剖的界限。不应暴露软骨支架。

d. 从基底分离软骨支架，在支架上保留肉芽组织和结缔组织（B）。之后设计并在乳突区掀起足够大小的帽状腱膜 – 筋膜 – 肌肉瓣（G）。

e、f. 大小约 35~40 mm×10 mm×12 mm（高）的新月形软骨移植物（K）植入并缝合固定到耳后沟。该移植物的功能是作为垫片支撑颅耳角。镊子在夹持帽状筋膜和肌肉瓣。

g~i. 软骨垫片支架用帽状腱膜 – 筋膜 – 肌肉瓣（G）覆盖，并予以缝合，纤维蛋白胶固定。缩小乳突区的裸露创面（h）。

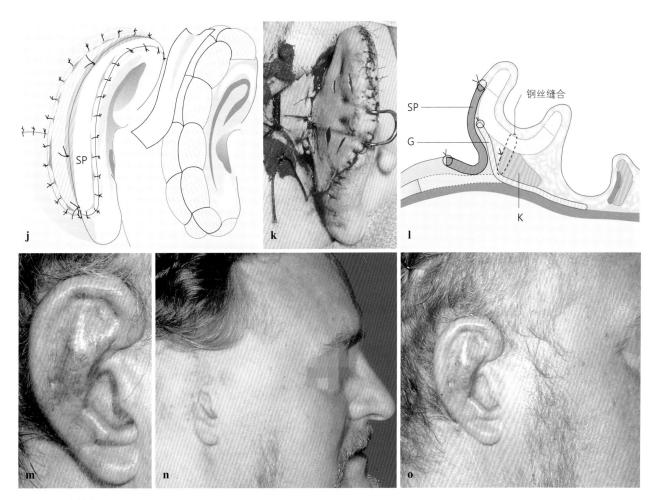

图 10.91（续）

j、k. 一或两个中厚皮片移植物（SP）用纤维蛋白胶和缝合线固定于缺损区。凡士林纱布打包外加胶带固定以使敷料对植皮区产生轻微压力（图 10.95；见正文）。

l. 各层次剖面图。

m. 术后外观。

n. 术前外观。

o. 耳再造术后。

新月状软骨移植物（图 10.91 e、f）。游离软骨支架直到其与头部分离约 25 mm（从上耳轮缘到乳突的距离），做到无张力存在。

　　将新月形的软骨移植物（K）作为垫片放置在新的对耳轮下（图 10.91e）并缝合两针固定在对耳轮上。以前方为蒂的帽状腱膜 – 筋膜 – 肌肉瓣（G）折叠包裹在软骨移植物（图 10.91 e~g）上并以可吸收缝线和纤维蛋白胶固定于耳廓软骨支架后的结缔组织（Immuno，Vienna，Austria）（图 10.91l，G）。

　　保留乳突表面的骨膜，游离伤口周围的皮肤，向耳廓后推进。切除 Burow 三角瓣，伤口分两层闭合（图 10.91 g、h）。如果耳廓从乳突上有足够的分离（理想状态距离上耳轮大约 2.0 cm），遗留的创面可用腹股沟或臀部的中厚皮片游离移植修复（图 10.91g、k、l）。

　　这里的皮肤移植用敷料轻微加压（图 10.91e），手术后 6 天内不使用耳部绷带。移植的中厚皮片也可从头部获取，切取平面在头皮毛囊之上，从而使上皮迅速再生以及正常毛发生长使得供体部位隐蔽。额外的修整可之后进行。图 10.91l 显示了横截面上的各层次，也可从胸部瘢痕区切取皮肤移植（图 10.59）。

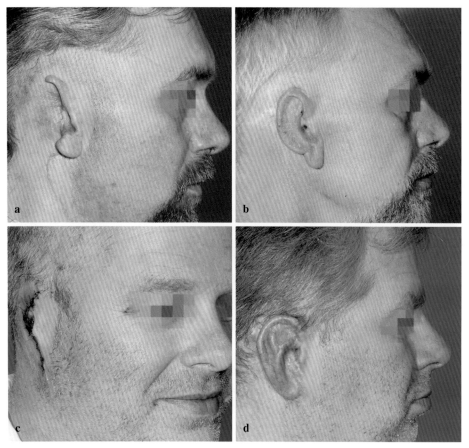

图 10.92　a~d. 典型耳再造病例
a、b. 残留耳轮脚、耳屏、耳垂
的耳廓缺损以及再造结果（b）。
c、d. 全耳撕脱伤后的再造。

图 10.92 a~d 展示了一些耳廓缺失后全耳再造的结果。

皮肤缺失或烧伤患者的耳再造及耳区修复

（图 10.93）

如果耳周围皮肤无法使用，同侧的颞顶筋膜（图 10.93）可以作为"扇形皮瓣"转移覆盖耳廓骨架。用中厚皮片覆盖筋膜。首选的皮肤供区为对侧耳廓的背面，因为此处皮肤移植后色泽以及质地与受区匹配最佳。整个耳廓背侧面以及乳突区皮肤均可用，但应保留耳廓背面的软骨膜。然后取臀部或者腹股沟的大面积中厚皮片移植覆盖正常侧的耳廓背侧和乳突区创面。并且，必要时中厚皮片也可用于再造耳廓背面的区域。切取邻近的约 0.3 mm 厚度的中厚头皮片也可使用。如果同侧的颞浅筋膜瓣（图 10.93）因血液供应不良（采用 Doppler 评估，见图 10.93b）或者严重烧伤不能使用，临床医师可以尝试从对侧切取扇形瓣。这需要游离移植，因此

手术团队训练有素并具有良好设备才能完成显微外科血管吻合。另一个选择是行显微外科血管吻合前臂筋膜瓣。

颞浅筋膜的扇形瓣

（图 10.93）

在手术侧头皮备皮。多普勒探查定位并标记颞浅动脉的走行（图 10.93 a、b），锯齿形切口切开头皮暴露筋膜（图 10.93 d、e）。头皮不宜切得过深，因为颞浅筋膜直接覆盖于颞深筋膜之上，紧贴毛囊和脂肪下方。在毛囊下的平面向切口左右两侧分离头皮。此时，可以从耳前区向上清晰地追踪到血管走行。按照已经雕刻好的耳廓支架的大小和形状设计筋膜瓣范围。深筋膜分离后其血管蒂向下翻转（图 10.93 e、f）。逐层关闭皮肤伤口，装上负压吸引，用筋膜覆盖耳内软骨支架（图 10.93 e、f）。接着，取一断层或全层皮肤移植物并通过一些纤维蛋白胶以及间断缝合使其贴附于筋膜。负压吸引会使扇形皮瓣与耳廓骨架紧密贴合（图 10.93g）。用凡

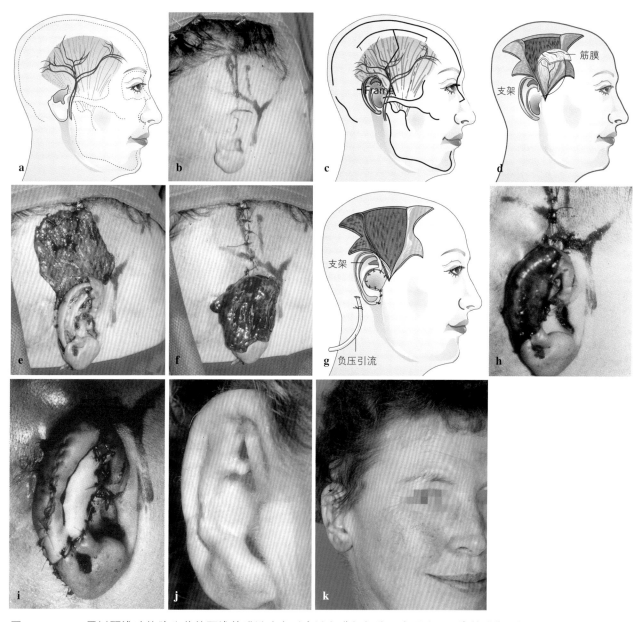

图 10.93　a~k. 用以颞浅动静脉为蒂的颞浅筋膜瓣（扇形皮瓣）进行部分耳廓再造，颞浅筋膜位于较厚的颞肌筋膜之上。Weerda 2007 报道（图 10.62）

a、b. 耳缺失。通过多普勒超声定位颞浅动脉和静脉。

c. 通过锯齿状切口暴露颞浅筋膜以及血管。

d、e. 与血管蒂一起掀起筋膜，耳部插入软骨支架（e）。

f~h. 用带血管蒂筋膜瓣覆盖软骨支架。

i. 用取自对侧耳廓背面和耳廓后区，或者相似位置的厚中厚或全厚皮肤移植覆盖筋膜（Abul-Hassan 等 1986），闭合所有创面。

j、k. 术后效果（术者 R. Siegert）。

士林纱布覆盖并用胶布固定（1 周），从而帮助并保护再造完成。根据后期需要进行细微修整（见二期手术，图 10.95）。

初期皮瓣的短暂性水肿是正常的，但是过几个星期后皮瓣应该具有设计的形状和厚度（图 10.93j、k）。图 10.94 也展示了用扇形皮瓣行全耳再造的病例。如果颞浅筋膜无法使用，可从前臂桡侧切取游离筋膜瓣行显微外科移植（参见图 14.1i、j）。

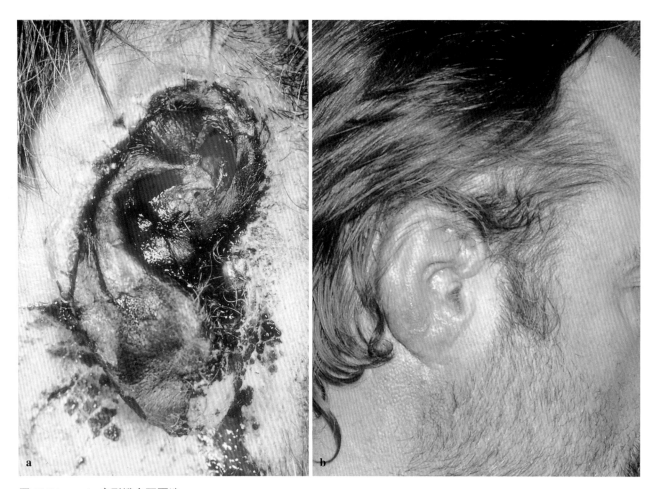

图 10.94　a、b. 扇形瓣全耳再造
a. 全耳撕脱伤后在其他医疗机构采用 Baudet 方法行再植手术失败，全耳缺失（1972）（图 10.89）。
b. 通过扇形瓣和对侧耳后区全厚皮片移植耳再造后的外观（图 10.80a、图 10.93）。

耳部包扎

（图 10.95）

我们在所有包扎中用碘伏和凡士林混合物浸泡过的油纱布，并且在耳廓成形术和每一期的手术之后辅以类固醇软膏。特意为此研发了有孔海绵敷料覆盖耳廓，以避免对外耳的压力。我们也用额外的棉垫作为缓冲，然后放上一环形敷料，再用网状敷料进行固定（图 10.95 h~m）。

在第二期手术阶段（用游离移植物覆盖后方区域），耳后的空腔用上述油纱敷料密封（图 10.95 d~g），耳廓包扎时轻度加压 1 周（图 10.95 l、m）。纤维蛋白胶用于将厚中厚皮片或全层皮片黏附在耳廓背面，所以中厚皮片部分或全部不成活非常罕见。对于出现问题需二次修复的病例，围手术期应用抗生素，时间至少延长到第 5 天。

尤其在夜间，用网状绷带覆盖有孔海绵和圆形绷带，可以确保整个敷料的稳定（图 10.95 h~m）。

拆除缝线

手术后 6~8 天拆线，最好在第 8 天。胸部创伤也这样处理，因为此处做了皮内缝合。我们建议随后用胶布减张固定 3~4 天，以保护创面。

术后的细微调整

偶尔，我们发现耳舟轮廓不是非常明显，耳甲腔缺乏深度，出现一个模糊的耳屏，或者因瘢痕形成导致挛缩。我们需要等待至少 6 个月才能达到比较好的结果。否则，就要加深耳舟和三角窝，做软骨支架塑形（图 10.96）或构建耳甲腔和（或）耳屏（图 10.97）。

在耳舟做一个切口，将方向设计得更靠近耳

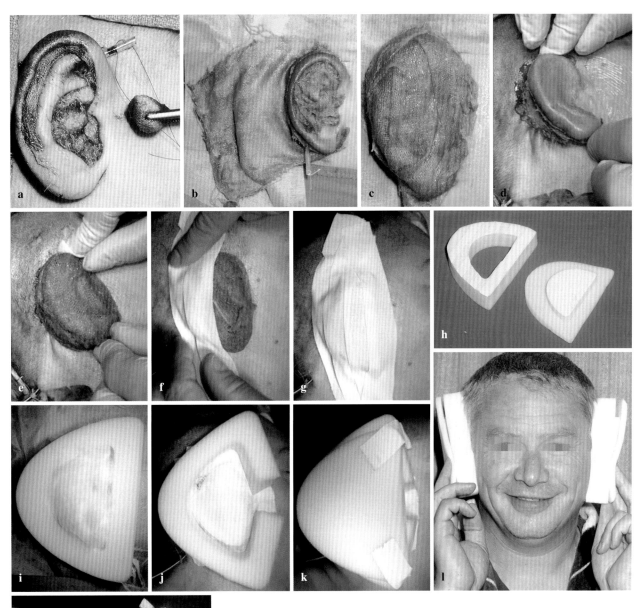

图 10.95　a~m. 耳外科手术后的包扎

a. 耳廓向后塑形成形术后及各个手术阶段的包扎。耳甲腔由凡士林油纱制成的棉球填塞作支撑。

b、c. 敷料覆盖在耳廓的前后面。

d~g. Ⅱ级和Ⅲ级小耳畸形的二期手术、次全和全耳再造的敷料包扎。

d. Ⅲ级小耳畸形再造术后耳后沟植入游离移植物作支撑。

e、f. 中厚皮片移植的包扎：皮片用绷带轻度加压 1 周。覆盖周围的区域。医用酒精消毒皮肤，应用一条自粘绷带（约 2 cm）轻压耳廓后部填充物和皮肤。

g. 应用胶布敷料。

h~j. 与所有其他耳部手术相同，不用胶布粘贴的有孔海绵敷料也用于第一阶段包扎。

k. 有孔海绵敷料用在所有耳廓手术的最后阶段。

l. 有孔的海绵敷料。

m. 使用大绷带或者弹性网状绷带包绕头部，以确保有孔的海绵敷料保护耳部免受压力。

（Spiggle 和 Theis, Dieburg, Germany）

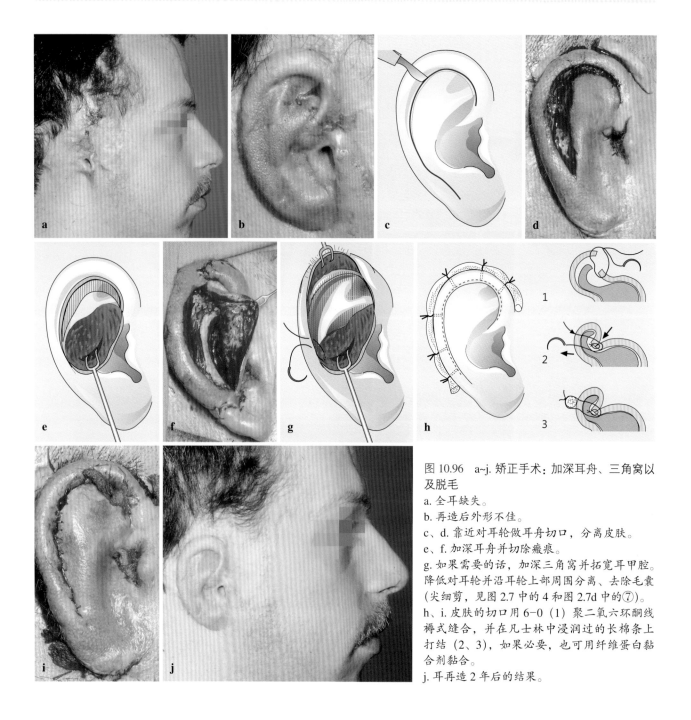

图 10.96　a~j. 矫正手术：加深耳舟、三角窝以及脱毛
a. 全耳缺失。
b. 再造后外形不佳。
c、d. 靠近对耳轮做耳舟切口，分离皮肤。
e、f. 加深耳舟并切除瘢痕。
g. 如果需要的话，加深三角窝并拓宽耳甲腔。降低对耳轮并沿耳轮上部周围分离、去除毛囊（尖细剪，见图 2.7 中的 4 和图 2.7d 中的⑦）。
h、i. 皮肤的切口用 6-0（1）聚二氧六环酮线褥式缝合，并在凡士林中浸润过的长棉条上打结（2、3），如果必要，也可用纤维蛋白黏合剂黏合。
j. 耳再造 2 年后的结果。

轮些（图 10.96 c~f）。必要时，皮肤分离达耳甲腔上部并加深耳舟（Peer 和 Walker 1957，图 10.96 e~g）。加深耳舟、三角窝，合并脱毛。除此之外，还可以将对耳轮支架细化，挖出三角窝，轻度扩大耳甲腔（图 10.96 e~i）。当耳轮存在毛发时，将其从软骨支架剥离，用细的尖剪去除毛囊。

切口用 6-0 的单丝尼龙线缝合。靠近耳轮切口使皮肤分离可达耳舟基底部。通过切除瘢痕组织、降低对耳轮和耳轮脚，对耳轮的皮肤也足以使耳舟形成好的形状。闭合皮肤切口（图 10.96b、i）。褥式缝合（5-0 的单丝尼龙线 P3 或者 PS-3 针），在耳轮后放置已浸泡于凡士林和碘伏中的细长棉条并打结固定，将皮肤缝入耳舟（图 10.96h、i，2、3）。

Tanzer（1974）建议在耳舟只做 3~4 条切口，7~8 mm 长，替代一个长切口，并且以此加深耳轮。

◆ 加深耳甲腔和形成耳屏（图 10.97）：

因为我们通常使用纤维蛋白黏合剂将皮肤黏附于耳甲腔，因此常不需要缝合。

塑造耳轮脚、外耳、对耳屏、耳屏间切迹的形状

图 10.97 中的 a 和 b 图展示了 Weerda 的方法。Davis（1987）形成耳轮脚的方法见图 10.98 的 c 和 d 图。

当耳轮脚缺失或是轮廓不清时，可通过 Z 成形术转位耳前组织形成耳轮脚（图 10.98c、d，图 10.17）。

耳廓区部分或全部离断后耳廓区缺损的再造

（图 10.99）

（图 10.100、图 10.101、也见于图 8.10）

如果在耳廓离断伤或其他损伤造成的耳廓或耳廓区皮肤缺失之后（图 10.99），仅仅是修复缺损，那么根据缺损的大小，游离皮片（图 2.22a、b）、局部皮瓣（图 10.87、图 10.88）、参见肌皮岛状瓣（图 12.1、图 12.2），或者目前通过显微外科进行的血管吻合技术的游离皮瓣（见第 15 章）均可用于覆盖创面。

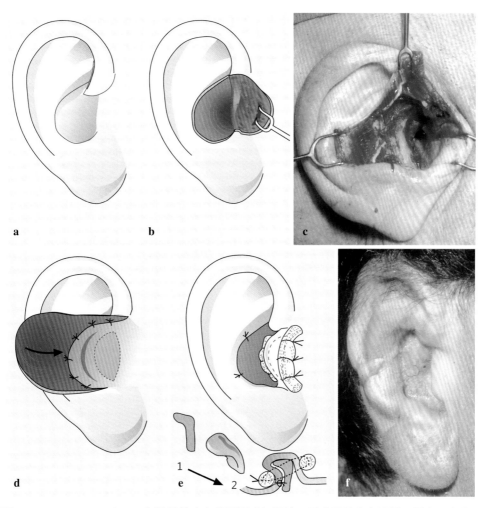

图 10.97　a~f. Tanzer（1974）报道的改良的耳甲腔加深法，形成耳轮脚和耳屏，用全厚皮片覆盖耳甲腔

a. 沿耳轮脚在耳甲腔和对耳轮的过渡区做切口。

b、c. 向前掀起皮肤分离。耳甲腔向乳突、向前加深。如果必要，切除部分对耳轮软骨。

d. 参照模板大小从对侧耳后沟切取全厚皮片缝合到耳甲腔皮肤。

e. 植入 L 形软骨支架支撑耳屏。全厚皮片通过纤维蛋白胶黏合。耳屏的形状通过褥式缝合在棉条上打结形成。1、2 为示意图。

f. 手术后的效果。

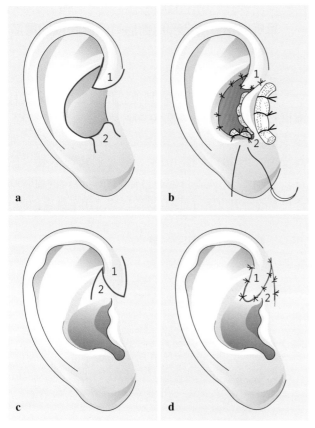

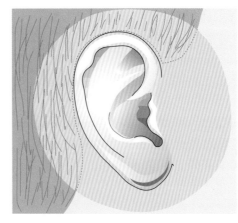

图 10.99
耳廓区域

图 10.98　a~d. 形成耳轮脚和耳屏切迹并加深耳甲腔（也参见图 10.97）

a. 形成耳轮脚（1）和耳屏间切迹（2）的切口设计。

b. 掀起皮瓣，切除瘢痕组织，如果必要的话，软骨（包括对耳轮）也做部分切除。通过褥式缝合形成耳屏间切迹（2）。耳甲腔植皮见图 10.97。

c. 使用耳前皮瓣 Z 成形术形成耳轮脚（1，Davis 1987）。Z形切口（1、2）。

d. Z 成形术以及缝合。如果必要的话，耳轮脚可用一些纤维组织或软骨垫起（图 10.17）。

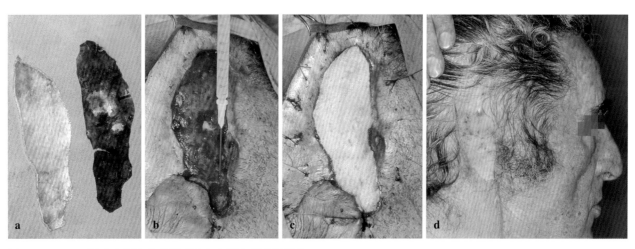

图 10.100　a~d. 游离中厚皮片移植（取自大腿上部或臀部）

a. 肿瘤切除术后耳部缺损的形状。

b、c. 皮肤被纤维蛋白胶黏合或缝至缺损处（如果有裸露骨面，则钻孔并借此形成肉芽组织）。植皮固定缝线留长以便于轻微加压包扎（参见图 2.22b、c）。

d. 1 年之后的结果。

游离皮肤移植

（参见图 2.22）

当存在多发病的患者或者是老年患者的皮肤缺损时，我们在创面条件准备好适合植皮后，仍然选用游离中厚皮片移植（图 10.100，参见图 2.22）。如果植皮色泽匹配较差，必须对肉芽组织创面进行准备（图 5.52j、l）。

颈部旋转皮瓣

（图 10.101）

通过旋转皮瓣（图 10.101）以及双叶皮瓣修复耳区缺损（图 10.102、图 10.103）。

除了采用近些年引入的吻合血管的显微外科游离皮瓣移植（见第 14 章），我们也给读者展示了我们既往采用的一些双叶皮瓣修复耳部，有时同时做颈部淋巴结清扫（图 10.102、图 10.103）（游离皮瓣再造见第 12 章）。

固定于骨的赝复体修复耳缺损

在所有此类病例中，我们应用骨锚式固定装置结合硅胶赝复体修复耳缺损（图 10.104，见 Weerda 2007）。

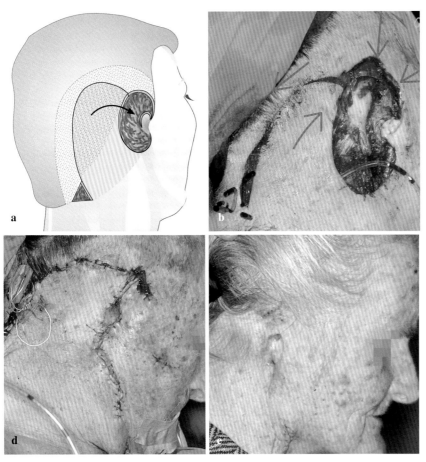
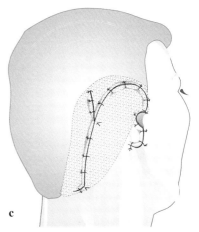
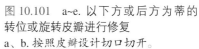

图 10.101　a~e. 以下方或后方为蒂的转位或旋转皮瓣进行修复

a、b. 按照皮瓣设计切口切开。

c、d. 闭合创面（下颌下切口做颈部淋巴结清扫术后）。

e. 手术后的效果。

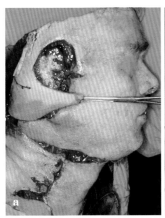
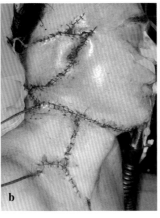
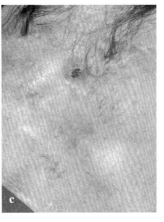

图 10.102　a~c. 蒂在颈后的旋转皮瓣修复耳区缺损

a. 再次肿瘤切除以及颈部淋巴结清扫术后颈部皮瓣。

b. 闭合缺损。

c. 修复术后 2 年的效果。

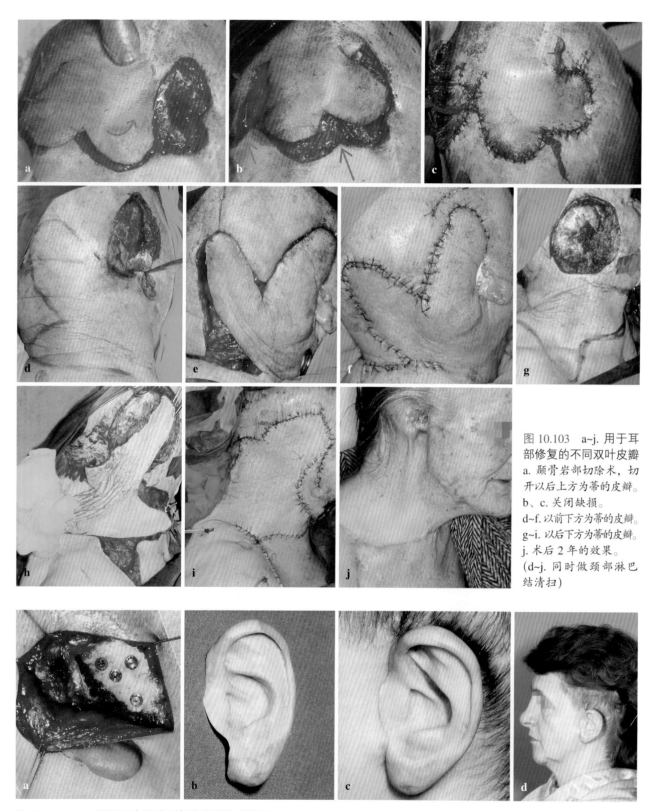

图 10.103　a~j. 用于耳部修复的不同双叶皮瓣
a. 颞骨岩部切除术，切开以后上方为蒂的皮瓣。
b、c. 关闭缺损。
d~f. 以前下方为蒂的皮瓣。
g~i. 以后下方为蒂的皮瓣。
j. 术后 2 年的效果。
（d~j. 同时做颈部淋巴结清扫）

图 10.104　a~d. 用于固定硅胶赝复体的骨铆式装置
a. 固定装置部分。
b. 硅胶赝复体。
c、d. 赝复体固定于其下的固定装置上（Greiner 和 Weerda, Weerda, 2007）。

(H. Weerda)

第3篇

肋软骨、肌皮瓣、游离皮瓣及显微外科技术

Rib Cartilage, Myocutaneous and Free Flaps, and Microvascular Surgery

第11章

肋软骨

Rib Cartilage

软骨是一种对营养要求不高的组织（血运少），所以适用于气管、鼻子、面颊、皮肤、耳的重建和充填（Weerda 1985a）。

切取肋软骨行耳再造

（图 11.1）

通常在全麻下取同侧胸部的肋软骨。

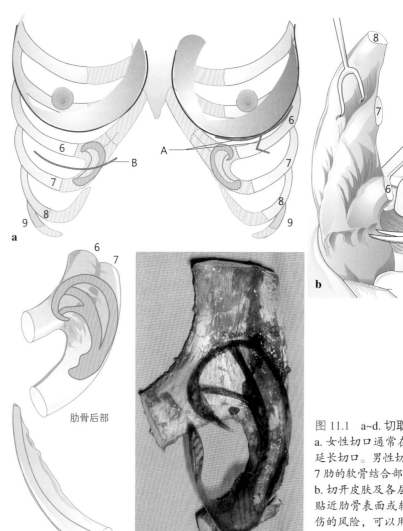
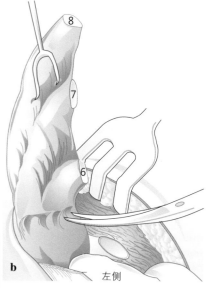

图 11.1　a~d. 切取肋软骨（通常取同侧）
a. 女性切口通常在乳房下皱襞（A），根据需要辅助做小 Z 形延长切口。男性切口在第 6 肋和第 7 肋之间（B）。第 6 肋和第 7 肋的软骨结合部可提供充足的软骨块以雕刻耳廓支架。
b. 切开皮肤及各层次直达第 6~8 肋，在软骨与骨结合处离断。贴近肋骨表面或软骨和软骨膜之间时小心分离（存在胸膜损伤的风险，可以用电刀分离）。
c、d. 切取第 6~8 肋（或第 7~9 肋软骨）用于耳再造（c 图为切取第 8 肋骨制备耳轮）。

少数肋软骨取自接近胸骨的第 4~6 肋。女性患者切口通常沿着乳房下皱襞（图 11.1a，A），男性的切口与肋软骨供区平行（图 11.1a，B）。第 7 肋软骨最长，也是最后一根与胸骨连接融合的肋软骨。第 8 肋有点短，常通过软骨联合部与第 7 肋相连。第 6 和第 7 肋软骨通常能够提供足够的雕刻耳廓支架体部的软骨材料（图 11.1、图 11.3）。第 8 肋若有 8 cm 长（最好 9~10 cm）则可用来制作耳轮缘。

手术方法

通常采用含有肾上腺素（稀释浓度 1∶200 000）的局麻药在切口进行局部麻醉。皮肤切口平行于肋骨或者在肋弓上（第 8 肋）。切开各层次直达肋骨，注意要尽最大可能保持胸膜完整。用电刀切断与软骨连接的肌肉组织，或者将软骨表面的软骨膜剥离，再取出整块肋软骨。如果发生了胸膜损伤（全身麻醉下），应采用一小块筋膜（游离或带蒂）黏合在胸膜破损处，在维持通气的情况下关闭伤口留置负压引流。如果存在壁层胸膜的小创口，分层密封缝合，一般不会再有问题。筋膜层和皮下层宜分别缝合。我们通常选用 4-0 或 3-0 单丝尼龙线做皮内缝合闭合皮肤伤口（参见图 2.5）。

软骨移植物的制备

（图 11.2；Nagata 1994）

有些类型的软骨移植物，例如鼻背移植物，植入术后可能发生弯曲。由此，Gibson 和 Davis（1958）提出了"平衡"移植物的想法（图 11.2）。移植物应当从肋骨的中央切取，以减少弯曲的倾向（图 11.2 a、d）。各种软骨移植物的制备方法如图所示。各种不同弯曲度的软骨片组合形成一个更稳定的移植物（图 11.2c）。因为移植物有朝软骨膜弯曲的趋势，所以通常去除软骨膜，或者至少在其上划痕。部分保留的鼻中隔软骨、肋骨的弯曲薄片以及耳甲腔软骨可用于部分鼻或全鼻缺损的再造（图 11.2d；图 5.52~ 图 5.54）。

雕刻耳软骨支架

（图 11.3）

耳廓支架尽可能雕得精致，其大小比制备的耳膜片小约 3 mm（参见图 10.44）。主要软骨支架的部分可以取自同侧身体（Weerda，Nagata；手术侧以更方便操作），或者对侧（Brent 1976；Siegert）（图

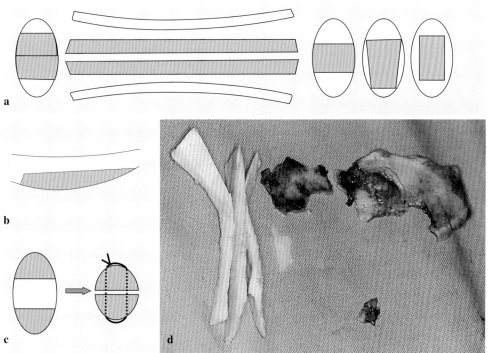

图 11.2　a~d. Gibson 和 Davis 设计的"平衡"软骨移植物（1957）

a. 从肋骨中央切取的多种形状的移植物。

b. 用第 6、7 肋软骨雕刻鼻背移植物。

c. 可以把有相反弯曲趋势的两片软骨缝合固定在一起。

d. 弯曲的肋骨薄片、保留的鼻中隔软骨以及耳甲软骨（参见图 2.24、图 10.46）可用以行部分鼻或全鼻再造（参见图 5.52~ 图 5.54）。

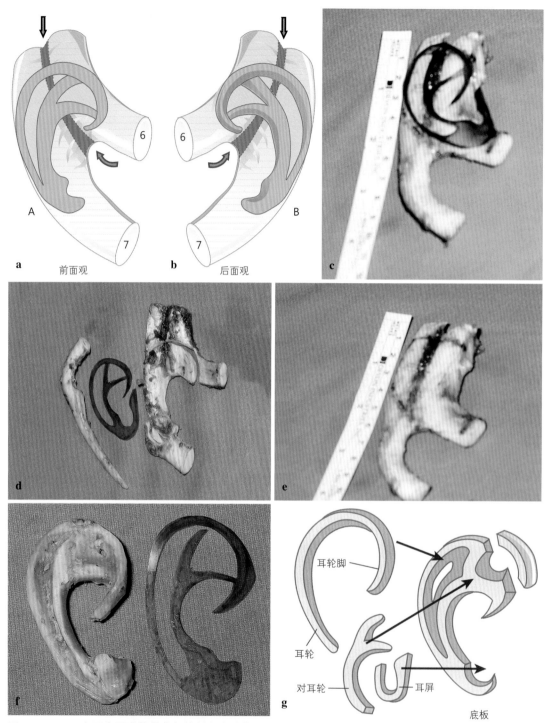

图 11.3　a~m. 全耳廓再造软骨支架的制备（通常再造右耳切取右侧肋骨）

a、b. 耳模放置在取好的肋软骨上。同侧耳再造采用从肋软骨后面的设计（A）；肋软骨前面用于对侧耳再造（B；图 11.1c）。箭头显示第 6 肋和第 7 肋软骨的结合部。

c~f. 从不同的肋骨块雕刻耳廓支架的几种可能形式（耳模要比正常耳廓小 2~3 mm）。

g. 右耳软骨支架的主要部分（比预期的耳廓小约 3 mm）。箭头为软骨联合部（图 10.89），耳轮缘一般用第 8（或第 9）肋软骨雕刻，长 9~10 cm（改良 Nagata 方法，1994）。

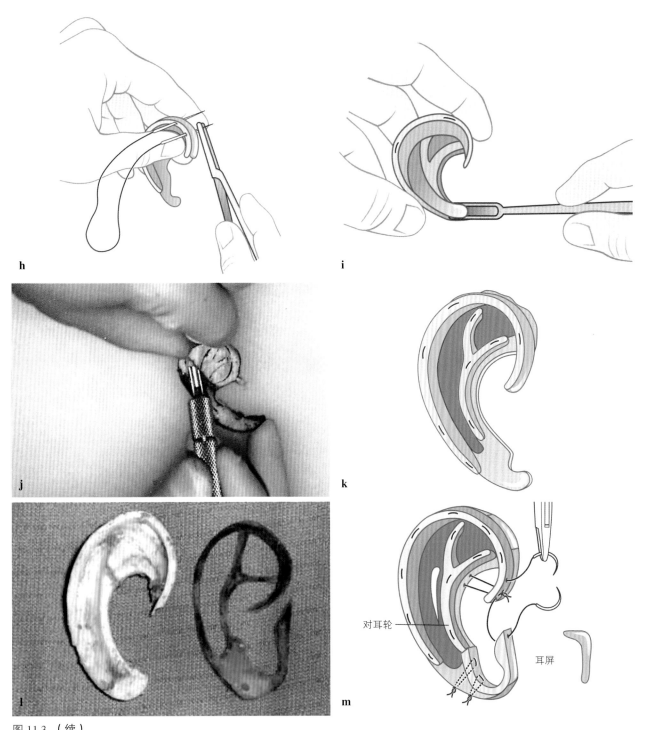

h

i

j

k

l

m

对耳轮

耳屏

图 11.3 （续）

h. 用 5-0 金属线和／或 4-0 薇乔线 (Ethicon, Germany)（双针、直针）把耳轮缘缝合到主体软骨支架。箭头为软骨结合部。

i、j. 如图所示用第 6、7 肋制备软骨支架，第 8 肋雕刻后缝合至耳轮缘（图 11.3 h、i）。

k~m. 用于右耳廓再造的软骨支架。

11.1，图 11.3 a、b)。

工具

制备软骨支架的工具包括 11 号和 15 号手术刀，2~5 mm 宽的特别锐利的圆凿，5-0 金属缝线，带 P3（Ethicon，Germany）缝针的 5-0 可吸收编织线（例如薇乔线；工具参见图 2.7a 中的⑦，图 2.7g 中的⑬）。

雕刻成的软骨支架比耳模小约 3 mm。大多数情况下，主要支架部分由第 6~7 肋软骨制备（图 11.3 a~c）；否则的话，耳软骨支架须由比较小的软骨片段组合。耳轮缘单独由至少 8~9 cm 长的第 8~9 肋制备（图 11.1c，图 11.3d、g、k、m）。耳轮缘宽应为 8~10 mm，用双针的金属线或可吸收线（4-0 或 5-0，直针）缝合至软骨主体支架（图 11.3e，耳模比对侧耳小 3 mm 钢丝结应埋在软骨内）。

第 *12* 章

岛状肌皮瓣
Myocutaneous Island Flaps

胸大肌岛状肌皮瓣

（图 12.1）

♦ 皮瓣类型：

轴形岛状肌皮瓣（参见图 1.3、图 1.4）。

♦ 皮瓣构成：

皮肤、皮下脂肪、筋膜、肌层（胸大肌，血管）。

♦ 应用：

岛状肌皮瓣用来重建面颈部较大缺损（可用于显微外科血管吻合游离移植）。

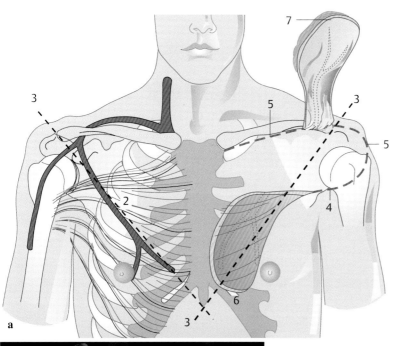

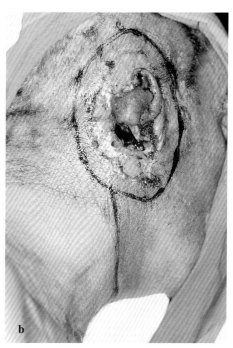

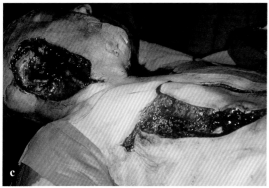

图 12.1　a~g. 设计胸大肌岛状肌皮瓣

a. 胸大肌岛状肌皮瓣。

1. 腋动脉

2. 胸肩峰动脉

3. Ariyan 线

4. 拟掀起皮瓣的切口设计（胸三角皮瓣的设计）

5. 胸三角肌皮瓣的切口（参见图 13.1）

6. 设计肌皮瓣切口

7. 皮瓣长度

b. 耳区肿瘤。

c. 耳区肿瘤和颞骨岩部切除术后修复。

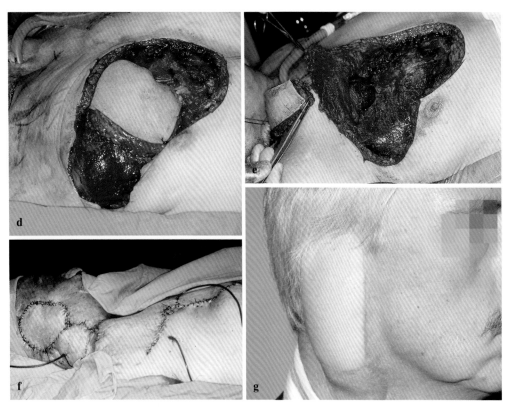

图 12.1（续）
d、e.岛状皮瓣的准备及穿过皮下隧道。
f.修复缺损，闭合创面。
g.修复后的结果。

◆ 血管蒂：

该肌皮瓣的血供来自胸肩峰动脉，为腋动脉的第二分支穿过斜角肌间隙。皮瓣由其胸肌支及伴行静脉供血。

◆ 体位：

仰卧位。

◆ 皮瓣大小：

最大 10 cm×20 cm。

◆ 掀起皮瓣：

从肩胛骨肩峰到胸骨剑突的连线是皮瓣营养血管胸肌支的轴线（图 12.1，3）。胸大肌岛状皮瓣的旋转点位于锁骨中 1/3 的正下方。皮瓣蒂的长度要足以从锁骨的旋转点达到头颈部受区（图 12.1，7）。在可能的情况下皮瓣可设计在乳头内侧的任何位置。切口横跨胸部（图 12.1，4），分离皮瓣至最下的切口以备皮瓣转移（图 12.1，4），切开皮肤、肌肉和其下的筋膜形成皮瓣（图 12.1，6）。肌皮瓣的肌肉部分应略大于皮肤范围。随后，将肌筋膜与皮下脂肪缝合，防止肌皮穿支损伤。胸大肌携带营养血管蒂连同其深部肌筋膜从胸壁由下往上分离。松解胸大肌在肱骨和锁骨的肌肉止点能增加其旋转度，同时保留大约 4 cm

宽的肌肉蒂以保护营养血管。应保护好胸三角皮瓣的皮肤区域（图 12.1，5），以备需要时所用。当皮瓣已掀起到锁骨时，做 180° 旋转，小心穿过皮下隧道跨越锁骨表面抵达缺损区（图 12.1，7）。

◆ 适应证和优点：

胸大肌岛状皮瓣适用于咽部、舌、面部和颈部的修复重建，特别是当颈总动脉因为前期放疗外露存在破裂风险时，可用来覆盖颈总动脉区域。肿瘤的切除与再造，可以在一期手术中完成（图 12.1 b~g）。我们发现胸大肌皮瓣血管蒂解剖恒定。大多数患者供区可以直接拉拢缝合。掀起皮瓣时患者无需变换体位。胸大肌皮瓣可与胸三角皮瓣（图 12.1，5）或者背阔肌岛状皮瓣（又见图 12.2）结合应用。也可以不带皮肤单纯应用胸大肌皮瓣和肌筋膜瓣。

◆ 缺点与并发症：

胸大肌皮瓣较大的供区缺损需要植皮修复。女性患者由于可能发生乳房变形常常因为美学原因不接受此手术，因此肌皮瓣切口应尽可能放在乳房下皱襞。该肌皮瓣皮下脂肪很厚，肌肉体积大，造成皮瓣难以塑形。

胸大肌皮瓣因为收缩或者瘢痕挛缩使得体积减

小也影响了其远期手术效果。

男性患者如果胸部体毛浓密，胸大肌皮瓣用于口腔及咽部再造的适应证受限。

背阔肌岛状皮瓣

（图 12.2）

- 皮瓣类型：
轴形岛状肌皮瓣（参见图 1.3、图 1.4）。
- 皮瓣构成：
皮肤、皮下脂肪、筋膜、肌肉（背阔肌）。
- 应用：
岛状肌皮瓣，显微血管吻合（参见图 14.3）。
- 血管蒂：
供应肌肉的血管由胸背动静脉组成（图 12.2），胸背动静脉是肩胛下动静脉的延续支，肩胛下动静脉在腋动静脉起始部下方大约 2~4 cm 处发出旋肩胛动静脉（图 12.2）。在旋肩胛动脉起点下几毫米，从胸背动脉发出一支血管支配前锯肌。血管管径靠近腋动脉时逐渐增加，起点处约 2~4 mm。皮瓣血管蒂长约 10~15 cm，常有两条静脉伴行，最后共同汇入腋静脉。

- 皮瓣大小：
背阔肌皮瓣是整形重建外科最大的肌皮瓣，可用的最大面积达 20 cm×35 cm（"网球拍"皮瓣；图 12.2a，6）。
- 体位：
侧卧位。
- 皮瓣解剖：
从髂嵴中点至腋后线画一条直线（图 12.2a，5）。在这条线上腋下约 10~12 cm 血管束进入肌肉，入肌点在皮肤上做好标记。这一连接的直线刚好是在背阔肌前缘后约 2 cm 的位置走行，同时也是皮瓣的旋转

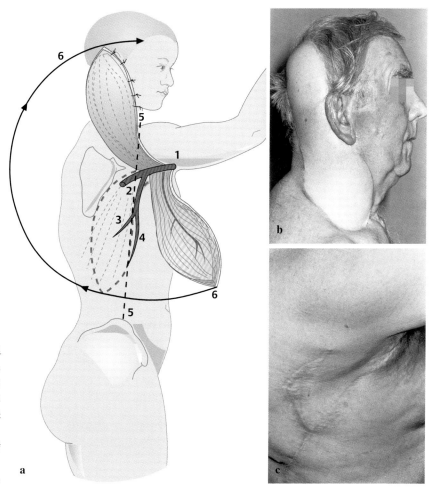

图 12.2　a~c. 背阔肌岛状皮瓣
a. 示意图
1. 腋动脉
2. 肩胛下动脉
3. 旋肩胛动脉
4. 胸背动脉
在髂嵴中点与腋前皱襞之间连线后掀起皮瓣（5）。皮瓣以胸背动脉为蒂（4）。首选在背阔肌前缘切开皮肤，如所示的线（5）。背阔肌皮瓣很大，有一个很长的旋转弧度（6），可达所用头颈部的缺损区域（见正文）。
b. 黑色素瘤切除术后用背阔肌肌皮瓣修复头皮、耳后、颈部。
c. 供区完全愈合后（术者为 S.Remmert）。

轴。皮瓣设计应超过背阔肌的前缘，因为这个区域血管穿支密度最高。从设计切口线切开至皮瓣水平，暴露背阔肌前缘，血管蒂在背阔肌前缘内侧，可以追踪到血管蒂进入肌肉的部位。血管蒂向上分离至胸背动脉起点腋动脉。切开皮瓣边缘，从背阔肌前缘将背阔肌与前锯肌钝性分离，在分离下方时可采用锐性分离。将皮肤与皮下肌肉缝合，防止穿支血管受到剪切伤。岛状背阔肌皮瓣在腋动脉水平可通过肌血管蒂旋转 180°（图 12.2a、6）。小心将皮瓣穿过准备好的皮下隧道，旋转到目的部位，并缝合到位。如果皮瓣无法达到缺损区，可改行显微血管吻合游离皮瓣移植。

- 适应证和优点：
- 血管蒂长，可达头颈任何部位。
- 具有稳定的、大口径血管蒂。
- 重建外科领域最大的皮瓣。
- 大多数情况下，供区可直接闭合，且愈合后外观尚可。
- 在供区没有明显的功能障碍时，皮瓣可与其他皮瓣联合应用。
- 其周围分支血管的特征使得基于一个血管蒂设计多个皮瓣成为可能。
- 无乳房损伤。
- 缺点和并发症：
- 患者术中需要变换体位。
- 当掀起很大的皮瓣时，供区可能需要部分植皮修复。
- 大创面常有可能发生血清肿。
- 转移的组织随时间推移可能发生收缩变形。

背阔肌岛状皮瓣也可用作游离皮瓣移植（图 14.3）。

舌骨下带血管神经肌筋膜瓣（Remmert 等 1994）

（图 12.3）

- 皮瓣类型：
带神经血管轴形肌筋膜瓣（参见图 1.3、图 1.4）。
- 皮瓣构成：
肌肉（舌骨下肌群）、筋膜。

- 应用：
带血管神经岛状肌筋膜瓣或者带神经血管蒂的游离肌筋膜瓣（图 12.3a、b）。
- 血管蒂：
甲状腺上动脉（图 12.3a、b，4）通常起源于颈外动脉，但也可起源于颈总动脉分叉处。甲状腺静脉主要引流到面静脉和颈内静脉。20% 的病例是节段性静脉回流模式。血管蒂长 2 cm，动脉直径1.5 mm，静脉口径 2 mm。位于深面的颈襻上根支配舌骨下肌群的运动，位于舌骨后角的上外侧（图12.3c、d）。
- 皮瓣大小：
不超过 3.5 cm × 11.5 cm。
- 体位：
仰卧位。
- 皮瓣解剖：
一个标准的颈淋巴清扫手术切口入路直达舌骨下肌群。于舌骨后角的外上方找到颈襻上根（图12.3 c、d），需将其连同甲状腺上动静脉进行保护（图 12.3b）。肌肉组织沿白线向颅骨方向分离到舌骨，而肌筋膜瓣则由中间向外侧方向从喉、甲状腺上掀起（图 12.4 a、b）。应保留甲状舌骨肌以保护喉上血管束。余下的操作沿大血管从下向上解剖，包括舌下神经的颈襻。仅以神经血管为蒂的组织瓣旋转到缺损区（图 12.4 c、d）。
- 适应证和优势：
- 舌骨下肌肉筋膜瓣可以单侧或者双侧应用，特别适用于重建舌部、喉部；因为它由颈襻上根神经支配，具有主动收缩功能。
- 可通过一个标准的颈淋巴清扫术的方法分离，没有附加的瘢痕及皮肤缺损（图 12.3、图 12.4b）。
- 它由颈襻上根支配，能减少肌肉组织的收缩和瘢痕。
- 肌肉筋膜瓣相对薄而柔软（Remmert 等 1994，1995，1998）。
- 缺点和并发症：
- 该肌肉筋膜瓣不能用于有颈部广泛转移的肿瘤患者。
- 如果血管蒂起点低，肌筋膜瓣旋转弧度将不足以达到口腔，需要显微外科移植和蒂部延长。

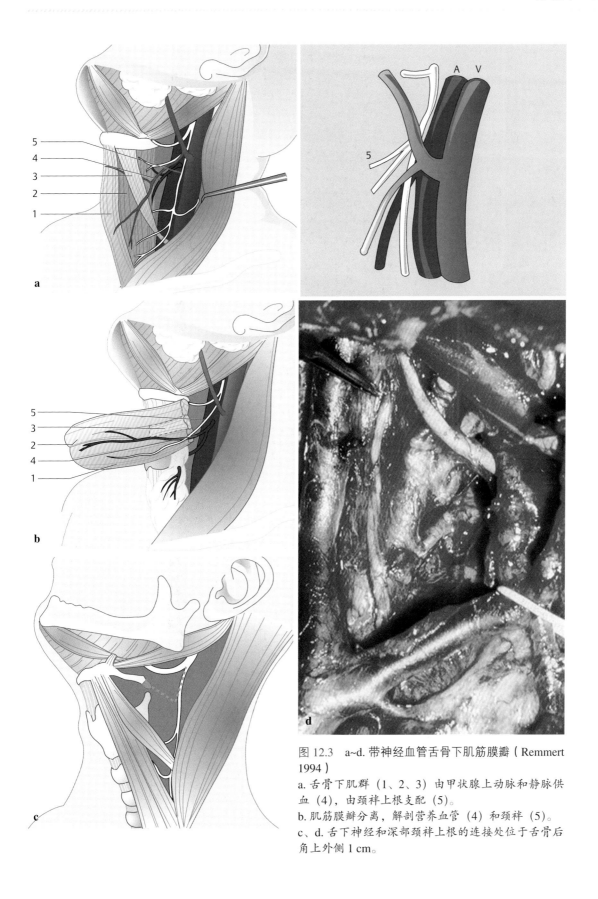

图 12.3　a~d. 带神经血管舌骨下肌筋膜瓣（Remmert 1994）

a. 舌骨下肌群（1、2、3）由甲状腺上动脉和静脉供血（4），由颈袢上根支配（5）。

b. 肌筋膜瓣分离，解剖营养血管（4）和颈袢（5）。

c、d. 舌下神经和深部颈袢上根的连接处位于舌骨后角上外侧 1 cm。

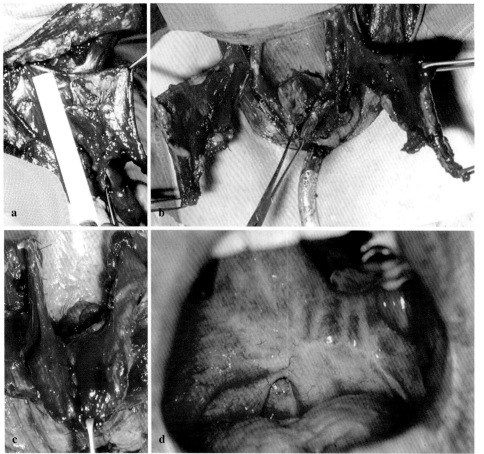

图 12.4　a~d. Remmert 法带神经血管的双侧舌骨下肌肉筋膜瓣重建舌（参见图 12.3、图 14.1；Remmert 等 1994，1997；Remmert 2001）

a. 肌肉准备与分离。

b. 分离肩胛舌骨肌上部分，双侧肌肉缝合在一起。

c. 再造的新舌拉至口腔，肩胛舌骨肌的上部固定在双侧扁桃体区。

d. 新舌上部由前臂桡动脉皮瓣覆盖。前臂外侧皮神经与舌神经吻合恢复舌的感觉。图为再造术后 1 年。

(K. Sommer, S.Remmert, H. Weerda)

第13章

胸三角皮瓣
Deltopectoral Flap

尽管该皮瓣应用（参见图 12.1a，5）归功于Bakamjian（1965），但其最早于 1900 年初报道在德国文献中，21 世纪初才出现在美国文献中。过去该皮瓣很常用，现在已经在很大程度上被胸大肌岛状皮瓣和游离皮瓣所取代。

◆ 皮瓣类型：

任意型筋膜皮瓣（参见图 1.2）。

◆ 皮瓣构成：

皮肤，皮下脂肪，肌筋膜。

◆ 应用：

局部转位皮瓣。

◆ 血供：

主要通过胸廓内动脉（内乳动脉）的第 4 穿支（图 13.1a）。

◆ 体位：

仰卧位。

◆ 皮瓣大小：

宽 8~12 cm，长 18~22 cm（皮瓣能延伸至肩部）（图 13.1 a、b）。

◆ 皮瓣解剖：

设计的皮瓣应大于肿瘤切除后缺损的大小。掀起皮瓣时，应把皮瓣和胸大肌、三角肌筋膜一起切取，以免损伤穿支血管。当缝合到缺损时注意皮瓣不要扭转或者旋转过度。供区创面尽可能多的直接缝合，剩余的创面游离植皮修复。在术后最初几天皮瓣不能受压，胸部、肩膀、颈部制动。创面也应

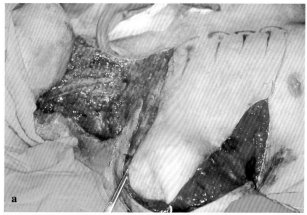
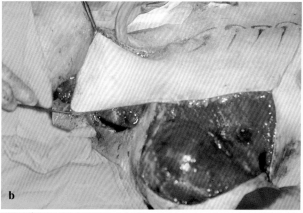
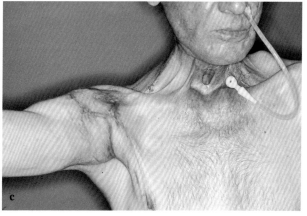

图 13.1　a~c. 胸三角皮瓣修复放疗后颈部缺损
a. 皮瓣切取（图 12.1a，5），延伸至肩部。
b. 颈部缺损覆盖。
c. 数周后结果。

充分引流，如发生血肿，及时清除。

◆ 适应证和优点：

• 胸三角皮瓣最常用于向上转移修复辐射后的颈部瘘管和大面积皮肤缺损（图 13.1a、c），特别是在胸大肌岛状皮瓣不能应用的情况下。

• 血管蒂恒定。

• 皮瓣容易暴露和分离。

• 皮瓣可提供约 250 cm^2 的皮肤。

• 皮瓣大约可以旋转 45°～135°。

◆ 缺点和并发症：

• 当切取较大皮瓣时，供区需要植皮。

• 瘢痕暴露明显，外观不佳。

• 当患者消瘦、有放射治疗史或有严重的心血管疾病时，皮瓣存活率显著降低，在这种情况下，应行皮瓣延迟转移。

(S.Remmert, K.Sommer, H.Weerda)

第14章

游离皮瓣
Free Flaps

前臂桡侧皮瓣

（图 14.1）

+ 皮瓣类型：

轴形筋膜（神经血管）皮瓣或者单纯筋膜瓣（图 1.3，图 1.4）。

+ 皮瓣构成：

皮肤、皮下脂肪、筋膜（可能含有感觉神经）。

+ 应用：

吻合血管的显微外科皮瓣。

+ 血管蒂：

皮瓣由桡动脉供血，桡动脉是肱动脉的分支。桡动脉的直径大约 1~2 mm。桡动脉远端部分有两条静脉伴行（图 14.1a、b，2），在肘部汇合形成一根静脉，直径大约 2 mm。该皮瓣由前臂外侧皮神经支配（图 14.1b，9），前臂外侧皮神经平行于头静脉。

+ 皮瓣大小：

最大 5 cm × 15 cm。

+ 体位：

仰卧位。

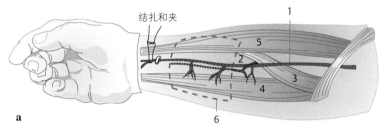

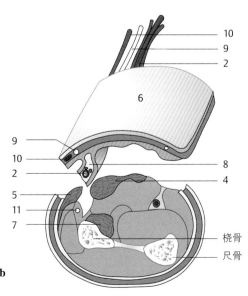

图 14.1　a~j. 前臂桡侧皮瓣
a. 前臂桡侧皮瓣的设计，基于桡动脉和两并行静脉的游离皮瓣（2）（见正文）。
b. 前臂的横截面（从上往下看，引自 Walter 1997）。
1. 肱动脉
2. 桡动脉
3. 旋前圆肌
4. 桡侧腕屈肌
5. 肱桡肌
6. 皮瓣
7. 拇长屈肌
8. 深筋膜
9. 前臂外侧皮神经
10. 头静脉
11. 桡神经

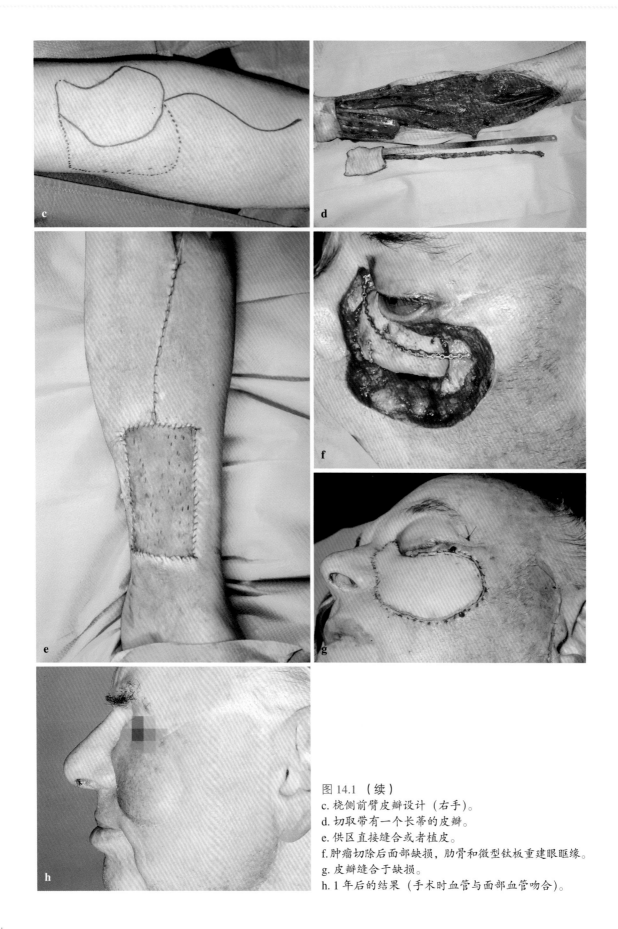

图 14.1 （续）
c. 桡侧前臂皮瓣设计（右手）。
d. 切取带有一个长蒂的皮瓣。
e. 供区直接缝合或者植皮。
f. 肿瘤切除后面部缺损，肋骨和微型钛板重建眼眶缘。
g. 皮瓣缝合于缺损。
h. 1 年后的结果（手术时血管与面部血管吻合）。

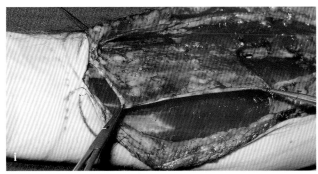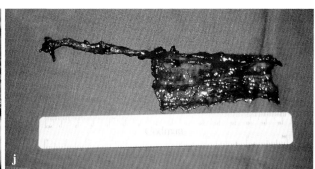

图 14.1 （续）
i、j. 筋膜瓣的切取。

◆ 皮瓣解剖：

手术前，首先要确定如果没有桡动脉供血，手部会不会坏死。这可以通过 Allen 试验、使用多普勒超声或血管造影检查判断是否有足够的血流经尺动脉。在皮肤上标记皮瓣大小（图 14.1c），从肘部到皮瓣近侧缘做一个 S 形切口，分离前臂筋膜。其次，确定桡侧腕屈肌、肱桡肌肌腹（图 14.1a、4、5），分离两肌肌间隔。桡动脉和它的两个并行静脉位于肌腹之间，在指浅屈肌筋膜表面。然后，切开皮瓣周边，在尺侧缘分离指浅屈肌筋膜。从尺侧到桡侧解剖皮瓣和肌筋膜（图 14.1b、8），避免损伤肌腱周围的筋膜组织。皮瓣远端不应该太远，保留伸肌支持带。结扎皮瓣远端边缘的桡动脉及其伴行静脉。下一步从桡侧解剖筋膜组织，远端至拇长展肌和肱桡肌，保留桡神经浅支。由远端向近侧解剖血管蒂连同指浅屈肌筋膜，最后结扎桡动脉和并行静脉（或引流入伴行静脉的深静脉）（图 14.1d）。供区直接缝合，结合植皮修复（Remmert 1995，图 14.1e）。

◆ 适应证和优势：

• 前臂桡侧皮瓣可用于口腔、舌部、喉部、颈部的重建和面部、耳部缺损的修复（图 14.1 f~h）。

• 血管蒂恒定而且长（图 14.1d）。

• 筋膜瓣很柔软。

• 患者术中不需要变换体位。

• 肿瘤切除与再造一次手术完成。

• 两个团队的手术医师同时进行，一个切除肿瘤，一个切取皮瓣。

• 当前臂桡侧皮瓣用于舌再造时，可以将前臂外侧皮神经吻合至舌神经恢复感觉。前臂桡侧皮瓣

可用于修复面颊（图 14.1f~h）。前臂筋膜瓣可用于耳再造（图 14.1i、j）。

◆ 缺点和并发症：

• 前臂必须制动 10 天。

• 在屈肌腱表面植皮修复供区缺损可能发生创面愈合不良和外观不佳。

• 皮瓣收缩可能达 25%。

Allen 试验

Allen 试验用于确定当桡动脉结扎后尺动脉是否能给手提供充足血供。告诉患者紧紧攥紧患侧拳头。然后临床医师同时压迫桡动脉和尺动脉，患者缓慢松开手，放开尺动脉的压迫。在尺动脉松开压迫后 5 秒之内，手指毛细血管显示充盈不明显，认定为实验异常，不宜行前臂桡侧皮瓣切取。术中也可行类似的测试。当分离好前臂桡侧皮瓣和暴露血管束后，桡动脉在皮瓣远端边缘，夹持桡动脉。如果拇指的血氧饱和度不低于 97%，则可以肯定尺动脉能提供充分的侧支循环，此时能够切取前臂桡侧皮瓣（Remmert 和 Sommer 1993）。

腹股沟皮瓣

（图 14.2）

◆ 皮瓣类型：
带骨骼的轴形肌皮瓣（组合或者复合）。

◆ 皮瓣构成：
皮肤、皮下组织、肌肉（内斜肌）、骨（髂骨）。腹股沟皮瓣可以用作单纯骨移植（髂嵴骨移植），

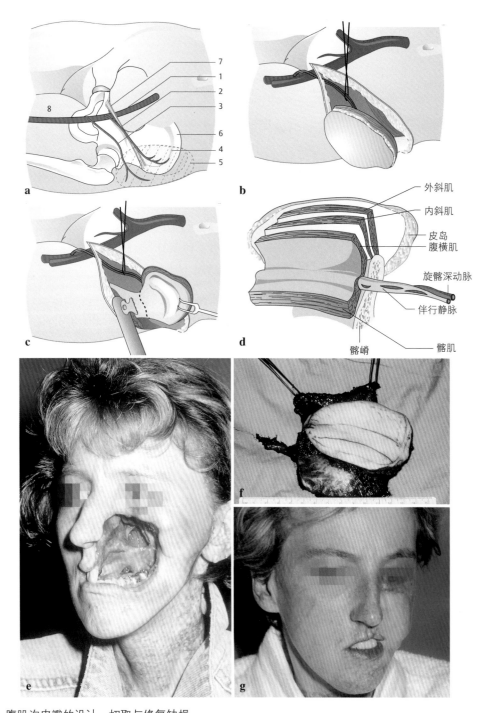

图 14.2 a~g. 腹股沟皮瓣的设计、切取与修复缺损
a.腹股沟皮瓣可以设计为肌皮或髂骨肌皮瓣转移（复合皮瓣，见正文）。
1. 髂外动脉
2. 旋髂深动脉
3. 旋髂浅动脉
4. 旋髂深血管供血皮肤面积大小
5. 旋髂浅血管供血皮肤面积大小
6. 髂嵴
7. 腹股沟韧带

8. 股动脉
b. 基于旋髂深动脉及其并行静脉的形成肌皮瓣（Bootz 和 Müller1992）。
c. 向内侧离断髂肌，向外侧分离阔筋膜张肌、臀中肌，向前分离缝匠肌。骨碎片可用骨锯锯下（按照预制模片先标记）。
d. 切取带有皮瓣的髂嵴复合瓣（内侧观）。
e. 肿瘤切除后的缺损。
f. 复合髂嵴皮瓣（见 d 图）。
g. 再造术后 1 年的结果，唇部拟进一步行二期修复。

肌肉与骨复合移植，肌肉、皮肤、骨复合移植（带骨髂的骨肌皮瓣）。

◆ 应用：

吻合血管的皮瓣移植。

◆ 血管蒂：

髂骨肌皮皮瓣由旋髂浅动脉及旋髂深动脉供血。旋髂深动脉比旋髂浅动脉更为重要，在腹股沟韧带后起自髂外动脉（图 14.2a，1）。旋髂深动脉血管蒂长度为 80~120 mm，直径 3 mm，主要供应髂骨。在 75% 的病例中，其有一个升支包含数个穿支，供应腹内斜肌和髂嵴上 2.5 cm × 8 cm 范围的皮肤（图 14.2a，4）。旋髂浅动脉（图 14.2a，3）在腹股沟韧带下方 30 mm 由股动脉发出分支。旋髂浅动脉血管蒂长度为 5~20 mm，直径 1.5 mm。该血管主要供应髂嵴上 12 cm × 23 cm 的皮肤（图 14.2a，5）。如果只需要一个小的皮瓣，将旋髂深动脉（图 14.2a，2）吻合到受区即可。如果需要携带一个大的皮瓣，也应同时吻合旋髂浅动脉（图 14.2a，3）（Remmert 等 1998）。

◆ 体位：

仰卧位。

◆ 皮瓣解剖：

首先，在皮肤上标记腹股沟韧带、股动脉和髂嵴（图 14.2a，6 和 7）。画出皮岛的范围，切开皮瓣周边，分离皮肤及皮下组织，深达腹壁肌层。当皮瓣从腹外斜肌掀起时，在髂嵴上保留 3 cm × 8 cm 大小的肌肉与其连接，此处的皮肤和肌肉不要分开，以保留皮瓣的穿支血管。切开腹外斜肌后，在髂嵴上保留一个约 2~4 cm 宽的皮瓣，切取与髂嵴相邻的适当大小的腹内斜肌，用于修复相应的缺损。底层的腹横肌采用与腹外斜肌一样的方式分离，在髂嵴上保留约 2~4 cm 宽的肌肉，旋髂深动脉及穿支血管走行于此肌袖内（图 14.2a，2）。阔筋膜张肌、臀中肌从髂骨后外侧分离后，在髂前上棘水平断开所有腹壁各层次，暴露血管蒂。旋髂深动脉起自腹股沟韧带后方的髂外动脉。由内侧向外侧游离血管蒂，一直到髂前上棘。最后，髂肌从髂骨内侧表面分离，充分暴露髂骨的内侧和外侧。用摆动锯从髂骨锯下一个所需大小和形状的骨片（按照预制的模片），血管蒂断蒂后，将髂骨肌

皮瓣转移到受区。供区分层仔细缝合，防止疝形成（Remmert 等 1998）。

◆ 适应证和优势：

• 可用于再造上颌骨、下颌骨、面颊，偶尔用于额部重建（图 14.2 e~g）。

• 血管恒定。

• 一个皮瓣可同时重建皮肤、肌肉、骨。

• 髂嵴的骨质提供了一个良好的牙科植入床。

• 肿瘤切除与再造可一次手术完成。

• 术中无需变换体位。

◆ 缺点和并发症：

• 存在疝形成的风险。

• 如需要包含一个大的皮瓣，旋髂深和浅动脉均需要与受区吻合。

• 如需要携带一个大的皮瓣，供区无法直接缝合。

• 可能发生严重疼痛。

使用显微血管吻合技术，背阔肌岛状皮瓣（参见图 12.2、图 12.3）和肩胛、肩胛旁皮瓣（图 14.4）也能用作游离皮瓣。

应用显微血管吻合技术行组织移植

（图 14.3、图 14.4）

例如游离的背阔肌皮瓣、前臂桡侧皮瓣（图 14.3）、肩胛旁皮瓣（图 14.4）、上臂外侧皮瓣。

修复耳区缺损时，可将皮瓣血管吻合到颞浅动静脉、面动脉和静脉及其他血管（图 14.4），这是目前的首选方案（Weerda 2001）。

显微血管外科

器械

（图 14.5）

显微血管外科需要的器械数量相对较少：直和弯的显微镊（图 14.5a）、显微剪（图 14.5b）、血管夹和血管夹夹持器（图 14.5c）。显微镊或有一定弹力柄的持针器对缝合很有帮助。圆形手持器械很好用，因为它们可以以掌骨作为支撑，在手指间旋转。需要用血管夹阻断血流，且避免血管末端回缩

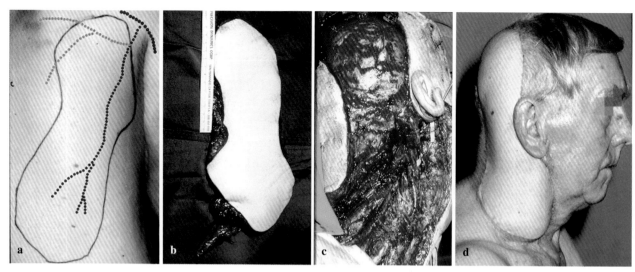

图 14.3　a~d. 背阔肌皮瓣修复头颈部巨大缺损
a. 皮瓣设计及血管蒂标记。
b. 皮瓣切取。
c、d. 缺损范围和游离皮瓣移植术后的效果。

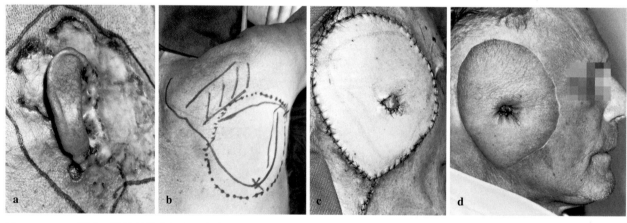

图 14.4　a~d. 利用显微外科技术行肩胛旁皮瓣游离移植修复耳区
a. 反复放疗术后耳区肿瘤再发。
b. 肩胛旁皮瓣的范围（虚线）和肩胛骨轮廓。
c. 皮瓣移植到颞部，并将血管吻合至颞部血管。
d. 术后 4 周效果（水肿会随着时间消退）（手术医师 S. Remmert）。

到软组织内（图 14.5d）。显微合拢器使血管易于固定和按照需要旋转血管到背面缝合血管后壁。这些特殊的显微血管缝合器械与各种注射器、棉签、缝合材料一起构成显微外科所需的手术工具。通过注射器，用肝素钠溶液冲洗血管末端，用利多卡因灌注血管。棉签用来吸干血液、灌溉液和止血。缝合材料选择单丝爱惜康缝合线（Ethilon）。单丝材料没有多丝材料的毛细作用，也不会引起组织的摩擦。缝线粗细取决于吻合血管的大小。建议 9-0 和 10-0 缝线用于直径 1 mm 的血管吻合；8-0 缝线推荐用于 2~3 mm 的血管吻合。我们一般使用 3/8 圆针，如 MV-10、BV-4、BV-2（Ethicon）。

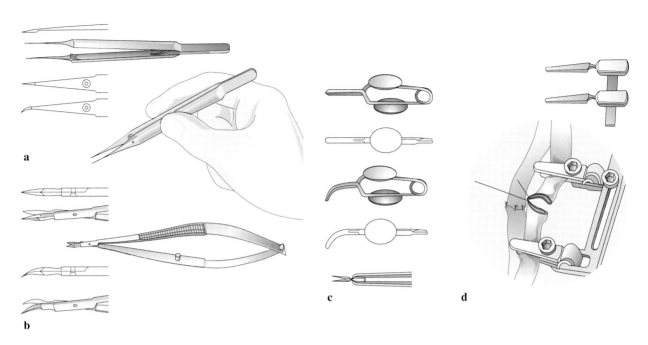

图 14.5　a~d. 血管显微手术器械
a. 直和弯的显微镊。
b. 直和弯的弹簧式显微剪（以及带细纹的弹簧式显微持针器）。
c. 血管夹和血管夹夹持器。
d. 血管合拢器（双重显微夹）。

显微血管外科操作练习

　　Cobbett 将"显微血管"定义为直径为 3 mm 或者更小的血管。血管直径变得越细小，在显微血管操作中出现操作失误和并发症的可能性越大。例如，一个大管径的血管如股动脉，假如狭窄了 1 mm 或 2 mm，对血管几乎没有功能上的影响；而在微小血管水平，即使在血管截面上的轻微减小即会造成比较严重的后果。因此，显微血管吻合操作过程具有挑战性，需要一双高度灵巧的手。此外，熟悉止血、血流动力学、小血管的形态、各种组织中终末血管分支的知识，对于成功的显微血管缝合和移植或再植组织的成活是必不可少的。这些必要的技能和知识都是通过实践操作和研究而获得的。学习显微血管缝合技术最好通过分阶段的方法，起始于动物实验的练习。用体重 250~350 g 雄性大鼠最佳。它们比雌性大鼠含有更少的脂肪组织和较大的血管直径。

在显微镜下或双目放大镜下练习打结

（图 14.6 ~ 图 14.9）

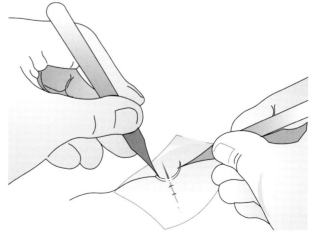

图 14.6　显微血管吻合打结可用薄硅膜或外科手套材料练习

采用实验动物行显微血管吻合：分离大鼠血管（图 14.10）

- 腹主动脉和股动脉端端吻合，直径 1~1.5 mm。

（图 14.11、图 14.12）

- 下腔静脉端端吻合，直径 1~1.5 mm。

（图 14.13）

- 端侧吻合术。

（图 14.14、图 14.15）

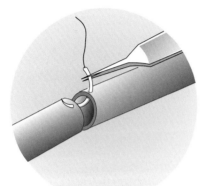

a

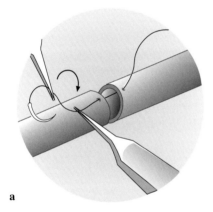

a

图 14.7　a、b. 端端吻合
a. 端端吻合在一个薄硅管内练习。进出针时应垂直于血管的管壁。注意针的弧度。
b. 用持针器夹持针和拉针（不是夹持缝线）。缝合线被拉过，直到缝线短端出现在放大镜的视野里。

b

b

图 14.8　a、b. 打右手结
a. 左钳或显微持针器持线，右钳顺时针绕线一圈，为普通结，两圈为外科结。
b. 缝线拉过来为第一个结，向相反的方向打第二个结（图 14.9）。

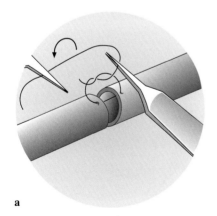

a

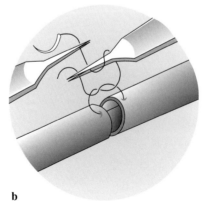

b

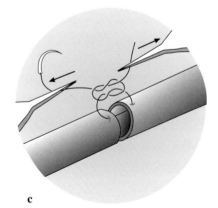

c

图 14.9　a~c. 打左手结
a. 左钳持缝合线，右钳逆时针绕线一圈。
b. 右钳夹持缝线的另一端。
c. 打紧线结。

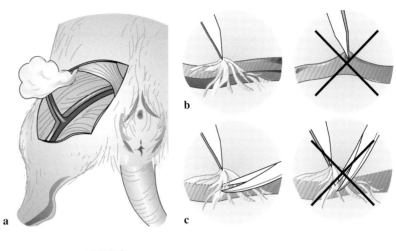

图 14.10　a~c.大鼠解剖，暴露大血管
a. 仰卧位解剖暴露腹主动脉、下腔静脉、股血管。
b. 仅夹住血管外膜将血管外结缔组织从血管剥离。
c. 剪刀剥离方向平行于血管轴。

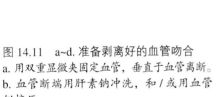
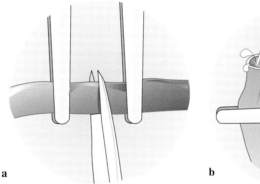
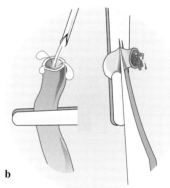

图 14.11　a~d.准备剥离好的血管吻合
a. 用双重显微夹固定血管，垂直于血管离断。
b. 血管断端用肝素钠冲洗，和 / 或用血管钳挤压。
c、d. 突出的外膜连同任何剩余的结缔组织一起去除，完全暴露血管直径。用血管钳牵拉血管末端组织超过血管口断端再与血管中层剪齐（透过透明组织可见）。

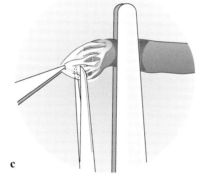
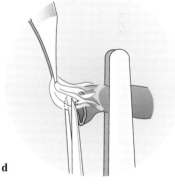

图 14.12　a~c.将靠近的血管两端间断缝合在一起：关键缝合线的定位
a. 起始两针缝线是最重要和最难的。在吻合线上两针之间间隔 120°（非对称成角）。左侧的血管钳轻轻插入血管并轻轻张开，以便有对抗力量使缝针穿入（血管钳不要钳夹血管末端）。

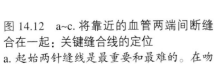
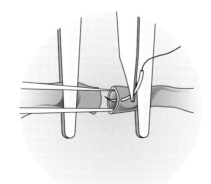
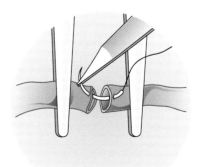

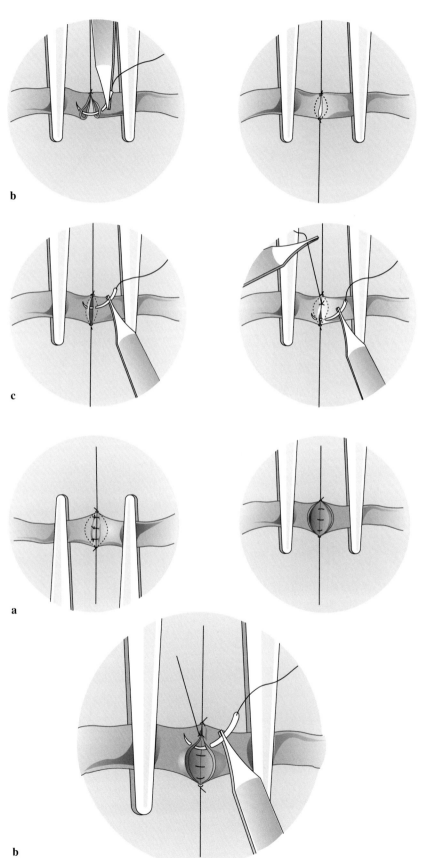

图 14.12 （续）

b. 第二针与第一针相距 120°。这使血管后壁端仅轻微收缩，为缝合前壁提供方便。

c. 缝合血管前壁中间的缝线。

图 14.13 a~c. 血管前壁缝合好后，双重血管夹翻转 180°

a. 翻转后血管断端看起来像个典型的钻石图案。

b. 如前壁一样缝合后壁，轻轻牵拉最后的缝线末端，轻微打开血管腔，减少缝合到血管前壁的风险。

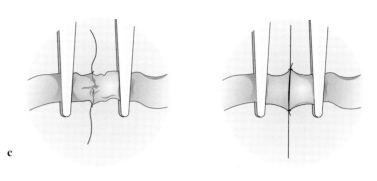

图 14.13 （续）
c.静脉也可以行端端吻合，垂直于血管轴的
牵引线对薄的静脉壁形成一定张力，打开塌
陷的管腔。

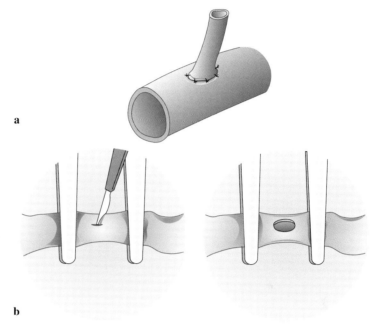

图 14.14　a、b.端侧吻合
a.本技术适用于要吻合的管径明显不同的血
管，如将游离皮瓣的小静脉吻合到受区的大
静脉。大静脉的负压作用，有助于良好的静
脉回流。
b.双重显微夹夹住受区的吻合血管，形成一
张力，纵向切开一小切口，切口大小应与皮
瓣的血管直径匹配。血管壁上的弹力纤维牵
拉切口形成圆形腔隙。

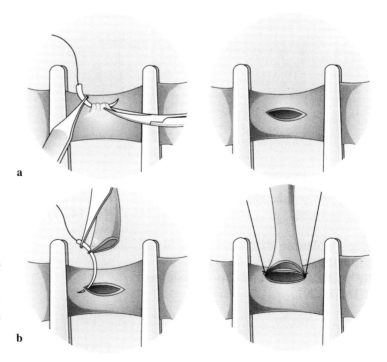

图 14.15　a~d. Acland 法形成一个椭圆形开
窗的端侧吻合
a.用一显微缝针缝穿局部血管壁，管壁组织
随针上提后，用剪刀剪去缝挂的组织，形成
一切口。
b.关键的缝针。开始两针的缝合相距 180°。

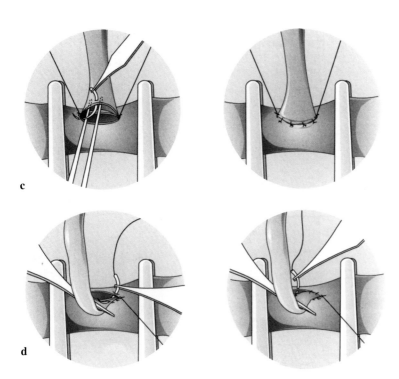

c

d

图 14.15 （续）
c. 在血管前壁缝合中间部分缝针。
d. 皮瓣血管用血管钳或者较粗的缝合线拉向一侧，再缝合血管后壁。

问题及并发症

（图 14.16~ 图 14.20）

- 血管直径不等（图 14.16~ 图 14.18）。
- 血管断端之间的空隙（图 14.19）。

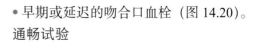

- 早期或延迟的吻合口血栓（图 14.20）。

通畅试验

（图 14.21）

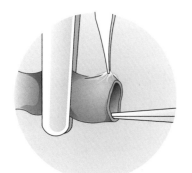

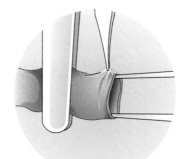

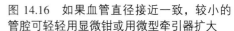

图 14.16　如果血管直径接近一致，较小的管腔可轻轻用显微钳或用微型牵引器扩大

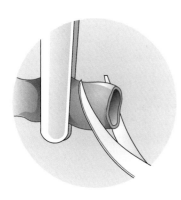

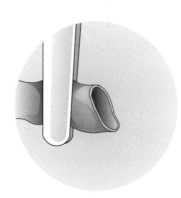

图 14.17　小的血管直径也可以斜行部分切除，形成匹配的血管直径

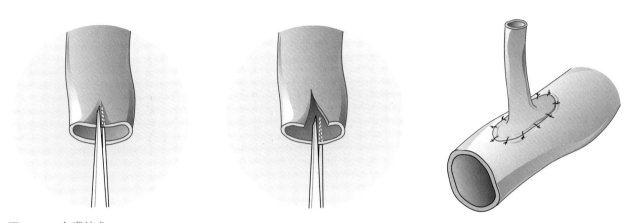

图 14.18 鱼嘴技术
供区静脉的前后壁切开后可扩大吻合口径。当受区静脉吻合口做得太大时，这项技术对于端侧吻合很有用（Remmert，1995）

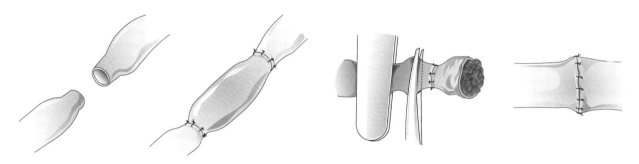

图 14.19 血管断端存在间隙。吻合时血管末端必须无张力地对合靠拢，因为吻合口的张力会产生血栓，较大的空隙需要用等直径的血管做桥接吻合

图 14.20 血栓形成。最可怕的并发症是吻合口血栓形成。吻合时形成的血栓可用肝素钠溶液冲出。如果吻合已闭合，则将血栓段切除，重新吻合

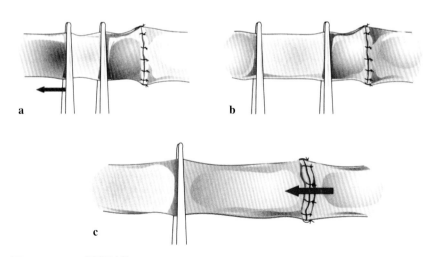

图 14.21 a~c. 通畅试验
动脉和静脉吻合通畅试验可采用 O'Brien 试验（O'Brien 等 1987）评估
a. 用显微血管钳夹住阻断吻合口远端的血管，第二把钳紧靠在第一把钳的远侧放置。
b. 第二把钳将血管内血液挤向远端，并钳夹使得两钳之间血管内无血液。
c. 松开近端钳。如果血管快速充盈，说明吻合口通畅。

(S.Remmert, K.Sommer, H.Weerda)

第 *15* 章

髂骨嵴瓣移植

Harvesting Bone Graft from the Iliac Crest

自体骨移植用于修复缺损或矫正容貌缺陷。与胫骨、腓骨、肩胛骨、肋骨一样，髂骨也是最常见的供区。它可以提供非常大的骨移植物，它通常连同软组织形成复合组织瓣移植或组合移植（图 14.2）。

◆ 适应证：

髂骨骨松质碎片可用作下颌骨再造和骨囊肿的填充材料，不同大小的骨皮质和骨松质复合组织可矫正面部轮廓畸形，用作鼻骨架隆鼻，替代部分下颌骨（图 15.3）。

◆ 体位：

患者取仰卧位，髋部垫高（一般为右侧）。

◆ 方法：

髂嵴的稍厚的部分（直径约 1.3~1.7 cm）位于髂前上棘（图 15.1a，3）和髂结节（图 15.1a Tub）之间的前 1/3。前面髂棘应先保留。助手在髂嵴内侧按压皮肤，以使切口和后来的瘢痕位于骨移植物切取部位的侧面。切口不应超过髂棘前方，避免股

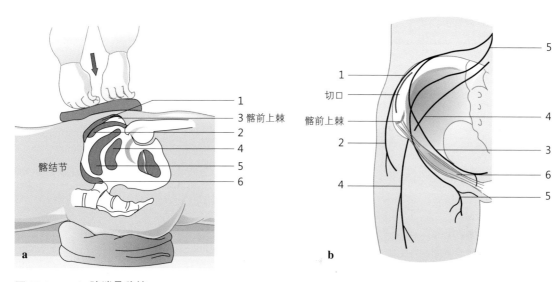

图 15.1　a、b.髂嵴骨移植

a.患者体位。下压腹壁使髂嵴的皮肤内移，这样切口及瘢痕设计会在髂嵴侧面。图示附着的肌肉，这些肌肉部分与骨膜一起分离。

1. 腹内外斜肌
2. 阔筋膜张肌
3. 缝匠肌
4. 臀小肌
5. 臀中肌
6. 臀大肌（Tub，髂骨结节）

b.供应下肢的感觉神经（患者站立位）。

1. 髂腹下神经
2. 外侧皮支
3. 前皮支
4. 股外侧皮神经
5. 髂腹股沟神经
6. 腹股沟韧带

210

外侧皮神经损伤，因为这会造成大腿前外侧皮肤麻木或感觉减退（图 15.1b）。沿髂嵴切开皮肤皮下组织直达骨膜。切口的长度取决于拟移植骨块的长度。

◆ 切取髂骨骨松质（图 15.2）：

首先沿髂嵴外侧缘切开骨膜。然后用骨凿横向截开髂前上棘后面、髂结节之前的骨质深约 0.5 cm（图 15.2a）。髂嵴上部分外侧用直骨凿分离，并使内侧面骨折，形成一个带有骨膜和肌肉的骨皮质帽。骨皮质帽像个暗门一样打开暴露骨松质（图 15.2b）。

直骨凿沿髂嵴内外板之间纵向截骨分离，在髂前上棘后和髂结节之前做横行凿开。然后，用底部为弧形的骨凿切断骨松质块的底部（图 15.2b）。骨松质切取后应进行细致止血，骨质的出血部位首先电凝，再用纤维蛋白胶或骨蜡封闭。内外板可以稍微相向骨折，从而略减小供区腔隙。空腔内可选择用血浸透的纤维蛋白或胶原海绵填充止血。皮质帽复位后，骨膜重新对位缝合，并逐层关闭切口。负压引流对预防血肿形成非常重要，应使用两条引流管持续负压引流。一条放置在供骨区，仅仅保持吸引约 30 分钟，防止失血过多；另一条放在软组织，引流维持 2~3 天。骨松质也可以用锐利刮匙刮取。

切取骨皮质和骨松质（图 15.3、图 15.4）：根据需要移植骨大小，骨皮质和骨松质可从髂嵴各个部位获得（图 15.3）。

（1）小块移植物（图 15.3）：髂嵴的边缘是一个很好的小的骨移植物的供区，可用于重建鼻、眶周或面部轮廓。根据需要的移植物大小，沿中央切开骨膜，并沿内外侧板剥离。用直的骨凿或者锯切取移植物（图 15.4a）。经过细致的止血，骨膜用可吸收缝合线缝合，并逐层关闭切口、放置负压引流。

（2）较大的骨皮质和骨松质移植（图 15.3、图 15.4）：所需要移植物的大小将决定是否有必要剥离带髂骨内侧骨膜及其肌肉、外侧骨膜以及相连的臀部肌肉或者双侧骨膜。内板更容易暴露，因此需要更大的骨皮质和骨松质时应尽可能从内板切取（图 15.4b）。这样就保留了外板与臀肌的完整附着。髂

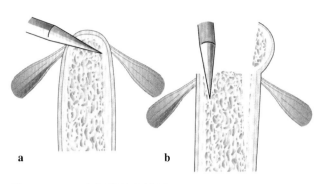

图 15.2　a、b. 切取髂骨骨松质
a. 从外侧切开骨膜，用骨凿凿开并掀起髂骨嵴，后者内侧与骨膜、肌肉相连。
b. 骨皮质帽掀开后，用直的骨凿沿着骨嵴的内外板纵行凿开，再横行截骨游离骨松质骨块。

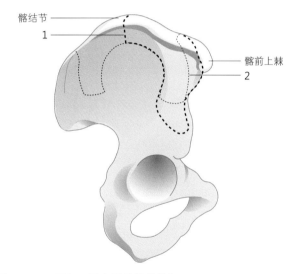

图 15.3　两层和三层大骨移植物的切取
1. 半侧下颌骨重建的髂骨移植物
2. 下颌骨前半部分重建的髂骨移植物
目前该移植方法已被腓骨移植或带血管蒂的髂骨移植所取代（图 14.2）

前上棘与阔筋膜张肌附着点也应保留。用直或者弯曲的骨凿、电动锯切取理想大小的髂骨移植物。获取骨移植物后，骨质边缘可用钻、咬骨钳修平整。也可以切取三层（全层）骨皮质 - 松质，重要的建议是保留髂嵴上缘（图 15.5）。在一些选择性的病例中，髂骨后翼也可以使用。

◆ 止血：

对于大出血，特别是在骨松质，需要细致的

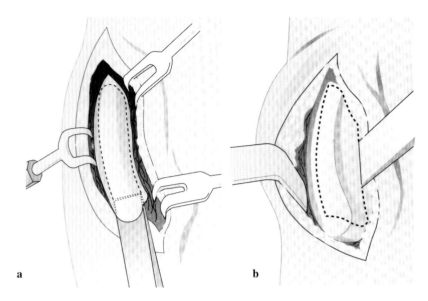

图 15.4　a、b. 切取移植物
a. 剥离骨膜后，从髂嵴切取一个小的骨皮质移植物。在髂前上棘的前面（阔筋膜张肌）应予以保留。
b. 骨膜剥离后，双层移植骨（虚线）从内板切取。应保留髂前上棘的前面。

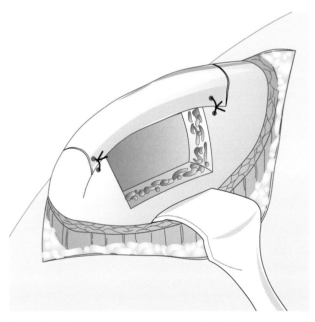

图 15.5　全层骨皮质和骨松质移植物已切取，保留髂嵴并在切取骨移植物后予以复位，髂嵴部分应略长于移植骨

止血。这可以用骨蜡和负压引流彻底止血（如前所述）。供区腔隙用浸血的纤维蛋白海绵或类似的材料填充。失血一般不超过 500 ml。

◆ 伤口闭合：

伤口应分层缝合。当很大的骨块被切取后，髂肌可跨过髂骨翼与臀肌缝合，内外侧骨膜应用抗张力强的缝合线缝合在一起。

◆ 并发症：

（1）如果临床医师没有严格在骨膜下分离内板，有可能损伤（图 15.1b）髂腹下神经皮支、髂腹股沟神经、股外侧神经，以及在大腿内侧出现感觉减退或者消失（图 15.1b）。

（2）如果手术医师没有重新将阔筋膜张肌固定到髂前上棘侧面，大转子上的阔筋膜在走行时可能发出摩擦的声音（图 15.1b）。

（3）从内板切取移植物后如发生腹腔穿孔，需要立即分层缝合闭合。

（4）如果从髂骨翼切取大块骨质后，没有将内侧及外侧肌肉缝合，则有可能发生疝。Crockford 和 Converse（1972）建议 2~3 岁的儿童进行骨移植时仅限于切取髂前上棘后的外板。

（5）如果骨块切取后，外侧骨膜没有修复好，则可能发生臀肌的萎缩（臀中肌、臀小肌）（图 15.1a）。

（6）应保护骨盆缘（图 15.5），避免发生髂骨翼轮廓改变（Laurie 等 1984）。

（7）切口瘢痕如果直接在髂嵴上，在戴皮带、腰带或类似东西时可能产生不适。另外，对于女性患者，瘢痕影响美观，可能不能接受。增生性瘢痕需要二期修复。

（8）疼痛一般会持续 4~6 周，一些患者甚至持续更长时间。

第16章

颅骨移植

Harvesting Split Calvarian Bon Graft

颅盖骨移植的通常是顶骨，在颞肌边缘以上（参见图10.93）。它可用于面部结构再造（参见图8.8、图14.1）。在颞肌上缘做切口（图16.1a）并剥离骨膜。用铝箔（缝合材料的包装）或手套纸制作模板、设计取骨范围，作为取骨的参考（图16.1b）。用钻头在颅骨打孔到板障层形成若干毫米大小的凹槽（图16.1c），用带角度的凿子或摆动锯分离颅骨块（图16.1d）。第一块颅骨移植物应仅为1~1.5 cm宽。第一块骨质切取后，后续骨移植物因为第一块颅骨移植物取出后遗留更大的骨槽，因而更容易切取（Sherris 和 Larrabee 2009）。

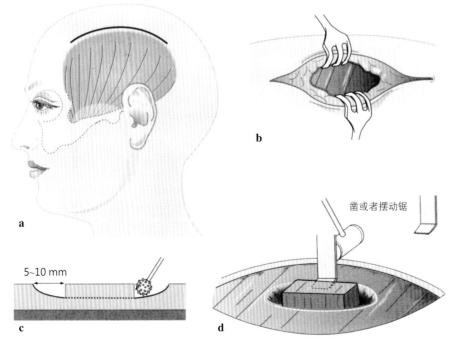

图 16.1 a~d. 颅骨移植
a、b. 在颞肌上缘切取骨移植物，设计切口，掀起头皮和骨膜。
c. 用钻头钻出 5~10 mm 宽的骨槽，达板障层。
d. 骨移植物用一个带角度的凿或摆动锯分离后获取，后续的颅骨移植物可以再行切取。

第17章

皮肤磨削术

Dermabrasion

磨削术是指使用一个转速为 15 000~25 000 rpm 或更高的高速旋转手柄对皮肤进行磨削的手术，术中采用金刚砂或金刚石材料制成的磨削头。

◆ 适应证：

磨削术可以用来去除由烧伤、创伤引起的突出皮肤表面的瘢痕（图 17.1），减轻外伤性文身，治疗痤疮瘢痕。

◆ 过程：

常规局部麻醉，但大面积磨削时可采用全身麻醉。磨削时保持皮肤紧张度，用冷的清洁生理盐水冲洗，磨削需要均匀进行，深度一般不超过表皮和真皮的交界层（Petres 和 Rompel 1996）。

◆ 并发症：

持续性红斑、色素沉着或肥厚性瘢痕。

◆ 术后护理：

术后第一天冷敷。术后护理还包括涂润肤膏和防晒。

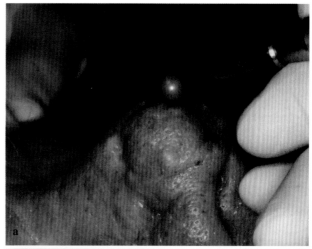

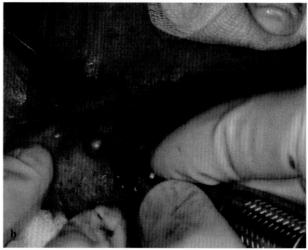

图 17.1　a、b. 皮肤磨削术
a. 鼻再造术后鼻部皮瓣形态，皮瓣通过磨削修薄。
b. 手术后的效果。

参考文献

Abbé R. A new plastic operation for the relief of deformity due to double harelip. Plast Reconstr Surg 1968; 42(5): 481–483

Abbé R. A new plastic operation for the relief of deformity due to double harelip. Med Rec 1898; 53: 477

Abul–Hassan HS, von Drasek Ascher G, Acland RD. Surgical anatomy and blood supply of the fascial layers of the temporal region. Plast Reconstr Surg 1986; 77(1): 17–28

Antia NH, Buch Ⅵ. Chondrocutaneous advancement flap for the marginal defect of the ear. Plast Reconstr Surg 1967; 39(5): 472–477

Antia N. Repair of segmental defects of the auricle in mechanical trauma. In: Tanzer R, Edgerton M. Symposium on Reconstruction of the Auricle. Vol. 10. St. Louis, MO: Mosby; 1974: 218

Argamaso RV, Lewin ML. Repair of partial ear loss with local composite flap. Plast Reconstr Surg 1968; 42(5): 437–441

Argamaso RV. V–Y–S–plasty for closure of a round defect. Plast Reconstr Surg 1974; 53(1):99–101

Argamaso RV. Ear reduction with or without setback otoplasty. Plast Reconstr Surg 1 989; 83(6): 967–975

Bakamjian VY. A two–stage method of pharyngoesophageal reconstruction with a primary pectoral skin flap. Plast Reconstr Surg 1965; 36: 173–184

Barron JN, Emmett AJ. Subcutaneous pedicle flaps. Br J Plast Surg 1965;18: 51–78

Baudet J. Reimplantation of the mutilated external ear. New method. [Article in French] NOUV Presse Med 1972; 1(5): 344–346

Bernard C. Cancer de la lèvre inférieure; restauration à l'aide de lambeaux quadrataires–latéreaux. Scalpel (Brux)1852; 5: 162–165

Berson IM. Atlas of Plastic Surgery. New York: Grune & Stratton; 1948

Bethmann W, Zoltan J. Operationen an der Ohrmuschel. In: Bethmann W, ed. Methoden der plastischen Chirurgie. Jena: Fischer; 1968: 267–282

Beyer–Machule Ch, Riedel K. Plastische Chirurgie der Lider. 2nd ed. Stuttgart: Enke; 1993

Blasius. Handbuch der Chirurgie. Halle:Anton–Verlag; 1840

Bootz F, Müller H. Mikrovaskuläre Gewebetransplantation im Kopf– und Halsbereich. Stuttgart: Thieme; 1992

Borges AF. Elective Incisions and Scar Revision. Boston, MA: Little, Brown & Co.;1973

Brent B. Reconstruction of ear, eyebrow, and sideburn in the burned patient. Plast Reconstr Surg 1975; 55(3): 312–317

Brent B. Earlobe construction with an auriculo–mastoid flap. Plast Reconstr Surg 1976; 57(3):389–391

Brent B. Auricular repair with autogenous rib cartilage grafts: two decades of experience with 600 cases. Plast Reconstr Surg 1992; 90(3): 355–374, discussion 375–376

Brown JB. Switching of vermilion–bordered lip flaps. Surg Gynecol Obstet 1928; 46: 701–704

Bruns Vv.Handbuch Praktische Chirurgie.Tübingen: Laupp; 1859

Brusati R. Reconstruction of labial commissure by a sliding U–shaped cheek flap. J Maxillofac Surg 1979; 7(1): 11–14

Burget GC, Menick FJ. The subunit principle in nasal reconstruction. Plast Reconstr Surg 1985; 76(2): 239–247

Burget GC, Menick FJ. Nasal support and lining: the marriage of beauty and blood supply. Plast Reconstr Surg 1989; 84(2): 189–202

Burget GC, Menick FJ. Aesthetic Reconstruction of the Nose. St. Louis, MO: Mosby; 1994: 315–323

Burow AV. Beschreibung einer neuen Transplantations–methode (Methode der seitlichen Dreiecke) zum Wiederersatz verlorengegangener Teile des Gesichts. Berlin: Nauck; 1855

Cameron RR. Nasal reconstruction with nasolabial cheek flaps. In: Grabb WC, Myers MB, eds. Skin Flaps. Boston; MA: Little, Brown & Co. ; 1975:353

Celsus 25 AD Converse JM. Reconstruction of the auricle. Ⅰ and Ⅱ. Plast Reconstr Surg Transplant Bull 1958; 22:150–163 and 230–249

Converse 1959, cit. after Converse 1977

Converse JM. Reconstructive Plastic Surgery. 2nd ed. Phildelphia, PA: Saunders; 1977

Converse JM, Brent B. Acquired deformities. In: Converse JM, ed. Reconstructive Plastic Surgery. Vol.3. 2nd ed. Philadelphia, PA: Saunders; 1977

Cosman B, Crikelair GF. The composed tube pedicle in ear helix reconstruction. Plast Reconstr Surg 1966; 37(6): 517–522

Crikelair GF. A method of partial ear reconstruction for avulsion of the upper portion of the ear. Plast Reconstr Surg(1946) 1956; 17(6): 438–443

Crockford DA, Converse JM. The ilium as a source of bone grafts in children. Plast Reconstr Surg 1972; 50(3): 270–274

Cronin TD. One–stage reconstruction of the helix: two improved methods. Plast Reconstr Surg(1946) 1952; 9(6): 547–556

Cummings Ch, Fredickson J, Harker C, Krause Ch, Schuller D, eds. Otolaryngology–Head and Neck Surgery. St. Louis: Mosby; 1986

Day HF. Reconstruction of ears. Boston Med Surg J 1921; 185: 146–147

Dean RK, Kelleher J, Sullivan J, Baibak G. Bi–lobed flaps. In: Grabb WC, Myers MB, eds. Skin Flaps. Boston, MA: Little, Brown&Co. ; 1975: 289

Denecke HJ, Meyer R. Plastische Operationen an Kopf und Hals, Vol. 1.

Nasenplastik. Berlin: Springer; 1964

Di Martino G. Anomalie de pavillon d'oreille. Bull Acad Natl Med 1856/1857; 22: 17

Dieffenbach JF. In: Fritze HE, Reich OF, eds. Die Plast-ische Chirurgie in ihrem weitesten Umfange darg-estellt und durch Abbildungen erläutert. Berlin: Hirschwald; 1845

Dufourmentel G. Le fermetur des pertes de substance cutanée limitées. Ann Chir Plast 1962; 7:61

Duion DG. Bowditch M. The thin tube pedicle: a valuable technique in auricular reconstruction after trauma. Br J Plast Surg 1995; 48(1): 35–38

Elliott RA Jr. Rotation flaps of the nose. Plast Reconstr Surg 1969; 44(2): 147–149

Esser J. Gestielte apikale Nasenplastik mit zweizipfli-gem Lappen. Deckung des sekundären Defektes vom ersten Zipfel dutch den zweiten. Dtsch Z Chir 1918; 143: 385

Estlander A. Eine Methode aus der einen Lippe Sub-stanzverluste der anderen zu ersetzen. Arch Klin Chir 1872; 14: 622

Farrior RT. Korrigierende und rekonstruktive plastische Chirurgie an der äußeren Nase. In: Naumann HH, ed. Kopf-und Hals-Chirurgie. Vol Ⅱ /1. Stuttgart: Thieme; 1974

Fries R. Vorzug der Bernardschen Operation als Univer-salverfahren zur Rekonstruktion der Unterlippe nach Karcinomresektion. Chir Plast 1971; 1: 45–52

Gersuny R. Über einige kosmetische Operationen. Vienna med Wschr. 1903; 53: 2253

Gibson T, Davis W. The distortion of autogenous carti-lage grafts: its cause and prevention. Br J Plast Surg 1958; 10: 257

Gillies, et a1. 1957, zit. n. Gillies, H., D. Millard 1976

Gillies H, Millard D. The Principles and Art of Plastic Surgery. Vol. Ⅱ. 4th ed. Boston, MA: Little, Brown & Co. ; 1976

Ginestet G, Frézières H, Dupuis A, Pons J. Chirurgie Plas-tique et Reconstructive de la Face. Paris: Editions Médicales Flammarion; 1967

Gingrass RP, Pickrell KL. Techniques for closure of con-chal and external auditory canal defects. Plast Reconstr Surg 1968; 41(6): 568–571

Goedecke CH. Geschichte der plastisch-rekonstruktiven Chirurgie von erworbenen Ohrmuscheldefekten [Dissertation]. Medizinische Universität zu Lübeck; 1995

Goldstein MA. The cosmetic and plastic surgery of the ear. Laryngoscope 1908; 18: 826–851

Goldstein MH. The elastic flap: an expanding vermilion myocutaneous flap for lip repairs. Facial Plast Surg 1990a; 7(2): 119–125

Grimm G. New method of flap plastic surgery for the substitution of total lower lip defects caused by tumors. [Article in German] Zentralbl Chir 1966; 91(44): 1621–1625

Haas E, Meyer R. Konstruktive und rekonstruktive Chirurgie der Nase. In: Gohrbrand E, Gabka J, Bern-dorfer A, eds. Handbuch der Plastischen Chirurgie, Vol Ⅱ /2. Berlin: De Gruyter; 1973

Haas E. Plastische Gesichtschirurgie. Stuttgart: Thieme; 1991

Hamblen-Thomas C. Repair for partial loss of the auri-cle. J Laryngol Otol 1938; 53: 259–260

Härle F. Atlas der Hauttumoren im Gesicht. Munich: Hanser; 1993

Imre J. Lidplastik und plastische Operationen anderer Weichteile des Gesichts, Budapest: Studium-Verlag; 1928

Jackson IT. Local Flaps in Head and Neck Reconstruc-tion. St. Louis, MO: Mosby; 1985a

Jackson IT. Lip Reconstruction. In: Jackson IT. Local Flaps in Head and Neck Reconstruction. St. Louis: Mosby; 1985b: 327–412

Joseph J. Demonstration operierter Eselsohren. Verl Berl Med Ges; 1896: I: 206

Joseph J. Nasenplastik und andere Gesichtsplastiken. Lipezig: Kabitzsch; 1931

Jost G, Danon J, Hadjean E, Mahe E, Vertut J, eds. Repa-rations plastiques des pertes de substances cutanées de la face. Vol. I Atlas. Vol. Ⅱ Text. Paris: Librairie Arnette; 1977

Karapandzic M. Reconstruction of lip defects by local arterial flaps. Br J Plast Surg 1974; 27(1): 93–97

Kastenbauer ER. Special methods of reconstructive sutr-gery in the facial region. [Article in German]Arch Otorhinolaryngol 1977; 216(1): 123–250

Kazanjian VH. Surgical treatment of congenital defor-mities of the ears. Am J Surg 1958; 95(2): 185–188

Kazanjian V, Converse J. The Surgical Treatment of Facial Injuries. Baltimore, MD: Williams &Wilkins; 1974

Koopmann CF Jr, Coulthard SW. "How I do it" –otology and neurotology. A specific issue and its solution. A postauricular muscle-skin flap for conchal defects. Laryngoscope 1982; 92(5): 596–598

Körte W. Fall von Ohrenplastik. Sitzung am 13. 11. l905. Verh Fr Vrgg Chir Berlins 1905; 18: 91–92

Krespi YP, Ries WR, Shugar JMA, Sisson GA. Auricular reconstruction with postauricular myocutaneous flap. Otolaryngol Head Neck Surg 1983; 91(2): 193–196

Laurie SW, Kaban LB, Mulliken JB, Murray JE. Donor-site morbidity after harvesting rib and iliac bone. Plast Reconstr Surg 1984; 73(6): 933–938

Lejour M. One-stage reconstruction of nasal skin defects with local flaps. Chir plastica Berl 1972; 1: 254–259

Lejour M. The cheek island flap. In: Bohmert H, ed. Plas-tische Chirurgie des Kopf-und Halsbereichs und der weiblichen Brust. Stuttgart: Thieme; 1975

Lexer E. Wangenplastik. Dtsch Z Chir 1909; 100: 206

Lexer E. Die gesamte Wiederherstellungschirurgie. Vol Ⅰ. Leipzig: Barth; 1933: 441

Limberg A. Planimetrie und Stereometrie der Hautplastik. Jena: Fischer; 1967

Masson JK. A simple island flap for reconstruction of concha-helix defects. Br J Plast Surg 1972; 25(4): 399–403

McNichol JW. Total helix reconstruction with tubed pedicles following loss by burns. Plast Reconstr Surg (1946)1950; 6(5): 373–386

Mellette JR Jr. Ear reconstruction with local flaps. J Der-matol Surg Oncol 1991; 17(2): 176–182

Meyer R, Sieber H. Konstruktive und rekonstruktive Chirurgie des Ohres. In: Gohrbrandt, Gabka, Bern-dorfer, eds. Handbuch der Plastischen Chirurgie. Bd. Ⅱ /3. Berlin: De Gruyter; 1973: 1–62

Meyer R. Secondary and Functional Rhinoplasty. Orlando, NY: Grune & Stratton; 1988

Millard DR Jr. The chondrocutaneous flap in partial auricular repair. Plast Reconstr Surg 1966; 37(6): 523–530

Mladick RA, Horton CE, Adamson JE, Cohen BI. The pocket principle: a new technique for the reattach-ment of a severed ear part. Plast Reconstr Surg 1971; 48(3): 219–223

Mündnich K. Die wiederherstellende Ohrmuschelplas-tik. In: Sercer A, Mündnich K, eds. Plastische Opera-tionen an der Nase und an der Ohrmuschel. Stutt-gart: Thieme; 1962a: 325–382, 411–451

Musgrave RH, Garrett WS Jr. Management of avulsion injuries of the external ear. Plast Reconstr Surg 1967; 40(6): 534–539

Mustardé JCI. Repair and Reconstruction in the Orbital Region. Edinburgh: Churchill Livingstone; 1969

Nagata S. Modification of the stages in total reconstruction of the auricle: Part Ⅰ. Grafting the three-dimensional costal cartilage framework for lobule-type microtia. Plast Reconstr Surg 1994a, 93(2): 221–230

Nagata S. Modification of the stages in total reconstruction of the auricle: Part Ⅱ. Grafting the three-dimensional costal cartilage framework for concha-type microtia. Plast Reconstr Surg 1994b; 93(2): 231–242, discussion 267–268

Nagata S. Modification of the stages in total reconstruction of the auricle: Part Ⅲ. Grafting the three-dimensional costal cartilage framework for small concha-type microtia. Plast Reconstr Surg 1994c; 93(2): 243–253, discussion 267–268

Nagata S. Modification of the stages in total reconstruction of the auricle: Part Ⅳ. Ear elevation for the constructed auricle. Plast Reconstr Surg 1994d; 93(2): 254–266, discussion 267–268

Nagel F. Reconstruction of a partial auricular loss. Case report. Plast Reconstr Surg 1972; 49(3): 340–342

Navabi A. One-stage reconstruction of partial defect of the auricle. Plast Reconstr Surg 1964; 33: 77–79

Nelaton C, Ombredanne L. Troisième partie otoplastie. In: Nelaton C, Ombredanne L, eds. Les Autoplasties. Paris: Steinheil; 1907: 125–198

O'Brien B, McCraw W, Morrison A. Reconstructive Microsurgery. Edinburgh: Churchill Livingstone; 1987

Ombredanne L. Reconstruction autoplastique de la moitié du pavilion de l'oreille. Presse Med 1931; 53: 982–983

Pardue AM. Repair of torn earlobe with preservation of the perforation for an earring. Plast Reconstr Surg 1973; 51(4): 472–473

Park Ch, Shin KS, Kang HS, Lee YH, Lew JD. A new arterial flap from the postauricular surface: its anatomic basis and clinical application. Plast Reconstr Surg 1988; 82(3): 498–505

Park C, Chung S. Reverse-flow postauricular arterial flap for auricular reconstruction. Ann Plast Surg 1989; 23(4): 369–374

Park C, Suk Roh T.Total ear reconstruction in the devas-cularized temporoparietal region: I. Use of the con-tralateral temporoparietal fascial free flap. Plast Reconstr Surg 2001; 108(5): 1145–1153

Pate J, Wilkinson J.Z-advancement rotation flap reconstruction of full-thickness cutaneous defects of the nose. In: Stucker F, ed. Plastic and Reconstructive Surgery of Head and Neck. Philadelphia, PA: Decker; 1991

Peer LA, Walker JC Jr. Total reconstruction of the ear. J Int Coll Surg 1957; 27(3): 290–304

Peers M. Cheek flaps in partial rhinoplasty. A new varia-tion: the in-and-out flap. Scand J Plast Surg 1967; 1: 37

Pegram M, Peterson R. Repair of partial defects of the ear. Plast Reconstr Surg(1946)1956; 18(4): 305–308

Pennington DG, Lai MF, Pelly AD. Successful replanta-tion of a completely avulsed ear by microvascular anastomosis. Plast Reconstr Surg 1980; 65(6): 820–823

Pennisi VR, Klabunde EH, Pierce GW. The preauricular flap. Plast Reconstr Surg 1965; 35: 552–556

Petres J, Rompel R. Operative Dermatologie. Berlin: Springer; 1996

Quetz J. Totalrekonstruktion der Nase: Erfahrungen mit der Septumrekonstruktion durch die Septumrota-tionstechnik nach Burget. DGPW-Mitteilungen 2009; 39: 27–32

Quetz J, Ambrosch P. Total nasal reconstruction: a 6-year experience with the three-stage forehead flap combined with the septal pivot flap. Facial Plast Surg 2011; 27(3): 266–275

Remmert S, Sommer K. More reliable assessment of hand blood circulation by the modified Allen test in removal of a pedicled radialis flap. [Article in German] Laryngorhinootologie 1993; 72(5): 268–269

Remmert S, Majocco A, Sommer K, Ahrens K-H, Weerda H. A new method of tongue reconstruction with neurovascular infrahyoid muscle-fascia flaps. [Article in German] Laryngorhinootologie 1994; 73(4): 198–201

Remmert S. Mikrovaskuläre Anastomosen in der rekonstruktiven Kopf- und Halschirurgie. Laryngorhinootologie 1995; 73: 233–237

Remmert S, Majocco A, Gehrking E. Neurovascular infrahyoid myofascial flap. Anatomic-topographic study of innervation and vascular supply. [Article in German] HNO 1995; 43(3): 182–187

Remmert S, Kunikowski C, Meyer S, Sommer K. Topo-graphic anatomic study of cells transplanted from the groin region. [Article in German]Ann Anat 1998; 180(1): 59–68

Renard A. Postauricular flap based on a dermal pedicle for ear reconstruction. Plast Reconstr Surg 1981; 68(2): 159–165

Rettinger G. Plastisch-rekonstruktive Gesichtschirurgie. In: Theissing J, ed. HNO-Operationslehre. 3rd ed. Stuttgart: Thieme; 1996a

Rettinger G. Plastisch-rekonstruktive Kopf-und Halschirurgie. In: Berghaus H, Rettinger G, Böhme H, eds. Hals-, Nasen-, Ohrenheilkunde. Stuttgart: Hip-pokrates; 1996b: 622–643

Rieger (1957): cited after Kastenbauer 1977

Schmid E, Meyer R. cited after Denecke, H. J., R. Meyer 1964

Scott MJ, Klaassen MF. Immediate reconstruction of the helical rim after bite injury using the posterior auricular flap. injury 1992; 23(5): 333–335

Sercer A, Mündnich K. Plastische Operationen an der Nase und an der Ohrmuschel. Stuttgart: Thieme; 1962

Siegert R, Weerda H, Hoffmann S, Mohadjer C. Clinical and experimental evaluation of intermittent intra-operative short-term expansion. Eur Arch Otorhino-laryngol 1992; 249: 119

Siegert R, Weerda H. Die Hautexpansion, Teil 1 und Ⅱ. HNO 1994; 42: 124–137. 182–194

Smith H. Plastic operation for restauration of the auri-cle, following injury from an explosion. Ann Otol Rhinol Laryngol 1917; 26: 831–833

Steffanoff DN. Auriculo-mastoid tube pedicle for oto-plasty. Plast Reconstr Surg(1946)1948; 3(3): 352–360

Streit R. Einige plastische Operationen an der Ohrmus-chel. Arch Ohrenheilk 1914; 95: 300–303

Tagliacozzi T.De curtorum chirurgia per insitionem. Libri duo, Venice: Apud Gasparem Bindonum Iunio-rem 1597

Tanzer RC. Correction of the microtia with autogenous costal cartilage. In: Tanzer RC, Edgerton MT, eds. Symposium on Reconstruction of the Auricle. St Louis, MO: CV Mosby & Co; 1974; X: 46–57

Tanzer R, Bellucci R, Converse J, Brent B. Deformities of the Auricle. In: Converse J, ed. Reconstructive Plastic Surgery. Vol. 3. 2nd ed. Philadelphia, PA: Saunders; 1977

Tebbetts JB. Auricular reconstruction: selected single-stage techniques. J Dermatol Surg Oncol 1982; 8(7): 557–566

Templer J, Davis WE, Thomas JR. A rotation flap for low posterior auricular defects. Laryngoscope 1981; 91(5): 826–828

Tenta LT, Keyes GR. Reconstructive surgery of the exter-nal ear. Otolaryngol Clin North Am 1981; 14(4): 917–938

Tipton JB. Flaps for closure of nasal septal perforations. In: Grabb WC, Myers MB, eds. Skin Flaps. Boston, MA: Little, Brown & Co.; 1975

Toplak FH. Die Totalrekonstruktion der Ohrmuschel (the total reconstruction of the auricle, in German) [Dissertation]. Berlin:

Universitätsklinikum Steglitz; 1986

Trendelenburg 1886, cit. after Joseph 1931

Troha FV, Baibak GJ, Kelleher JC. Auriculomastoid tube pedicle for partial ear reconstruction. Plast Reconstr Surg 1990; 86(5): 1037–1038

von Langenbeck B. Neue Verfahren zur Cheiloplastic durch Ablösung und Verziehung des Lippensaumes. Dtsch Klinik 1855; 7: 1–3

von Szymanowski J. Ohrbildung. Otoplastik. In: von Szymanowski J. Handbuch der operativen Chirurgie. Braunschweig: F Vieweg & Sohn; 1870: 303–306

Wachsberger A. Successful auricular autotransplanta–tion. Arch Otolaryngol 1947; 46(4): 549–551

Walter C. Plastisch–chirurgische Eingriffe im Kopf–Hals–Bereich. Stuttgart: Thieme; 1997

Webster RC. Cosmetic concepts in scar camouflaging–serial excisional and broken line techniques. Trans Am Acad Ophthalmol Otolaryngol 1969; 73(2): 256–265

Weerda H. One stage reconstruction of the trachea with an island flap (author's translation). [Article in German] Arch Otorhinolaryngol 1978a; 221(3): 211–214

Weerda H. Covering defects after extirpation of tumours in the ear region. [Article in German] Lar–yngol Rhinol Otol(Stuttg)1978b; 57(2): 93–98

Weerda H. Der "bi–lobed flap" in der Kopf–und Halschirurgie. Arch Otorhinolaryngol 1978c; 219: 181–190

Weerda H. The principles of the "bi–lobed flap" and its use for the construction of "multiple flaps". [Article in German] Arch Otorhinolaryngol 1978d; 220(1–2): 133–139

Weerda H. Remarks about otoplasty and avulsion of the auricle. [Article in German] Laryngol Rhinol Otol (Stuttg) 1979; 58(3): 242–251

Weerda H. Myocutaneous island flap for one–stage reconstruction of stenoses of the cervical esophagus. [Article in German] HNO 1980a; 28(8): 271–272

Weerda H. The trauma of the auricle. [Article in German] HNO 1980b; 28(7): 209–217

Weerda H. Special techniques in one–stage reconstruction of defects of the cheek using rotation or multi–ple flaps. [Article in German] HNO 1980c; 28(12): 416–424

Weerda H Special techniques in the reconstruction of cheek and lip defects. [Article in German] Laryngol Rhinol Otol(Stuttg)1980d; 59(10): 630–640

Weerda H Special techniques in the reconstruction of cheek and lip defects(author's transl). [Article in German] Otorhinolaryngol 1980e; 227: 402

Weerda H, Härle F. Special flaps for reconstruction of the lips. [Article in German] HNO 1981; 29(1): 27–33

Weerda H, Münker G. Der "Bi–lobed flap" in der Rekonstruktion von Defekten der Ohrmuschel. In: Scheun–emann H, Schmidseder R, eds. Sonderband der Deutschen Gesellschaft für Plastische Chirurgie. Hei–delberg; 1982

Weerda H, Münker G. The "transposition–rotation flap" in the one stage reconstruction of auricle defects. [Article in German] Laryngol Rhinol. Otol (Stuttg) 1981, 60(6): 312–317

Weerda H. Reconstruction of the lower lip. [Article in German] Laryngol Rhinol Otol (Stuttg) 1983a; 62(1): 23–28

Weerda H. "Bi–lobed and tri–lobed flaps" in head and neck defect repair. Fac Plast Surg 1983c; 1: 51–60

Weerda H. Die Chirurgie kleiner und mittelgroßer Nasendefekte. Arch Otorhinolaryngol 1983d; (suppl II): 65–68

Weerda H. Die Chirurgie der Ohrmuschel nach Unfallverletzungen. In: Jungbluth K, Mommsen U, eds. Plastische und wiederherstellende Massnahmen bei Unfallverletzungen. Berlin: Springer; 1984

Weerda H, Walter C. Surgery of the pinna and the surrounding area. In: Ward PH, ed. Plastic and Reconstructive Surgery of the Head and Neck. St. Louis. MO: Mosby; 1984: 827–846

Weerda H. Errors and dangers in rib cartilage removal. [Article in German] Laryngol Rhinol Otol (Stuttg) 1985a; 64(4): 221–222

Weerda H. Myomucosal flaps of the tongue for covering defects in the mouth area. [Article in German] HNO 1985b; 33(7): 303–306

Weerda H, Grüner R, Cannive B. Die Einheilungsrate frei transplantierter composite grafts. Arch Otorhinolar–yngol 1986; (suppl II): 129

Weerda H, Zöllner C. Chirurgie der Tumoren an der alternden Haut der Ohrregion. In: Neubauer H, ed. Plastische und Wiederherstell–ungschirurgie. Berlin: Springer, 1986

Weerda H. Plastic Surgery of the Ear. In: Kerr AG, ed. Scott Brown's Diseases of the Ear, Nose and Throat. 5th ed. London: Butterworth; 1987

Weerda H. Surgery of lower lip defects. Facial Plast Surg 1990; 7(2): 84–96

Weerda H, Siegert R. Reconstruction of the upper lip. Facial Plast Surg 1990; 7(2): 72–83

Weerda H. Das Ohrmuscheltrauma. In: Ganz H, Schätzle W, eds. HNO–Praxis Heute. Berlin: Springer; 1991: 11

Weerda H. The auricle. In: Soutar D, Tiwari R, eds. Excision and Reconstruction in Head and Neck Cancer. Edinburgh: Churchill Livingstone; 1994a

Weerda H. Reconstructive surgery of the auricle. Facial Plast Surg 1994b; 5: 399–410

Weerda H, Siegert R. Complications of otoplasty and their treatment. [Article in German] Laryngorhi–nootologie 1994; 73(7): 394–399

Weerda H. Plastic surgery of the ear. In: Booth JB, ed. Scott–Brown Otolaryngology. Vol. 3. 6th ed. Oxford and Boston, MA: Butterworth–Heinemann; 1997

Weerda H, Siegert R, eds. Auricular and Middle Ear Mal–formations. Ear Defects and their Reconstruction. The Hague: Kugler Publications; 1998

Weerda H. Plastisch–rekonstruktive Chirurgie im Gesichtsbereich. Stuttgart and New York, NY: Thieme; 1999

Weerda H, Siegert R. Otoplastic Procedures and the Treatment of Complications. In: Bull HG, ed. Aes–thetic Facial Surgery. Reinbek Einhorn–Presse ver–lag; 1999a

Weerda H, Siegert R. Rekonstruktion der Ohrmuschel In: Kastenbauer E, Tardy ME Jr., eds. Ästhetische und Plastische Chirurgie an Nase, Gesicht und Ohrmus–chel. Stuttgart and New York, NY: Thieme; 1999b

Weerda H. Reconstructive Facial Plastic Surgery. A Problem–Solving Manual. Stuttgart: Thieme; 2001

Weerda H. Chirurgie der Ohrmuschel. Verletzungen, Defekte und Anomalien. Stuttgart: Thieme; 2004

Weerda H. Surgery of the Auricle Tumors–Trauma–Defects Anomalies. Stuttgart and NY: Thieme; 2007

Zimany A. The bi–lobed flap. Plast Reconstr Surg (1946) 1953; 11(6): 424–434

Zisser(1970)zit. u. Köle, H. , G. Zisser (1973)

延伸阅读

Alanis(1970)zit. u. Converse, J. M. , B. Brent(1977)

Argenta LC. The nose. In: Soutar D, Tiwari R, eds. Exci-sion and Reconstruction in Head and Neck Cancer. Edinburgh: Churchill Livingstone; 1994: 139

Ariyan S. The pectoralis major myocutaneous flap. A versatile flap for reconstruction in the head and neck. Plast Reconstr Surg 1979; 63(1): 73-81

Baek SM, Billet HF, Krespi YP, Lawson W. The pectoralis major myocutaneous island flap for reconstruction of the head and neck. Head Neck Surg 1979; 1(4): 293-300

Baker SR, Krause CJ. Carcinoma of the lip. Laryngoscope 1980; 90(1): 19-27

Baker PR, Swanson NA. Local Flaps in Facial Reconstruction. St. Louis, MO: Mosby; 1995

Bardach J. Local Flaps and Free Skin Grafts in Head and Neck Reconstruction. St. Louis, MO: Mosby; 1992

Bardach J. Lip reconstruction using local flaps. In: Bar-dach J. Local Flaps and Free Skin Grafts in Head and Neck Reconstruction. St. Louis, MO: Mosby; 1992: 322

Borges AF, Alexander JE. Relaxed skin tension lines, Z-plasties on scars, and fusiform excision of lesions. Br J Plast Surg 1962; 15: 242-254

Brent B, Byrd HS. Secondary ear reconstruction with cartilage grafts covered by axial, random, and free flaps of temporoparietal fascia. Plast Reconstr Surg 1983; 72(2): 141-152

Bruns VV. Chirurgischer Atlas. Tübingen: Laupp; 1857

Burg G, Konz B. Mikroskopisch kontrollierte Basaliombehandlung im Gesichtsbereich. In: Bohm-ert H, ed. Plastische Chirurgie des Kopf-und Halsbe-reiches und der weiblichen Brust. Stuttgart: Thieme; 1975

Cannon B. The use of vermilion bordered flaps in surgery about the mouth. Surg Gynecol Obstet 1942; 74: 458-462

Conley J. Concepts in Head and Neck Surgery. Stuttgart: Thieme; 1977

Conley J, Patow C. Flaps in Head and Neck Surgery. 2nd ed. Stuttgart: Thieme; 1989

Converse JM, Wood-Smith D. Techniques for the repair of defects of the lip and cheeks. In: Converse JM, ed. Reconstructive Plastic Surgery. Vol. 3. 2nd ed. Phila-delphia, PA: Saunders; 1977: 1544-1594

Cook T. Reconstruction of facial defects. In: Cumming Ch, Fredrickson J, Harker L, Krause Ch, Schuller D, eds. Otolaryngology-Head and Neck Surgery. Vol. 1. St. Louis, MO: Mosby; 1986

Cormack GC, Lamberty BG. The Arterial Anatomy of Skin Flaps. 2nd ed. Edinburgh: Churchill Living-stone; 1994

Davidson TM. Lacerations and scar revision. In: Cum-mings Ch, Fredrickson J, Harker L, Krause Ch, Schul-let D, eds. Otolaryngology-Head and Neck Surgery. Vol. 1. St. Louis: Mosby; 1986

Denecke HJ. Besonderheiten bei Schnittführungen, Wundversorgung und Narbenkorrekturen im Bereich des Gesichtes und des Halses. In: Gohrbrandt E, Gabka J, Berndorfer A, eds. Handbuch der Plastlschen Chirurgie Vol. Ⅰ. Berlin: De Gruyter; 1972

Denecke HJ, Ey W. Die Operationen an der Nase und im Nasopharynx. In: Zenker R, Heberer G, Pichlmayr R, eds. Allgemeine und spezielle Operationslehre, Vol. V., Teil 1. Berlin: Springer; 1984

Denonvillier:cited after Denecke, H. J. , R. Meyer 1964

Draf W. Die einzeitige Lippenrekonstruktion nach Tumorentfernung (Meyer-Plastik). In: Düben W, Kley W, Pfeifer G, Schmid E, eds. Fehler und Gefahren in der Plastischen Chirurgie. Stuttgart: Thieme; 1976

Fries R. Advantages of a basic concept in lip reconstruction after tumour resection. J Maxillofac Surg 1973; 1(1): 13-18

Gersuny R. In: Sercer A, Mündnich K, eds. Plastische Operationen an der Nase und Ohrmuschel. Stuttgart: Thieme; 1962: 364

Gohrbrandt E, Gabka J, Berndorfer A. Handbuch der Plastischen Chirurgie. Berlin: De Gruyter, Berlin 1972

Goldstein MH. The elastic flap for lip repair. Plast Reconstr Surg 1990b; 85(3): 446-452

Grabb W, Myers M. Skin Flaps. Boston, MA: Little, Brown & Co,: 1975

Haas E. Basic techniques of plastic surgical repair in defects of the skull and face (author's transl). [Article in German] Arch Otorhinolaryngol 1977; 216(1): 1-121

Haas E. Oncological principles of the treatment of facial skin cancer.[Article in German] Laryngol Rhinol Otol (Stuttg)1982; 61(11): 611-617

Kastenbauer E, Jahnke V. Zur Problematik maligner Lip-pentumoren und deren operative Behandlung. In: Bohmert H, ed. Plastische Chirurgie des Kopf-und Halsbereiches und der weiblichen Brust. Stuttgart: Thieme; 1975

Kastenbauer ER. Pedicle transplants in rhinoplasty. [Article in German] Laryngorhinootologie 1983; 62(1): 19-22

Kastenbauer ER, Tardy ME Jr. Gesicht, Nase und Gesich-tsschädel. Band 1, Teil 1. In: Naumann HH, ed. Kopf-und Hals-Chirurgie. Stuttgart: Thieme; 1996

Köle H, Zisser G. Rekonstruktive Chirurgie des Gesich-tes, Teil Ⅱ. In: Gohrbrandt E, Gabka J, Berndorfer A, eds. Handbuch der Plastischen Chirurgie, Vol Ⅱ/1. Berlin: De Gruyter; 1973

Kunert P. A simple classification system for all skin flaps. [Article in German] Handchir Mikrochir Plast Chir 1995; 27(3): 124-131

Lentrodt J. Lip reconstruction following neoplasm surgery. [Article in German] Dtsch Zahnarztl Z 1970; 25(6): 670–677

Longacre J, Converse JM, Knize M. Transplantation of bone. In: Converse JM, ed. Reconstructive Plastic Surgery. Vol. I . 2nd ed. Philadelphia, PA: Saunders; 1977

McCarthy JG. Plastic Surgery. 5 Vol. Philadelphia, PA: Saunders: 1990

McCraw JB, Arnold PG. McCraw and Arnold Atlas of Muscle and Musculocutaneous Flaps. Norfolk, VA: Hampton Press; 1986

McGregor IA. Reconstruction of the lower lip. Br J Plast Surg 1983; 36(1): 40–47

Menick F. Reconstruction of the nose. In: Baker SH, Swanson N. eds. Local Flaps in Facial Reconstruction. St. Louis, MO: Mosby; 1995

Meyer R. Injuries to the external ear. [Article in German] Arch Klin Exp Ohren Nasen Kehlkopfheilkd 1968; 191(2): 450–479

Mladick RA, Carraway JH. Ear reattachment by the modified pocket principle. Case report. Plast Reconstr Surg 1973; 51(5): 584–587

Müller G. Mikrochirurgische Grundtechniken. Aescu-lap, Wissenschaftliche Informationen, H. 21. Tuttlin-gen 1989

Naumann HH, Helms J, Herberhold C, et al. Kopf-und Hals—Chirurgie. 3 Vols. Stuttgart: Thieme; 1995–1998

Neukam D. Operative Dermatologie in der Praxis. Stuttgart: Kohlhammer; 1989

Neuner O. Operationen bei Spaltträgern im Erwachsenenalter. In: Gohrbrandt E, Gabka J, Bern-dorfer A, eds. Handbuch der Plastischen Chirurgie, Vol II /1. Berlin: De Gruyter; 1973

Pfeifer G, Schmitz R, Ehmann G. Freie Transplantation in der Mund-, Kiefer-und Gesichtschirurgie. Fortschr Kiefer-u Gesichts-Chir Vol XX . Stuttgart: Thieme; 1976

Quatela V, Cheney ML. Reconstruction of the auricle. In: Baker PR, Swanson NA, eds. Local Flaps in Facial Reconstruction. St. Louis, MO: Mosby; 1995

Remmert S, Sommer K. Kompendium des mikro-vaskulären Gewebetransfers. Hamburg-Norderstedt: Ethicon; 1995

Rosenthal W. Rekonstruktive Chirurgie des Gesichtes. In: Gohrbrandt E, Gabka J, Berndorfer A, eds. Handbuch der Plastischen Chirurgie. Vol II /3. Berlin: De Gruyter; 1973

Schultz-Coulon HJ. The bridge flap concept in closure of large defects of the nasal septum. [Article in German] HNO 1989; 37(4): 123–127

Sénéchal G, Cachin M, Pech A, Cannoni M, Demard F. La chirurgie Reparatrice en Cancérologie Cervico-faci-ale. Paris: Atlas and Text. Librairie Arnette; 1977

Song R, Gao Y, Song Y, Yu Y, Song Y.The forearm flap. Clin Plast Surg 1982; 9(1): 21–26

Soutar DS, Scheker LR, Tanner NS, McGregor IA. The radial forearm flap: a versatile method for intra-oral reconstruction. Br J Plast Surg 1983; 36(1): 1–8

Spira M. Early care of deformities of the auricle result-ing from mechanical trauma. In: Tanzer R, Edgerton M, eds. Symposium on Reconstruction of the Auricle. Vol. X. St. Louis, MO: Mosby; 1974

Staindl O, Defektversorgung im Bereich des Nasenrück-ens und des Nasen-Augen-Winkels. Laryngol Rhinol Otol(Stuttg)1983; 62: 6–18

Staindl O. Chmelizek-Feurstein C. Scars and scar revi-sion. [Article in German] HNO 1983; 31(6): 183–192

Tanzer R, Edgerton M, eds. Symposium on Reconstruction of the Auricle. Vol. X. St. Louis, MO: Mosby; 1974: 312

Taylor GI. Reconstruction of the mandible with free composite iliac bone grafts. Ann Plast Surg 1982; 9(5): 361–376

Timmons MJ. The vascular basis of the radial forearm flap. Plast Reconstr Surg 1986; 77(1): 80–92

Walsek E. Plastische Chirurgie der Orbita. In: Gohrbrandt E, Gabka J, Berndorfer A, eds. Handbuch der Plastischen Chirurgie, Vol II /3. Berlin: De Gruyter; 1973

Walter C. Aesthetic surgery of the nose(author's translation). [Article in German] Arch Otorhinolaryngol 1977; 216(1): 251–350

Webster RC, Coffey RJ, Kelleher RE. Total and partial reconstruction of the lower lip with innervated musclebearing flaps. Plast Reconstr Surg Transplant Bull 1960; 25: 360–371

Webster R, White M. Flaps for lip reconstruction. In: Grabb W, Myers M. eds. Skin Flaps. Boston, MA: Little, Brown & Co. ; 1975

Webster MH, Soutar DP. Practical Guide to Free Tissue Transfer. London: Butterworth; 1986

Weerda H. Removal of the iliac crest bone. [Article in German] Laryngol Rhinol Otol(Stuttg) 1986; 65(2): 96–98

Weerda H. Reconstructive surgery of the auricle. Facial Plast Surg 1988; 5(5): 399–410

Weerda H. Kompendium plastisch-rekonstruktiver Ein-griffe im Gesichtsbereich. 4th ed. Hamburg-Norder-stedt: Ethicon; 1992

Weerda H. Classification and treatment of acquired deformities of the auricle. Face 1998; 6: 79–82

Yang GF, Chen PJ, Gao YZ, et al. Forearm free skin flap transplantation. A report of 56 cases. 1981. Br J Plast Surg 1997; 50(3): 162–165

Zhong-ji C, Chao C. Earlobe reconstruction using island flap with postauricular blood vessels. Facial Plast Surg 1990; 5: 426–430

专业术语汉英对照

Abbé 瓣 Abbé flap
Estlander 皮瓣 Estlander flap
Mustardé 分期方法 stage of Mustardé technique
Rieger 皮瓣 Rieger flap
U 形推进 U-advancement
V-Y 推进 V-Y advancement
W 成形 W-plasty
Z 改形 Z-plasty
瘢痕修整 scar revision
背阔肌岛状肌皮瓣 latissimus dorsi island flap
鼻部 nasal region
鼻唇沟皮瓣 nasolabial flap
鼻中隔穿孔 perforations of the septum
唇部 the lip
带蒂管状皮瓣 tubed pedicle flap
带蒂皮瓣 pedicled flaps
岛状皮瓣 island flaps
额部 forehead region
额部旁正中皮瓣 paramedian forehead flap
额部正中皮瓣 median forehead flap
额颞部皮瓣 frontotemporal flap
耳部 the auricular region
耳垂穿孔 earring perforation
耳垂缺失 loss of the earlobe
耳垂缺损 defects of the earlobe
耳后皮瓣 postauricular flap
耳廓缺失 loss of the auricle
耳廓重建 reconstruction of the auricle
耳前皮瓣 preauricular flap
翻转皮瓣 turnover flap
复合组织移植物 composite grafts
腹股沟皮瓣 groin flap
骨移植物 bone graft
滑行皮瓣 sliding flap
肌筋膜瓣 myofascial flaps
肌皮瓣 myocutaneous flaps
肌皮岛状瓣 myocutaneous island flaps
交叉皮瓣 switch flap
局部皮瓣 local flaps

颏部 the chin
肋软骨 rib cartilage
邻位皮瓣 regional flap
菱形皮瓣 rhomboid flap
铆着于骨的赝复体 bone-anchored prostheses
美学单位 esthetic units
面部外科 facial surgery
面颊部 the cheek
磨皮术 dermabrasion
内眦 the medial canthus
颞浅筋膜瓣 temporoparietal fascial flap
皮瓣的类型 types of skin flaps
皮瓣解剖 anatomy of skin flap
皮肤解剖 anatomy of the skin
髂骨嵴 the iliac crest
全鼻再造 total nasal reconstruction
缺损修复 coverage of defects
桡动脉前臂皮瓣 radial forearm flap
扇形皮瓣 fan flap
神经血管岛状瓣 neurovascular island flaps
双叶皮瓣 bilobed flap
随意皮瓣 random pattern flaps
推进皮瓣 advancement flaps
下眼睑外翻 the lower lid ectropion
显微外科再植 microvascular replantation
显微血管外科 microvascular surgery
显微血管吻合 microvascular anastomosis
胸大肌岛状肌皮瓣 pectoralis major island flap
胸三角皮瓣 deltopectoral flap
旋转皮瓣 rotation flap
旋转 - 推进皮瓣 rotation-transposition flap
眼睑 the eyelids
游离皮瓣 free flap
游离皮片移植物 free skin grafts
远位皮瓣 distant flaps
轴形皮瓣 axial pattern flaps
转位皮瓣 transposition flap